LA BIBLE DU SKINCARE

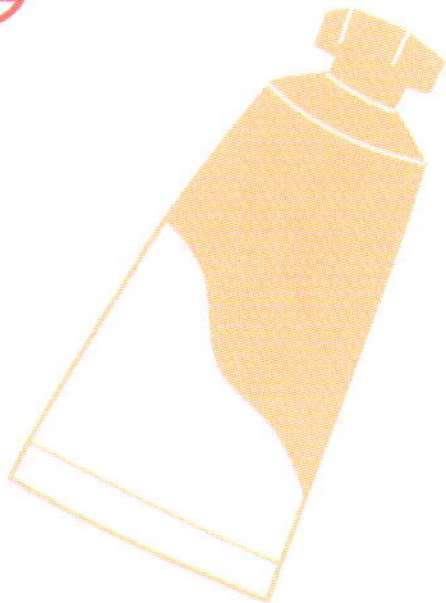

Dʀ ANJALI MAHTO

LA BIBLE DU SKINCARE

TRADUCTION DE CINDIE DELAUVAUX

AMÉTHYSTE ÉDITIONS
2022

Améthyste Éditions
10, rue de Vidailhan
31130 Balma
France

www.amethyste-editions.com

Retrouvez-nous sur les réseaux sociaux
Facebook @AmethysteEditions
Twitter @AllianceMagique
Instagram @amethyste.editions

Direction éditoriale : Céline Morange
Traduction : Cindie Delauvaux
Couverture : Pauline Riché
Création graphique : Mandy Vila
Correction : Anne Rastoll et Anne Desmier
Images couverture : iStock/aleksandarvelasevic (arabesques), JungleOutThere (angles), undefined undefined (fond doré), Olha Khorimarko (produits de beauté)

Titre original : *The Skincare Bible: Your No-Nonsense Guide to Great Skin*

Penguin Random House UK, 20 Vauxhall Bridge Road , London SW1V 2SA

Avertissement – Les conseils donnés dans cet ouvrage peuvent ne pas correspondre à toutes les peaux et personnes. En cas de doute ou d'allergie, n'hésitez pas à vous tourner vers votre médecin. L'éditeur dégage toute responsabilité concernant les conséquences qui découleraient d'une utilisation abusive ou non des informations qui y sont contenues.

Un Label des Éditions Alliance Magique
ISBN : 978-2-38064-000-7
Dépôt légal : 2e trimestre 2022
Imprimé en Turquie

POUR MES PARENTS,
BAIDYA NATH ET KAMLA MAHTO.

SOMMAIRE

INTRODUCTION

Au Royaume-Uni, le marché de la beauté représente 17 milliards de livres sterling. Ce montant a vocation à augmenter dans les années à venir en raison de l'évolution de notre mode de vie et des sommes de plus en plus importantes que nous sommes prêts à investir dans les produits cosmétiques. L'envie d'avoir une peau jeune et parfaite n'est pas récente. Dans l'Égypte antique, les Égyptiens utilisaient déjà du khôl pour maquiller leurs yeux et des onguents (c'est-à-dire des baumes apaisants) pour hydrater leur peau.

D'une certaine manière, il est surprenant de voir à quel point les idéaux de beauté ont peu évolué au fil des siècles. Dans notre société moderne, une peau parfaite reste le Saint-Graal. À tort ou à raison, une peau sans imperfections reste un signe extérieur de bonne santé et de bien-être.

Dès notre plus jeune âge, les médias nous bombardent d'idéaux de beauté tels que la société les conçoit. **Les magazines et journaux affichent un modèle de perfection en apparence inaccessible, tandis que les réseaux sociaux ne font que renforcer ce message.** Qui ne s'est jamais senti coupable en parcourant Instagram, où défilent les unes après les autres les photos de célébrités en apparence sublimes, au teint parfait ? Mais ne nous méprenons pas. Il est facile de se faire avoir par ce que nous pouvons voir et lire ; ces célébrités sont des êtres humains qui souffrent des mêmes problèmes de peau que nous, pauvres mortels.

L'une des choses qui m'ont réellement marquée au fil des ans, c'est la façon dont ma réaction a évolué face à ce que je pouvais lire sur les soins de peau. Au début des années 1990, quand j'étais encore une adolescente acnéique, je dévorais tous les magazines qui me tombaient sous la main et me proposaient une « solution ».

Permettez-moi de dire clairement les choses dès le départ : le vinaigre de cidre, les gommages au sucre faits maison, le dentifrice, le phosphate de calcium et les masques exfoliants n'ont pas fonctionné (et ce n'est que la partie émergée de l'iceberg !).

Bien entendu, mes problèmes d'acné se sont améliorés après avoir consulté un dermatologue – et non grâce aux centaines de produits pour la peau dans lesquels j'ai dépensé mon argent. Vous devez vous dire que j'ai retenu la leçon… Eh bien non. J'ai continué à me tourner vers les mêmes magazines quand il a fallu traiter mes cicatrices d'acné. Sans grande surprise, l'huile essentielle de lavande ne fut pas le traitement approprié pour soigner les marques que l'acné avait laissées sur mes joues.

Quelques années plus tard, j'ai terminé ma formation en dermatologie. Au-delà des problèmes cutanés relevant du domaine médical, je me suis de plus en plus intéressée à la cosmétique et au skincare. Je lisais toujours le même genre de magazines, mais j'étais désormais en mesure d'évaluer d'un œil critique les traitements proposés et les médecins ou experts qui y étaient cités. J'ai pris conscience que les magazines de beauté entretiennent des liens étroits avec les agences de communication.

Ces mêmes agences travaillent pour les fabricants de produits cosmétiques et de soins cutanés. En échange, ces derniers les rémunèrent grassement pour qu'elles fassent la promotion de leurs produits. Par conséquent, une grande partie de ce que j'ai pu lire dans les magazines est indirectement sponsorisée. Il est donc difficile de distinguer la publicité des conseils médicaux avisés.

Le fait est que les « experts » n'en sont souvent pas ; ils n'en portent que le nom.

Cela ne fait qu'entraîner de la confusion chez celles et ceux qui souhaitent obtenir des conseils avisés, impartiaux et appuyés par la science pour l'achat de soins skincare. La dernière tendance en matière de beauté venant de Corée est-elle juste une mode ou le concept présente-t-il une réelle utilité ? Ajoutez à cela les magazines en papier glacé et les rubriques de mode des journaux, sans parler du fait que n'importe qui peut tenir un blog sur n'importe quel sujet. Tout le monde a un avis sur les soins skincare et leur efficacité. Dans ce contexte, comment distinguer les traitements éprouvés du prochain produit générateur de revenus ?

Cet ouvrage vous donnera des conseils éclairés sur la peau et le skincare. Il s'inspire des questions que me posent chaque jour les patients qui viennent me consulter

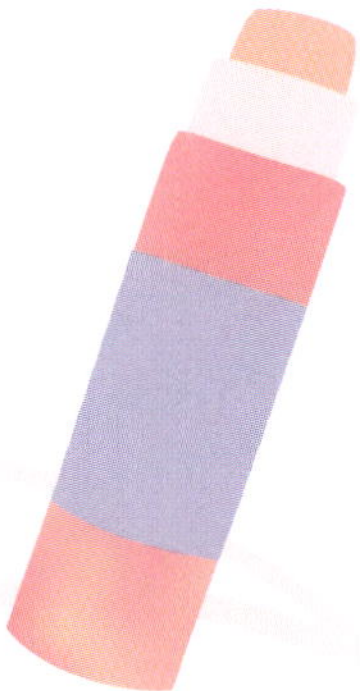

dans la polyclinique où j'exerce – des gens comme vous et moi. Ces conseils donnent des réponses claires face à la multitude de messages contradictoires dont on nous bombarde de tous côtés. Nous devrions pouvoir remettre en question tout ce que nous pouvons lire et apprendre, et rejeter les informations dénuées de tout fondement scientifique.

Au-delà de cela, j'espère que ce livre sera une planche de salut pour celles et ceux qui luttent contre des problèmes de peau depuis des années ou qui manquent simplement de confiance en eux pour demander de l'aide. **Les problèmes de peau sont connus pour être une cause de faible estime de soi, d'anxiété, de dépression et d'isolement social.** Cela peut créer un cercle vicieux où les problèmes psychologiques qui en découlent ne font qu'aggraver les problèmes cutanés. Le fait de disposer d'une source d'informations correcte et de savoir à quel moment demander un avis médical permet de rompre avec ce cycle.

Toutes les informations erronées sur cet organe beau et complexe qu'est la peau doivent tomber aux oubliettes. Nous pouvons toutes et tous avoir une peau saine – pas seulement les plus chanceux d'entre nous qui ont de bons gènes et disposent de beaucoup de temps ou d'argent. Les soins de qualité ne sont pas nécessairement complexes ni coûteux. En outre, il n'est jamais trop tard pour modifier votre rituel skincare ou en adopter un. Le moment est venu de faire de votre peau une priorité.

1

FORMATION ACCÉLÉRÉE SUR LA PEAU

À tort ou à raison,

UNE JOLIE PEAU, EN PARTICULIER CELLE DU VISAGE, EST DEPUIS LONGTEMPS CONSIDÉRÉE COMME UN SIGNE DE BEAUTÉ.

Il est impossible de bien appréhender le skincare sans comprendre comment fonctionne la peau.

Le présent chapitre vous donnera un aperçu des principes fondamentaux issus des connaissances scientifiques afin que vous disposiez de toutes les informations nécessaires.

La peau est un organe complexe qui touche à la fois les domaines de la beauté et de la santé. À tort ou à raison, une jolie peau, en particulier celle du visage, est depuis longtemps considérée comme un signe de beauté. Elle est étroitement liée à l'esthétique, mais aussi à l'estime de soi, à l'assurance et à l'image que nous avons de nous-mêmes.

Toutefois, la peau n'est pas qu'un organe superficiel. Sur le plan physiologique, elle joue plusieurs rôles importants pour nous maintenir en bonne santé : elle constitue une **barrière physique et biochimique** contre le monde extérieur pour nous protéger des rayons ultraviolets (UV) du soleil, évite la perte d'eau et empêche les microbes et produits chimiques nocifs de pénétrer notre organisme. Les cellules du système immunitaire omniprésentes dans la peau repoussent les infections, tandis que ses vaisseaux sanguins régulent la température corporelle. La peau est un **organe sensoriel vital** et le siège de la production de vitamine D. Nous pouvons être tellement obnubilés par son aspect que nous oublions de la remercier pour toutes les choses extraordinaires qu'elle fait pour nous au quotidien.

LA STRUCTURE DE LA PEAU

Pour comprendre comment fonctionnent exactement les produits cosmétiques, les raisons pour lesquelles nous souffrons de problèmes de peau et ce qu'il se passe quand nous vieillissons, il est important de connaître la structure normale de la peau et **les éléments qui la composent**.

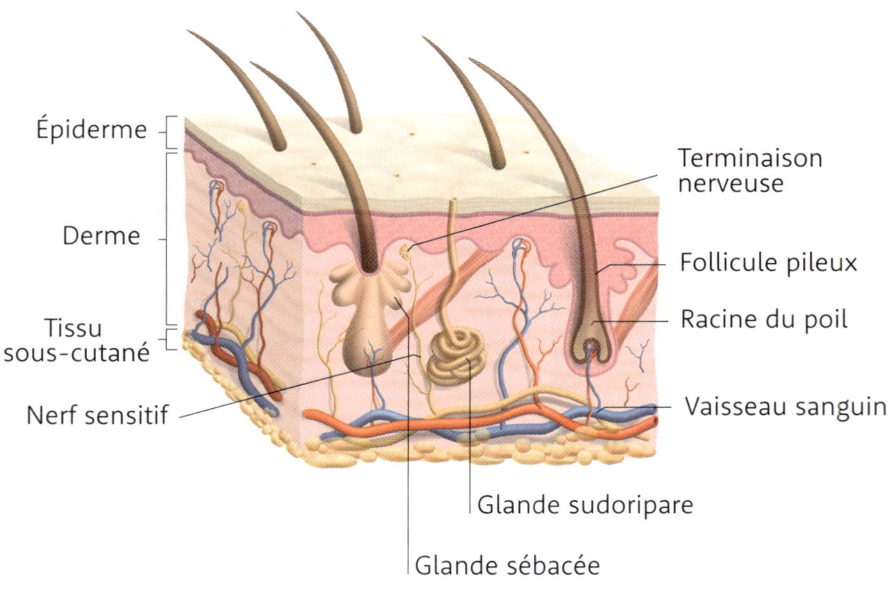

La peau se compose de deux parties principales : la couche supérieure, l'épiderme, et la couche inférieure, le derme.

Ces deux couches reposent sur une couche de graisse et de tissu conjonctif qui assure le maintien de la peau.

La couche extérieure de la peau, c'est-à-dire la partie supérieure de l'épiderme, est désignée sous le nom de « couche cornée ». Celle-ci se compose de cellules mortes qui jouent un rôle essentiel dans la fonction de barrière de la peau. Les cellules cutanées se régénèrent tous les **vingt-huit jours** environ, les cellules des couches supérieures étant éliminées en permanence pour être remplacées par des cellules des couches inférieures.

L'ÉPIDERME

L'épiderme est la couche supérieure de la peau qui est en contact avec le monde extérieur. Pour assurer correctement son rôle de première ligne de défense, il comporte **quatre types de cellules principales**, qui jouent toutes un rôle essentiel.

A) LES KÉRATINOCYTES

Principales cellules de l'épiderme, les kératinocytes produisent de la kératine, une protéine qui protège la peau et lui confère son **imperméabilité**. Il est possible que vous ayez déjà entendu parler de la kératine, qui est aussi le principal composant des cheveux et des ongles, et que l'on retrouve dans certains produits cosmétiques.

B) LES MÉLANOCYTES

Ces cellules produisent la mélanine pigmentaire, qui confère à la peau sa **carnation** et la protège contre les rayons UV du soleil.

C) LES CELLULES DE LANGERHANS

Les cellules de Langerhans font partie du système immunitaire. Leur rôle est de déceler et de détruire les **microbes** susceptibles d'envahir la peau.

D) LES CELLULES DE MERKEL

Ces cellules sensorielles, que l'on trouve dans la couche profonde de l'épiderme, sont responsables de la **sensation tactile**.

LE DERME

Le derme se trouve sous l'épiderme. Il se compose de deux couches : le derme superficiel, appelé « derme papillaire », et le derme moyen et profond, appelé « derme réticulaire ». Le derme papillaire est riche en terminaisons nerveuses. Le derme réticulaire offre un support structurel à la peau et lui confère son élasticité ; **il est riche en collagène, en élastine et en acide hyaluronique**. L'industrie cosmétique et le marché des produits anti-âge portent beaucoup d'intérêt à ces molécules qui, à juste titre, méritent de faire l'objet de recherches plus approfondies.

A) LE COLLAGÈNE

Le collagène est l'une des protéines les plus présentes dans le corps. Il forme une structure qui soutient la peau et lui confère sa **force** et sa **rigidité**. La peau comprend au moins seize types de collagène différents, même si 80 à 90 % du collagène humain sont de types 1, 2 et 3. Un gramme de collagène est plus résistant qu'un gramme d'acier.

B) L'ÉLASTINE

L'élastine est une autre **protéine** du tissu conjonctif présente dans la peau. Comme son nom l'indique, elle confère à la peau son élasticité. En effet, ses propriétés sont souvent comparées à celles de bandes élastiques, car elle permet à la peau de reprendre sa forme initiale après un étirement, un pincement ou un coup.

C) L'ACIDE HYALURONIQUE

L'acide hyaluronique appartient à un groupe de composés connus sous le nom de **glycosaminoglycanes**. Il fait également partie de la structure de la peau. Il s'agit essentiellement d'une grande molécule de sucre ayant une consistance semblable à du gel. L'acide hyaluronique a la capacité unique de fixer plus de mille fois son poids en eau. Son rôle est de garder la peau douce, rebondie et hydratée.

> *L'acide hyaluronique est un ingrédient populaire des soins cosmétiques en raison de ses propriétés hydratantes. Il peut également être injecté dans ou sous la peau sous la forme de produit de comblement.*

LE VIEILLISSEMENT CUTANÉ

Le processus de vieillissement est visible sur la peau avant tout autre organe du corps. Les personnes de notre entourage et nous-mêmes remarquons les changements qui s'opèrent au fil du temps. Contrairement à d'autres problèmes médicaux, le vieillissement de la peau **ne passe pas inaperçu**. Jamais, dans l'histoire de l'humanité, nous n'avons vécu aussi longtemps. Chez certaines personnes, les changements naturels associés au vieillissement cutané peuvent être perçus comme indésirables, voire comme le signe d'une mauvaise santé.

Le développement du marché des **produits anti-âge** est étroitement lié à la demande de soins cutanés et s'adapte aux besoins des consommateurs – des besoins dont il est d'ailleurs souvent à l'origine.

L'ASPECT SCIENTIFIQUE DU VIEILLISSEMENT CUTANÉ

Lorsque la peau vieillit, le nombre et la taille des cellules cutanées diminuent. La peau assure moins efficacement son rôle de barrière de protection et régule moins bien la température. En outre, la production de sueur, de sébum et de vitamine D diminue. Au fil du temps, la peau s'affine en raison de la diminution constante de collagène, d'élastine et d'acide hyaluronique (on dit souvent que la production de collagène diminue de 1 % chaque année après l'âge de vingt ans). **Le renouvellement cellulaire est moins rapide et la peau cicatrise moins bien.**

Les personnes qui nous côtoient remarquent que nous avons la peau plus sèche, des ridules, des plis et des rides. La peau manque de soutien et commence à s'affaisser, tandis que des changements apparaissent au niveau de sa texture. Le tissu cutané présente plus de vaisseaux sanguins dilatés et de veinules, et la pigmentation devient irrégulière. Aussi effrayant que cela puisse paraître, certains de ces changements peuvent apparaître dès la fin de la vingtaine ou le début de la trentaine. Au-delà de l'aspect esthétique, le vieillissement affecte également la **réponse immunitaire de la peau** et augmente le risque de cancers cutanés.

POURQUOI LA PEAU VIEILLIT-ELLE ?

La peau vieillit pour différentes raisons. Nous pouvons en maîtriser certaines (facteurs extrinsèques) et d'autres non (facteurs intrinsèques). Voyons cela de plus près.

LE VIEILLISSEMENT INTRINSÈQUE

Le vieillissement cutané intrinsèque (ou « chronologique ») est inévitable. D'après nos connaissances actuelles, nous ne pouvons pas y échapper. Nous vieillissons tous et le vieillissement est en grande partie héréditaire. Si vos parents vieillissent bien, il y a de fortes chances que vous vieillissiez bien également. Au cours des dernières années, nous avons beaucoup appris sur les **mécanismes du vieillissement**. Plusieurs causes sous-jacentes ont été envisagées. Ces causes sont notamment les suivantes.

A) LE RACCOURCISSEMENT DES TÉLOMÈRES

L'ADN se trouve dans des structures en forme de filaments appelées « chromosomes ». Les télomères se situent dans la région de l'ADN à l'extrémité des chromosomes. Ils sont comparables aux embouts en plastique que l'on trouve au bout des lacets. Les télomères empêchent les extrémités des chromosomes de s'effilocher ou de s'agglutiner les unes aux autres. Chaque fois qu'une cellule se divise, ses télomères se raccourcissent. Lorsqu'ils deviennent trop courts, la cellule n'est plus en mesure de se diviser. **Elle finit par devenir inactive ou par mourir.**

> *Le processus de raccourcissement des télomères a été associé au vieillissement de la peau ainsi qu'à certaines maladies. Même si de nombreuses recherches sont en cours dans ce domaine, les connaissances sur les télomères sont encore insuffisantes pour développer un traitement sûr.*

B) LES ALTÉRATIONS MITOCHONDRIALES

Les mitochondries s'apparentent aux « centrales électriques » des cellules. **Leur rôle est de convertir l'oxygène et les nutriments en énergie chimique qui fournit du « carburant » aux cellules.** La production d'énergie génère des radicaux libres, des molécules néfastes qui, lorsqu'elles s'accumulent, ont la capacité de détruire les cellules au fil du temps. Par conséquent, le processus qui permet aux mitochondries de générer de l'énergie a également la faculté de détruire les cellules, rendant celles-ci inopérantes une fois leur « date limite » atteinte.

C) LES CHANGEMENTS HORMONAUX

On pense que les changements hormonaux contribuent également au vieillissement cutané intrinsèque, en particulier chez les femmes. Celles-ci sont plus vulnérables au vieillissement induit par ces changements que les hommes en raison d'un **profil hormonal plus complexe** qui évolue non seulement en fonction de leur cycle menstruel, mais aussi tout au

LES RAYONS UVA ET UVB SONT LES PRINCIPAUX RESPONSABLES DU PROCESSUS DE VIEILLISSEMENT EXTRINSÈQUE *de la peau.*

long de leur vie. Après la ménopause, le taux d'œstrogènes diminue. Ce phénomène est associé à une **perte d'élasticité de la peau** ainsi qu'à une diminution de l'hydratation et de la capacité d'absorption d'eau. Les changements qui s'opèrent au niveau de la peau sont visiblement plus importants après la ménopause.

LE VIEILLISSEMENT EXTRINSÈQUE

Les facteurs extrinsèques sont ceux que nous avons la possibilité de contrôler ou de modifier. Le vieillissement extrinsèque se produit dans le cadre du vieillissement intrinsèque. Même si j'adore me prélasser au soleil l'été, **les rayons UVA et UVB sont les principaux responsables du processus de vieillissement extrinsèque de la peau**. Le rayonnement solaire se compose également d'autres ondes de différentes longueurs, notamment de rayons infrarouges et de lumière visible. D'après des données récentes, ceux-ci joueraient également un rôle mineur dans le vieillissement cutané. Par conséquent, si vous voulez préserver la jeunesse de votre peau, vous devez impérativement vous protéger du soleil.

> Pour remettre les choses dans leur contexte, on pense que les effets de la lumière du soleil sont responsables de 80 à 90 % des signes visibles associés à l'âge, c'est-à-dire les rides, les taches brunes, la pigmentation et la perte d'élasticité de la peau.

Comparez la peau de vos fesses et de l'intérieur de vos avant-bras à celle de votre visage et de vos mains. Ces derniers sont régulièrement exposés au soleil et davantage susceptibles de présenter des signes tels que des **rides** ou des **taches brunes** en vieillissant. Des recherches scientifiques menées auprès de **jumeaux monozygotes** ont confirmé que le jumeau qui était le plus exposé au soleil montrait plus tôt des signes de vieillissement cutané. Comme ceux-ci sont identiques sur le plan génétique, nous sommes certains que la différence est due à un facteur environnemental, en l'occurrence à l'exposition au soleil.

Intéressons-nous de plus près aux **rayons ultraviolets**, qui sont la cause de nombreux soucis liés au vieillissement. Les rayons UVA sont en moyenne vingt fois plus nombreux que les rayons UVB. Aussi étonnant que cela puisse paraître, les rayons UVA peuvent traverser les nuages et les vitres, entraînant des **lésions** au niveau de la peau. Il faut que vous en ayez conscience si vous passez beaucoup de temps au volant ou à proximité d'une fenêtre.

La proportion d'UVA qui atteignent la surface de la Terre est relativement constante tout au long de l'année. Par contre, les facteurs environnementaux tels que la couverture nuageuse font que la proportion de rayons UVB qui arrivent jusqu'au sol est **plus importante en été**. Sous la latitude du Royaume-Uni et de la France, il y a très peu de rayons UVB en hiver.

Les différents types de rayons UV affectent différentes couches de notre peau. Les rayons UVB, qui ont une longueur d'onde plus courte que les rayons UVA, pénètrent surtout les couches supérieures de la peau ou l'épiderme. Ils sont la principale cause des coups de soleil et des rougeurs. Les rayons UVA pénètrent la peau plus profondément, touchant les couches inférieures du derme, mais sont moins impliqués dans le rougissement de la peau et les coups de soleil. On sait depuis longtemps que les rayons UVA jouent un rôle dans le **bronzage** et le **vieillissement cutané**. En somme, rappelez-vous que les UVA sont responsables du vieillissement et les UVB des brûlures.

> En définitive, les deux types de rayons provoquent des lésions cutanées. Par conséquent, ce n'est pas une surprise si nous devons nous protéger contre les UVA et les UVB.

COMMENT LES RAYONS UV DU SOLEIL PROVOQUENT-ILS LE VIEILLISSEMENT CUTANÉ ?

Les rayons UV provoquent des lésions cutanées *via* plusieurs mécanismes moléculaires. Nous avons encore beaucoup à apprendre dans ce domaine. Toutefois, les recherches nous apportent de plus en plus de réponses, nous permettant d'orienter nos choix en matière de skincare.

Environ 50 % des lésions causées par les rayons UV sont dus à la formation de radicaux libres nocifs pour les cellules cutanées. Les 50 % restants sont dus aux dommages directs du rayonnement ultraviolet sur

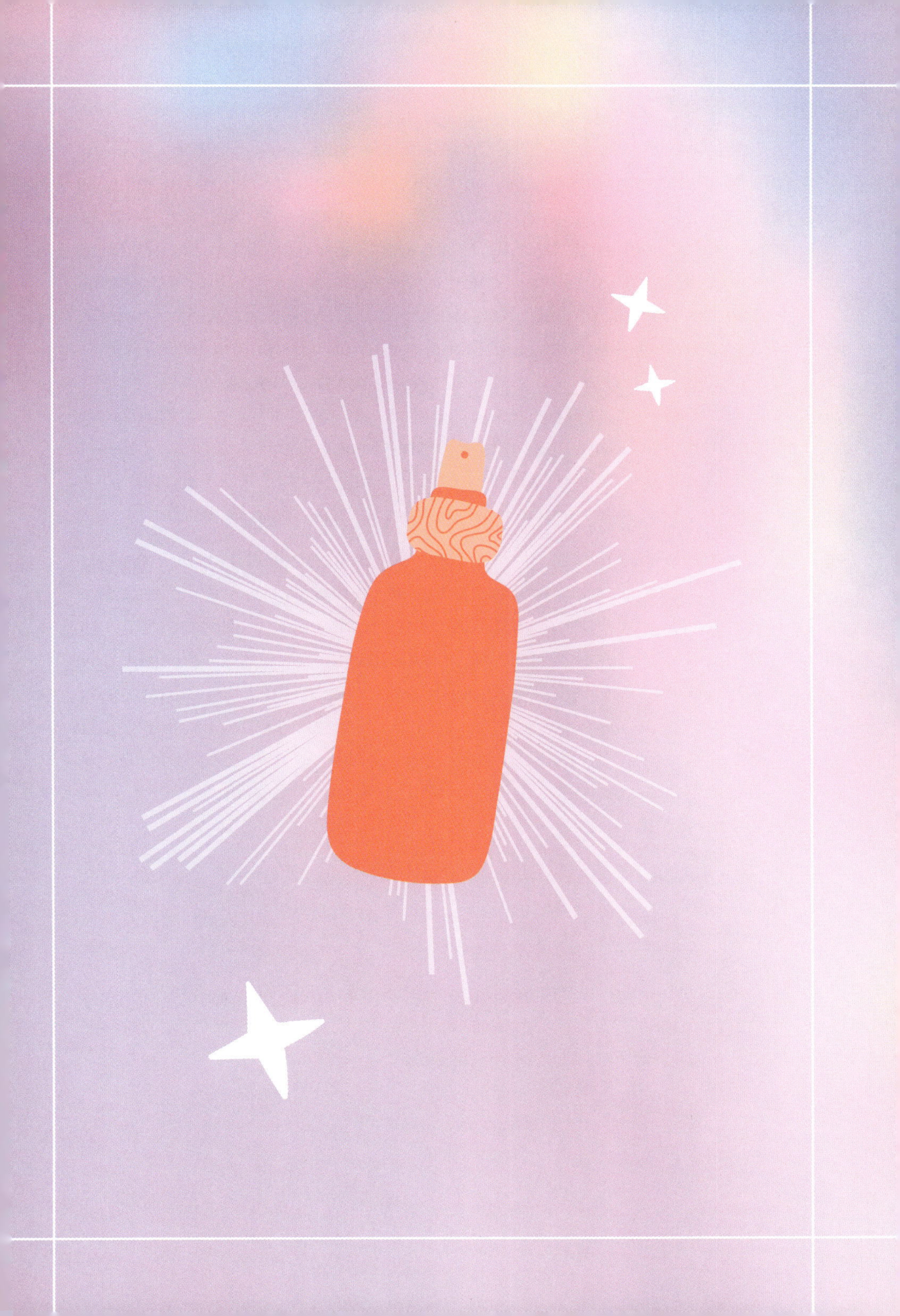

les cellules cutanées et l'ADN. On a découvert que les rayons UV activaient des enzymes connues sous le nom de « métalloprotéases matricielles ». Celles-ci provoquent une rupture du collagène et endommagent la structure de soutien de la peau, ce qui entraîne son affaissement et creuse les rides. Ces enzymes empêchent également la production de nouveau collagène. Par conséquent, lorsque vous vous regardez dans le miroir, vous constatez des rides, un affaissement, un affinement et une perte d'élasticité de la peau – le genre de signes que l'on associe généralement au vieillissement. D'après les recherches, les rayons UV provoqueraient également l'accumulation d'une protéine appelée **progérine**. Celle-ci peut limiter la durée de vie des cellules cutanées et leur capacité à se régénérer. En conséquence, la peau nous protège moins efficacement.

Tout cela ne présage rien de bon pour notre peau. Néanmoins, nous avons le pouvoir de limiter la quantité de rayons UV auxquels nous nous exposons. La prévention coûte souvent moins cher que les traitements visant à inverser les signes visibles du vieillissement. Si nous envisageons les choses sous cet angle, pourquoi dépenser des milliers d'euros dans des **procédures invasives pour réparer les dommages cutanés**, alors qu'il suffit d'investir 20 euros dans une crème solaire pour éviter ces derniers ? Lorsque cela est possible, nous devrions toujours nous concentrer sur les soins préventifs.

> *D'autres facteurs que le soleil participent, dans une moindre mesure, au vieillissement de la peau. Il s'agit du tabac, de l'alimentation et de la pollution.*

L'ensemble de ces facteurs environnementaux non génétiques est parfois désigné sous le terme d'**exposome**. Nous y reviendrons plus en détail au chapitre 6 (« Le mode de vie »).

LES PEAUX DE COULEUR

Les peaux de couleur présentent des différences significatives. En effet, la mélanine pigmentaire, qui confère à la peau sa carnation, est présente en quantités bien plus importantes chez les personnes ayant la peau foncée. La mélanine absorbe les rayons UV et prévient les dommages causés par les radicaux libres. Par conséquent, les peaux plus foncées sont relativement mieux protégées contre le vieillissement et les méfaits du soleil. **D'après les recherches, les peaux noires auraient un facteur de protection solaire (FPS) de 13,4 (contre 3,4 pour les peaux blanches).**

Les peaux de couleur développent des problèmes de pigmentation plus rapidement que les peaux claires. Les maladies inflammatoires cutanées comme l'acné, l'eczéma et le psoriasis peuvent souvent laisser des taches sombres sur la peau pendant plusieurs mois. Ce phénomène est connu sous le nom d'« hyperpigmentation post-inflammatoire ».

Les rides, le relâchement et l'affaissement de la peau sont moins importants chez les personnes qui ont la peau foncée que chez les personnes à la peau claire du même âge. **Malgré tout, les peaux sombres peuvent également subir les méfaits du soleil, même si ce n'est pas avec la même intensité.** En effet, une exposition prolongée et régulière au soleil entraîne également les signes associés au vieillissement cutané. Par conséquent, les personnes qui ont la peau foncée devraient également prendre des mesures préventives.

2

LES SOINS DE PEAU RÉGULIERS

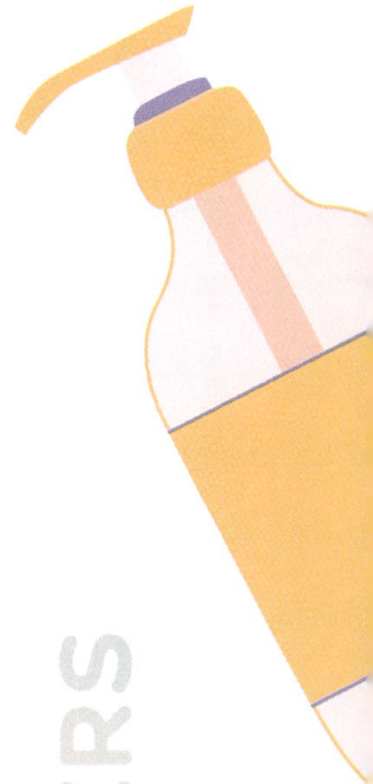

L'UNE DES PRINCIPALES FONCTIONS DE LA PEAU EST D'AGIR COMME UNE BARRIÈRE DE PROTECTION CONTRE LE MONDE EXTÉRIEUR. CETTE FONCTION PEUT FACILEMENT ÊTRE PERTURBÉE OU ALTÉRÉE PAR DES

produits chimiques toxiques.

L'une des choses que je remarque souvent lors de mes consultations, c'est la **confusion** qui règne autour des rituels skincare. La plupart des choses que nous avons apprises nous ont été transmises par nos aînées, dont nous pouvons aussi avoir imité le comportement.

> *En grandissant, nous cherchons des conseils dans la culture populaire, dans les magazines et auprès de nos amis. Ces conseils souvent contradictoires finissent par nous laisser encore plus perplexes qu'auparavant.*

Ce problème ne concerne pas uniquement les femmes. Les hommes ignorent souvent les connaissances de base sur les rituels skincare. Dans la clinique où je travaille, j'ai dû à plusieurs reprises expliquer une à une les étapes pour utiliser un nettoyant visage ou un soin hydratant à des adolescents. **Cela n'est pas leur faute. Simplement, personne ne leur a jamais appris comment faire.**

En matière de skincare, les femmes se répartissent souvent en deux catégories. Les premières se sentent **coupables de toujours suivre le même rituel depuis des années** malgré les variations saisonnières et les changements importants qui ont lieu dans leur vie. Elles sont hésitantes à en changer et à envisager de nouvelles manières d'obtenir les mêmes résultats. Les secondes sont des **accros du skincare** – elles raffolent des nouveaux produits, complexes et tendances en matière de beauté, accumulant les couches de produits en provenance de Corée. La meilleure approche se situe probablement à mi-chemin entre ces deux catégories. Tout ce que la plupart des gens veulent, c'est un rituel skincare efficace qui, dans l'idéal, leur prend le moins de temps possible. Nous faisons partie d'une génération pressée, à la recherche de **résultats immédiats**.

LE NETTOYAGE DU VISAGE

Pour garder une peau saine et prévenir les maladies, il est essentiel d'adopter un **bon rituel de nettoyage** et de prendre de bonnes habitudes dès le plus jeune âge.

L'une des principales fonctions de la peau est d'agir comme une barrière de protection contre le monde extérieur. Cette fonction peut facilement être perturbée ou altérée par des produits chimiques toxiques comme les polluants présents dans l'environnement, par une exposition excessive au soleil ou par des produits que l'on applique délibérément sur la peau pour leurs effets anti-âge (les rétinoïdes, par exemple).

L'utilisation d'un produit nettoyant ne fait pas qu'éliminer les impuretés avec lesquelles nous sommes en contact lors de nos activités quotidiennes, que ce soit à la maison, au travail, dans les bars ou à la salle de sport. Elle permet également d'éliminer les **micro-organismes** avec lesquels nous partageons notre monde et améliore potentiellement la fonction de barrière de la peau. Un bon nettoyage offre au teint naturel de votre peau la chance d'être véritablement resplendissant.

> *L'utilisation de produits nettoyants – et de savon en particulier – remonte à la nuit des temps. Elle était déjà mentionnée dans le papyrus Ebers rédigé dans l'Égypte antique vers l'an 1550 avant notre ère.*

Les Égyptiens se maquillaient beaucoup et utilisaient des pains nettoyants fabriqués à partir de graisse animale et de parfum. De nos jours, nous avons l'embarras du choix. **Nous avons tendance à prendre plus soin de la peau de notre visage que de celle de notre corps.** Par conséquent, la technologie des produits nettoyants s'est développée pour s'adapter à cette réalité. Il existe un grand nombre de produits nettoyants sur le marché. Les nettoyants visage incluent des savons, des nettoyants moussants et non moussants, des laits nettoyants, des lotions toniques, des exfoliants, des eaux micellaires et des huiles. Le choix est important. Le produit qui vous convient le mieux dépend de votre **type de peau**, de vos **préférences personnelles** et de votre **budget**.

> *Les gens pensent à tort que plus un produit est cher, plus il est efficace. Ce n'est souvent pas le cas. La différence de prix s'explique par l'emballage et le marketing du produit.*

LES SAVONS

Les savons sont souvent **agressifs pour la peau délicate du visage** et peuvent entraver la fonction cutanée normale. Ils peuvent éliminer les corps gras ou les lipides de la couche supérieure, ce qui a une incidence sur la fonction de barrière de la peau. Cela a pour effet d'accélérer la perte d'eau et d'assécher la peau. Chez la plupart des gens, **il est préférable d'éviter l'utilisation de savon pour nettoyer le visage**. Les personnes qui ont la peau grasse peuvent en utiliser de temps en temps, sans pour autant en faire une habitude !

LES NETTOYANTS MOUSSANTS ET NON MOUSSANTS

Les nettoyants moussants sont adaptés aux **peaux grasses ou sujettes aux imperfections**. Lorsqu'il est mélangé à de l'eau, le produit mousse. Les nettoyants non moussants sont une alternative plus douce et ne moussent pas au contact de l'eau. Ils sont adaptés aux peaux sèches et sensibles. Le principal problème, c'est qu'ils peuvent

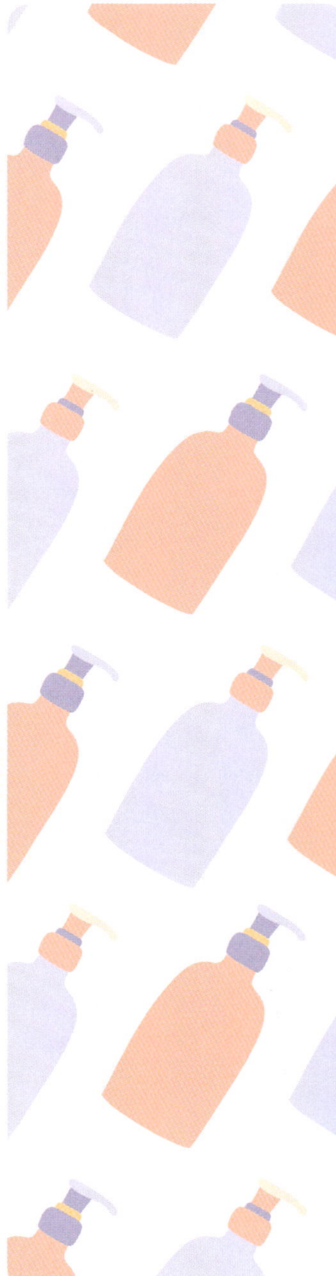

laisser une couche résiduelle sur la peau, ce qui peut donner l'impression que celle-ci n'a pas été nettoyée correctement.

LES LAITS NETTOYANTS ET LOTIONS TONIQUES

Les laits nettoyants et les lotions toniques permettent de nettoyer la peau à l'aide d'un **disque de coton** (plutôt que d'utiliser de l'eau). Les laits nettoyants dissolvent les corps gras et les impuretés. Ils sont adaptés aux peaux sèches. Ils peuvent contenir des agents hydratants qui améliorent les symptômes de la sécheresse cutanée. Les lotions toniques sont devenues populaires ces dernières années. Elles permettent de **nettoyer la peau** et de **resserrer les pores**. Les lotions toniques contiennent souvent de l'alcool. Elles peuvent être utilisées sur les peaux grasses ou acnéiques. Elles sont généralement associées à un autre produit nettoyant et sont rarement utilisées seules.

L'alcool qu'elles contiennent peut parfois assécher et irriter la peau. Ces lotions doivent donc être utilisées avec précaution.

LES EAUX MICELLAIRES

Cela fait maintenant quelque temps que l'on trouve des eaux micellaires sur le marché. Celles-ci contiennent de **petites micelles** (petites billes de molécules d'huile nettoyante) en suspension dans l'eau qui éliminent les impuretés de la peau. Les eaux micellaires conviennent à tous les types de peaux. Néanmoins, je pense qu'elles sont une bonne option de nettoyage lorsque vous n'avez pas d'eau à disposition. Il faut beaucoup de temps et d'eau micellaire pour éliminer le maquillage et la crème solaire en fin de journée. Les eaux micellaires peuvent néanmoins être **utiles comme produit nettoyant complémentaire**, pour éliminer les impuretés résiduelles après avoir nettoyé votre peau avec un autre produit.

LES HUILES POUR LE VISAGE

Les huiles pour le visage sont devenues populaires ces dernières années. Elles sont présentées comme adaptées à tous les types de peaux, y compris les peaux grasses.

L'idée, c'est que « ce qui se ressemble se dissout » et, par conséquent, que l'huile dissout l'huile.

Peu d'éléments apportent la preuve que les huiles pour le visage sont adaptées aux peaux sujettes aux boutons. À moins que vous n'ayez la peau sèche ou très sèche, je vous recommande d'éviter leur utilisation. Lorsqu'elles sont appliquées sur la peau, les huiles favorisent la formation de **points noirs**, qui entraînent des **boutons**.

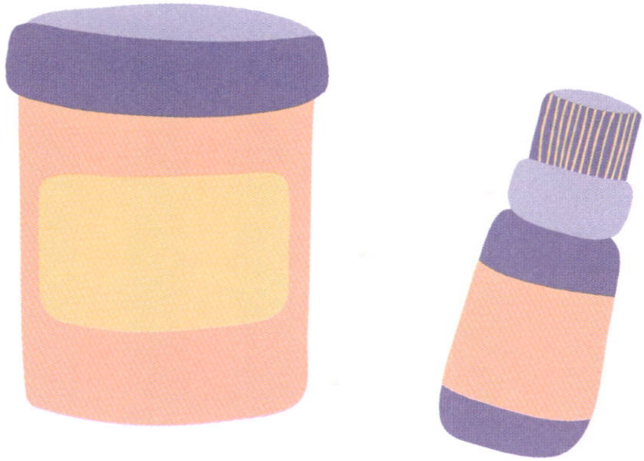

LES CINQ RÈGLES DU NETTOYAGE

1

1. Nettoyez votre visage matin et soir. Le nettoyage en fin de journée est particulièrement important pour éliminer le maquillage, la crème solaire et les particules de pollution avec lesquelles nous sommes en contact tout au long de la journée. L'absence de nettoyage peut entraîner des éruptions cutanées, des imperfections, voire un vieillissement prématuré de la peau.

2

2. Les lingettes pour le visage sont proscrites sauf comme solution de dernier recours lorsque vous êtes à la salle de sport ou en voyage. Celles-ci peuvent irriter la peau. En outre, elles éliminent uniquement les impuretés, le maquillage et les corps gras en surface, mais ne nettoient pas la peau en profondeur.

3

3. Si vous utilisez de l'eau, celle-ci doit être chaude ou tiède. Évitez d'utiliser de l'eau froide ou trop chaude. L'eau froide élimine moins bien les corps gras, tandis qu'une eau trop chaude peut assécher et irriter la peau.

4

4. Appliquez toujours votre produit nettoyant pour le visage sur une peau humide, jamais sur une peau sèche.

Cela peut rendre la peau sensible.

5

5. Utilisez toujours une serviette pour sécher votre peau. Lorsque vous la séchez, ne frottez pas trop fort, car cela risque de l'irriter inutilement.

LE DOUBLE NETTOYAGE DU VISAGE

Le concept de double nettoyage a pris de l'ampleur ces dernières années. Les plus cyniques diront qu'il s'agit d'une nouvelle mode inventée pour nous soutirer notre argent si durement gagné. Au sens traditionnel du terme, le double nettoyage implique l'utilisation de **deux produits nettoyants différents**.

> Le premier nettoyage a pour objectif d'éliminer le maquillage et la crème solaire, tandis que le second agit plus en profondeur et élimine les résidus éventuels.

De nombreuses personnes recommandent de commencer par un nettoyant à base d'huile, suivi d'un nettoyant moussant.

En réalité, comme dans la plupart des cas, il est difficile d'être si directif. Je recommanderais à de nombreuses personnes (celles ayant une peau acnéique ou sujette aux imperfections, par exemple) d'**éviter l'utilisation de produits nettoyants à base d'huile** ; une eau micellaire est probablement plus appropriée.

> *Chez les personnes ayant la peau sèche ou sensible, le double nettoyage peut entraîner un « nettoyage excessif » et des irritations.*

En plus de choisir des produits adaptés à votre type de peau, vous devez également **faire preuve de bon sens**. Un double nettoyage peut être utile le soir pour éliminer un maquillage tenace, mais pas dans d'autres circonstances.

De nombreuses personnes pratiquent déjà le double nettoyage **sans le savoir**. Si vous utilisez un démaquillant suivi d'un nettoyant moussant, vous pratiquez le double nettoyage. En d'autres termes, vous nettoyez deux fois votre peau.

L'avantage du double nettoyage, c'est qu'il permet d'éliminer totalement le maquillage, la crème solaire et les autres produits cosmétiques en fin de journée. En outre, **il prépare la peau pour y appliquer d'autres traitements topiques**.

LES SÉRUMS ET LES ESSENCES

Cela fait maintenant plusieurs années que les sérums font partie du paysage de la cosmétique et de la dermatologie. Ils constituent l'étape suivante de votre rituel skincare. **Ils s'utilisent après le nettoyage et avant l'hydratation.**

Si vous ignorez de quoi il s'agit et à quoi ils servent, vous êtes pardonné ! De nombreux produits de beauté commercialisés en Occident sont issus de soins et de rituels skincare venus de Corée (qui comportent plusieurs étapes et demandent donc beaucoup de temps). Les sérums et, plus récemment, les essences ont envahi les grandes surfaces.

LES SÉRUMS

Les sérums pour le visage sont des **solutions concentrées et incolores** ayant une consistance semblable à du gel. Composés de petites molécules, ils s'appliquent sur la peau. Ils sont rapidement absorbés et pénètrent la peau en profondeur.

> *Ils diffèrent des produits hydratants, dont les particules sont plus grandes et dont le but est d'hydrater la peau en surface.*

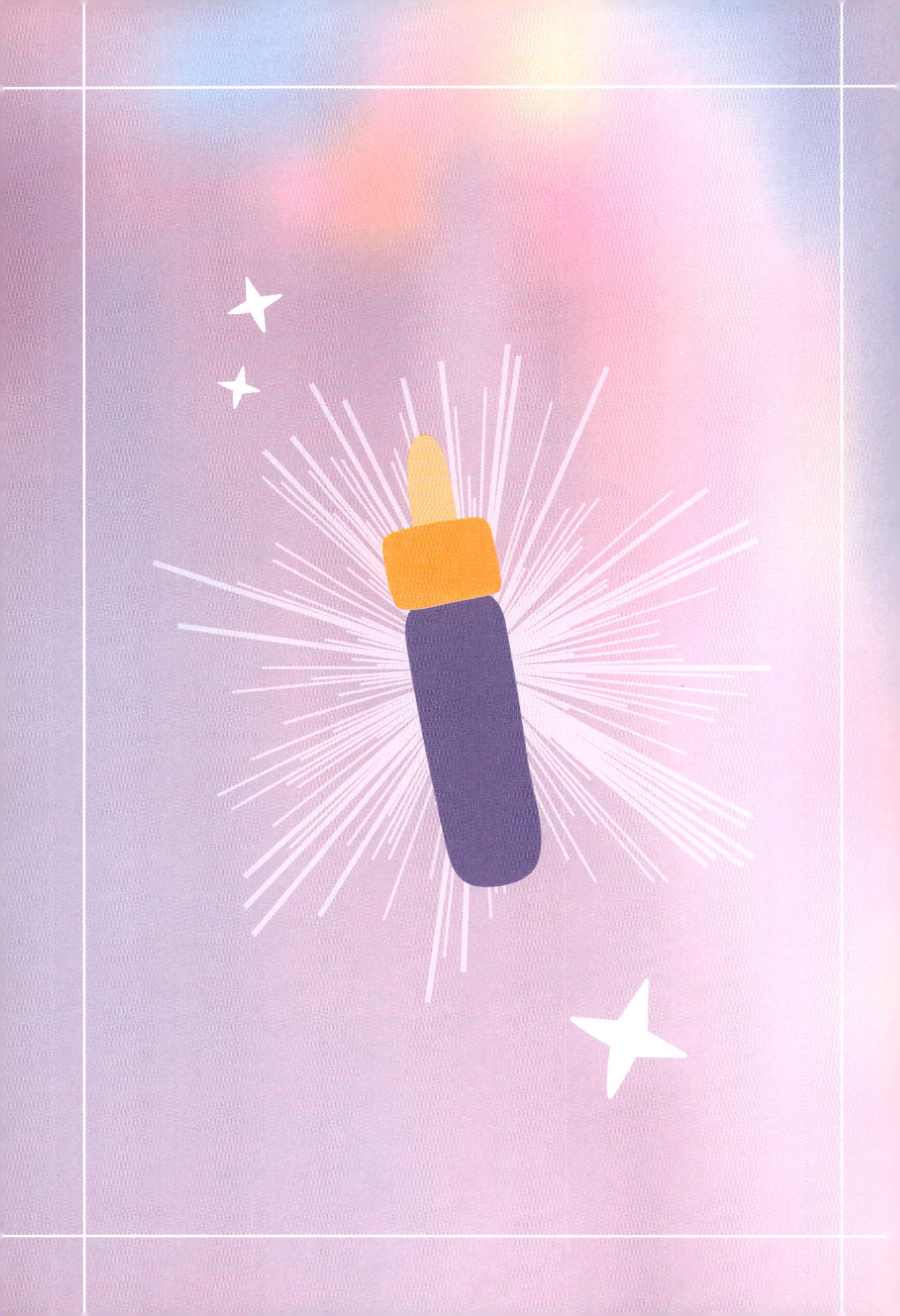

En général, les sérums sont des **produits à base d'eau**. Ils ne contiennent pas d'agents occlusifs et hydratants comme la vaseline ou l'huile minérale. Ils sont fortement concentrés en principes actifs, par exemple en **antioxydants**, en **vitamines**, en **peptides** et en **agents illuminateurs**.

Les sérums peuvent être utilisés pour traiter les peaux sèches, les ridules, les rides, les points noirs, un teint non uniforme et le vieillissement prématuré de la peau.

De manière générale, ils sont adaptés à tous les types de peaux. Le choix du sérum dépend essentiellement du problème à traiter :

- *Vieillissement cutané* : l'utilisation quotidienne de sérums antioxydants (contenant de la vitamine C, de l'acide férulique ou du resvératrol, par exemple) s'avère particulièrement utile pour lutter contre le vieillissement cutané.
- *Peau sèche* : les sérums hydratants contenant de l'acide hyaluronique ou de la vitamine E sont adaptés aux peaux sèches.
- *Peau grasse* : les sérums contenant de la vitamine C et du niacinamide sont adaptés à ce type de peau.

LES ESSENCES

Les essences sont désormais disponibles en Occident. Elles proviennent d'**Extrême-Orient**, où elles sont utilisées depuis des dizaines d'années. Les essences sont très similaires aux sérums. Tous contiennent des principes actifs, mais les essences ont tendance à avoir une **consistance plus aqueuse**.

> *Faut-il utiliser un sérum et une essence ? Probablement pas. Dans l'ensemble, il s'agit d'une question de marketing. Vous pouvez vous contenter d'un sérum.*

En général, les sérums et les essences sont relativement chers car ils contiennent beaucoup de principes actifs. Comme ils sont concentrés, **seules quelques gouttes ou une dose équivalente à la taille d'un petit pois suffisent**. Appliquez le sérum (ou l'essence) du bout des doigts, puis massez pour qu'il pénètre la peau. Attendez qu'il soit totalement absorbé et patientez cinq minutes avant de passer à l'étape suivante : l'hydratation.

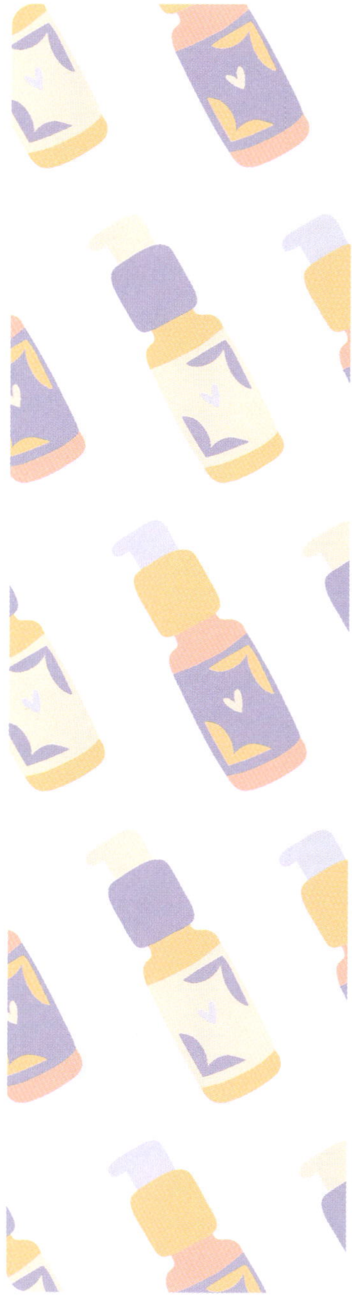

L'HYDRATATION

Un soin hydratant est nécessaire pour préserver l'**élasticité** et la **souplesse** des couches supérieures de la peau.

> *L'hydratation permet à la peau de rester saine et d'assurer sa fonction de barrière de protection.*

Le visage est rarement couvert et est en permanence exposé aux éléments. Les soins hydratants peuvent améliorer la texture et la qualité de la peau, la rendre moins sèche et offrir une protection contre le soleil. Leur utilisation est étayée par de nombreuses données scientifiques. J'ai entendu dans les médias des affirmations curieuses selon lesquelles les soins hydratants rendraient la peau « paresseuse » et incapable de s'hydrater d'elle-même. Je ne connais aucune donnée sérieuse venant corroborer ces propos.

Les principes actifs des soins hydratants sont répartis en trois catégories principales : les agents humectants, les agents occlusifs et les émollients. Le fait de savoir comment ceux-ci agissent vous aidera à faire le bon choix.

LES AGENTS HUMECTANTS

Les agents humectants sont essentiels pour préserver l'hydratation de la peau. **Ils agissent en attirant et retenant l'eau dans la peau.** Ils ont la capacité de repulper provisoirement la peau et améliorent l'aspect des rides et des ridules. L'**acide hyaluronique** est un ingrédient que l'on trouve souvent dans les soins cosmétiques. Il agit comme un agent humectant et peut retenir mille fois son poids en eau. Parmi les autres agents humectants, on trouve la **glycérine**, l'**hexanédiol**, le **butylène glycol** et le **sorbitol**.

L'un des soucis avec les agents humectants, c'est qu'ils extraient l'eau des couches profondes de la peau pour **alimenter la couche supérieure** (la couche cornée). Au fil du temps, ils peuvent potentiellement assécher la peau. Les préparations ont tendance à être légères et sont fortement appréciées les mois d'été. Néanmoins, en hiver et sous les climats très secs, les soins hydratants occlusifs s'avèrent un meilleur choix pour certaines personnes. La glycérine reste toutefois l'un des meilleurs composants des soins hydratants.

LES AGENTS OCCLUSIFS

Les agents occlusifs créent une **barrière au niveau de la peau** et **évitent la perte d'eau en surface**.

> Les produits occlusifs contiennent généralement un ou plusieurs des ingrédients suivants : diméthicone, squalène, propylène glycol, lécithine, beurre de cacao, beurre de karité, lanoline, vaseline et cire d'abeille.

Ils sont adaptés aux peaux sèches à très sèches, mais donnent souvent à la peau une **texture grasse et brillante peu esthétique**. Les agents développés récemment limitent cet effet. Malgré tout, ce type de soins hydratants est déconseillé chez les personnes ayant la peau grasse ou acnéique.

LES ÉMOLLIENTS

Il s'agit de la troisième catégorie d'agents que l'on trouve fréquemment dans les soins hydratants. Ceux-ci incluent notamment le diméthicone, le trisiloxane, les céramides, l'acide linoléique et le caprylyl glycol.

> *Ces agents agissent en remplaçant les lipides cutanés et en comblant les vides ou fissures entre les cellules de la peau.*

De nombreux soins hydratants associent des agents humectants, des agents occlusifs et des émollients. Certains composants assurent plusieurs fonctions et agissent à la fois comme émollient et comme agent occlusif (le diméthicone, par exemple). De manière générale, **si votre peau est sujette à l'acné, vous devriez privilégier des produits riches en agents humectants et pauvres en agents occlusifs**. À l'inverse, si vous avez la peau sèche, un soin hydratant riche en émollients et en agents occlusifs sera plus adapté.

LES CRÈMES POUR LES YEUX

La peau du contour de l'œil est **plus fine et plus fragile** que celle du reste du visage. La zone des yeux est également très active – en moyenne, nous clignons des yeux plus de 20 000 fois par jour ! La peau de cette zone est fragile et nécessite des soins appropriés. Mes patients – mais aussi mes amis et ma famille – me parlent souvent de problèmes spécifiques aux yeux et me demandent quels sont les produits adaptés.

> *De nombreux soins hydratants pour le visage peuvent être appliqués sur le contour des yeux. Contrairement à la croyance populaire, il n'est pas nécessaire d'acheter un produit distinct.*

De manière générale, si un produit est adapté au visage, il peut être utilisé autour des yeux. Si vous vous penchez sur la liste des ingrédients, vous remarquerez qu'il n'y a pas vraiment de différences entre les produits pour les yeux et ceux pour le reste du visage. L'exception à la règle concerne les personnes à la peau grasse qui utilisent quotidiennement un soin hydratant adapté à ce type de peau. Les produits conçus pour les peaux sujettes aux imperfections peuvent **irriter et assécher inutilement** la peau du contour de l'œil.

Aucune crème pour les yeux n'améliore l'affaissement lié à l'âge ni les poches, quelles que soient les promesses du produit ou la quantité utilisée.

La peau du contour de l'œil est particulièrement vulnérable aux **lésions causées par les rayons du soleil**. Les crèmes pour les yeux hydratent et redonnent du volume à la peau, et améliorent provisoirement les ridules. Si le vieillissement prématuré est une source de préoccupation, l'application d'une crème solaire autour des yeux est absolument indispensable.

La peau de la paupière étant sensible, il faut faire attention quand vous appliquez votre crème pour les yeux. Il faut notamment **veiller à ne pas étirer la peau**. Utilisez une quantité équivalente à un petit pois pour chaque œil. Ensuite, appliquez votre crème pour les yeux en tapotant ou en massant vos paupières inférieures et supérieures.

N'utilisez pas plus de produit que nécessaire pour éviter tout contact irritant avec les yeux. Patientez quelques minutes avant de vous maquiller afin de vous assurer que le produit a bien séché et a été absorbé par la peau.

La peau du contour

DE L'ŒIL EST PLUS FINE ET PLUS FRAGILE QUE CELLE DU RESTE DU VISAGE. LA ZONE DES YEUX EST ÉGALEMENT TRÈS ACTIVE – EN MOYENNE, NOUS CLIGNONS DES YEUX PLUS DE 20 000 FOIS PAR JOUR !

LE GOMMAGE

Le gommage doit faire partie de votre rituel skincare régulier. Il améliore instantanément l'aspect de la peau en **éliminant la couche sèche et terne** de cellules cutanées présentes à sa surface. En plus d'améliorer la texture de la peau, un gommage superficiel atténue également les taches brunes, uniformise le teint et **permet à votre sérum ou soin hydratant de mieux pénétrer la peau**. Néanmoins, vous n'obtiendrez des effets à long terme que si vous réalisez des gommages régulièrement, car le traitement en soi affecte uniquement la couche supérieure et superficielle de cellules. Celles-ci sont éliminées et remplacées en permanence.

> *Le gommage peut être soit mécanique, soit chimique.*

Les exfoliants mécaniques incluent des **éponges**, des **brosses pour le visage**, des **soins exfoliants** et des **dispositifs de nettoyage électroniques**. Ces derniers sont particulièrement efficaces sur les zones difficiles à atteindre comme les ailes du nez. Les exfoliants contenant du sucre, des cristaux, du sable et d'autres particules rugueuses sont également

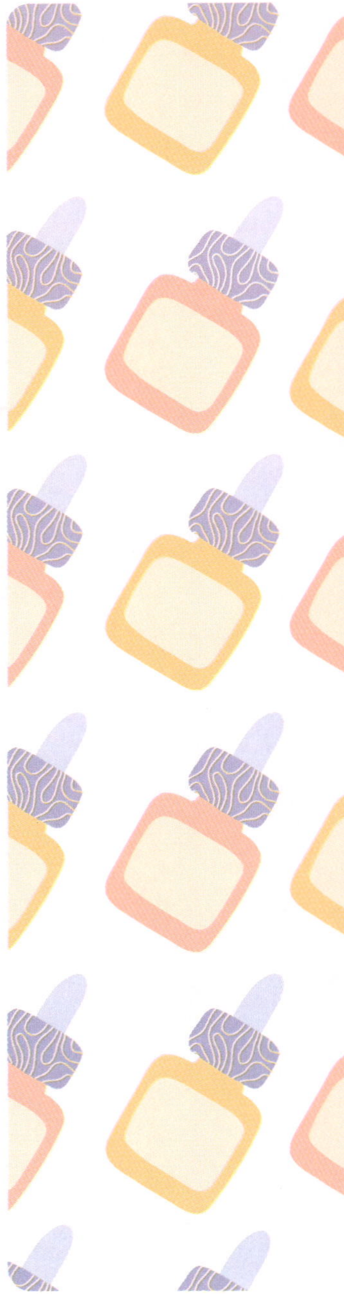

efficaces pour nettoyer les pores, réduire les points noirs et éliminer la peau morte et terne.

Les exfoliants chimiques utilisent des **produits chimiques** – généralement des **acides** – pour dissoudre les cellules sèches de la peau. Cela n'est pas aussi terrible qu'il n'y paraît. Les cellules de la couche supérieure de la peau sont déjà mortes. Par conséquent, vous ne devriez pas souffrir ! Une fois l'exfoliant chimique éliminé, votre peau paraît plus lumineuse et plus lisse.

> *Quand vous vous promenez dans le rayon des produits skincare, jetez un œil aux ingrédients figurant sur l'emballage des exfoliants et cherchez la présence d'acides alpha-hydroxylés (AHA) et d'acides bêta-hydroxylés (BHA).*

Il est possible que vous connaissiez ces termes, car ils sont souvent mentionnés dans la presse spécialisée dans le domaine de la beauté. Il semble toutefois régner une certaine **confusion** autour de leur nature et de leurs propriétés.

> Les AHA sont un groupe d'acides naturels que l'on trouve souvent dans les aliments. Les agents fréquemment utilisés dans les soins cosmétiques sont notamment l'acide glycolique (que l'on trouve dans la canne à sucre), l'acide lactique (issu du lait) et l'acide malique (présent dans les fruits, en particulier dans les pommes).

Ils agissent en brisant le « ciment » qui permet aux cellules présentes à la surface de la peau de former un ensemble homogène. L'**acide glycolique** présente des avantages supplémentaires. Lorsqu'il est utilisé régulièrement, il **rend la peau moins grasse** et **atténue les rides et ridules**. Pour obtenir des résultats optimaux, choisissez des soins que vous pouvez laisser poser toute la nuit (la lotion tonique Glow Tonic de Pixi ou la lotion tonique à l'acide glycolique 10 % de Peter Thomas Roth, par exemple).

> Les BHA sont des molécules solubles dans l'huile, qui pénètrent les pores plutôt que d'agir au niveau de la couche superficielle de la peau. Le BHA le plus fréquemment utilisé dans les soins cosmétiques est l'acide salicylique issu de l'écorce de saule.

Celui-ci possède des **propriétés anti-inflammatoires et antibactériennes**. Il s'agit donc d'un excellent choix pour les personnes ayant une peau grasse et sujette aux imperfections. Les produits contenant de l'acide salicylique sont **contre-indiqués** pendant la grossesse ou en cas d'allergie à l'aspirine.

Les deux types de gommages (chimique et mécanique) sont efficaces. La méthode privilégiée dépend essentiellement de la tolérance de votre peau au produit utilisé.

Certains agents chimiques peuvent être irritants pour les personnes qui ont la **peau sensible** ou souffrent de **rosacée**. Celles-ci devraient donc utiliser les exfoliants chimiques avec précaution pour voir comment leur peau réagit. Si elles les tolèrent, leur fréquence d'utilisation peut augmenter progressivement au fil des jours ou des semaines.

La fréquence à laquelle vous devez faire des gommages dépend de votre type de peau. Les personnes qui ont la peau grasse peuvent tolérer un gommage tous les jours, tandis que celles qui ont la peau sèche ou sensible se limitent à un gommage par semaine, voire moins. Vous devez faire **plusieurs essais** afin de voir si votre peau tolère les produits exfoliants sans sensation de brûlure, de piqûre ou de sécheresse.

> *Les personnes qui ont la peau grasse ou acnéique commettent souvent l'erreur d'exfolier excessivement leur peau pour désobstruer les pores et éliminer l'excès de sébum. Ce n'est pas une bonne idée, car les gommages fréquents au moyen d'agents rugueux entraînent une irritation et favorisent potentiellement les éruptions cutanées.*

La peau finit par être douloureuse, enflammée et irritée, mais l'acné ne disparaît pas. Si vous êtes dans cette situation, n'hésitez pas à consulter un médecin afin qu'il vous prescrive un traitement adapté.

Ceci étant dit, les AHA et BHA restent des **soins incontournables**. La plupart des gens ne peuvent que tirer profit de leurs bienfaits en les intégrant à leur rituel skincare. Toutefois, comme ils éliminent efficacement les couches supérieures de cellules cutanées, **ils peuvent rendre votre peau plus sensible au soleil**. L'application d'une crème solaire est donc indispensable.

LES MASQUES

Comme tout le monde, j'adore les masques. Malheureusement, peu de données scientifiques prouvent que l'utilisation de masques pour le visage est réellement bénéfique pour la santé de la peau **à long terme**. La plupart des informations dont nous disposons à ce sujet proviennent de l'industrie cosmétique, de la publicité faite par les célébrités et de témoignages anecdotiques.

Ceci étant dit, le simple fait de passer du temps à nous chouchouter et à nous prodiguer des soins peut avoir des **effets positifs** sur notre niveau de stress ainsi que sur notre santé et notre bien-être général. Chez de nombreuses personnes, **le stress peut entraîner des problèmes de**

peau. Par conséquent, toute méthode visant à lutter contre les tensions ne peut qu'être bénéfique.

Vous pouvez intégrer à tout moment des masques pour le visage à votre rituel skincare.

> *Plutôt que de vous fier au nom ou à la marque lorsque vous faites vos achats, notez les ingrédients qu'ils contiennent afin de choisir ceux les plus adaptés à votre peau.*

Si vous avez la peau grasse, privilégiez les masques contenant de l'argile, du charbon, de l'hamamélis, de l'acide salicylique, de l'acide glycolique, du niacinamide et de l'huile essentielle de tea tree, entre autres.

Les masques en tissu et les masques contenant de l'acide hyaluronique redonnent généralement un coup de fouet aux peaux sèches ou déshydratées.

Les masques pour le visage se glissent facilement dans un sac. Ils sont un excellent moyen de prendre soin de votre peau après de longs trajets en avion, après avoir été exposé à l'air conditionné pendant des heures. Les **masques illuminateurs** contenant de la **vitamine C** peuvent redonner de l'éclat à la peau.

Il n'y a aucune contre-indication à utiliser des masques régulièrement, à condition que vous choisissiez ceux adaptés à votre type de peau – un produit qui ne provoque pas de **rougeurs**, d'**irritations**, de **desquamation** ni de **sensibilité**. Sachez toutefois que leurs bienfaits sont souvent provisoires et disparaissent rapidement. Néanmoins, sur le plan du bien-être, je ne peux que vous les recommander !

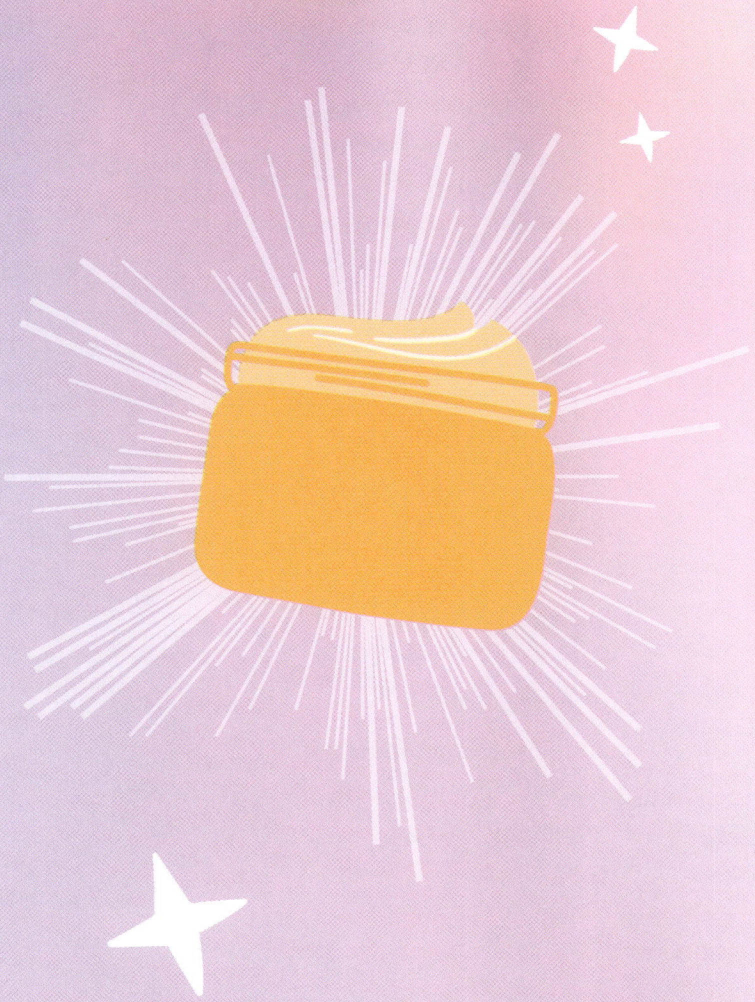

LES CRÈMES SOLAIRES

C'est l'un des produits que tout dermatologue digne de ce nom vous conseillera d'intégrer à votre rituel quotidien. Les crèmes solaires protègent la peau contre le **rayonnement solaire**, en particulier **contre les UVA et les UVB**. Il existe d'autres types de rayons, notamment les rayons infrarouges et la lumière visible. Certaines crèmes solaires offrent également une protection contre ces derniers.

> *Les gens me demandent souvent s'il est nécessaire d'appliquer régulièrement de la crème solaire en hiver ou par temps nuageux. Ma réponse est toujours catégorique : oui, absolument.*

En hiver, quand les journées sont plus courtes, le soleil émet toujours des rayons UV (même si ceux-ci sont moins nombreux), et **jusqu'à 80 % du rayonnement ultraviolet passent à travers les nuages**.

Les crèmes solaires présentent deux avantages aussi importants l'un que l'autre. Pour commencer, elles réduisent

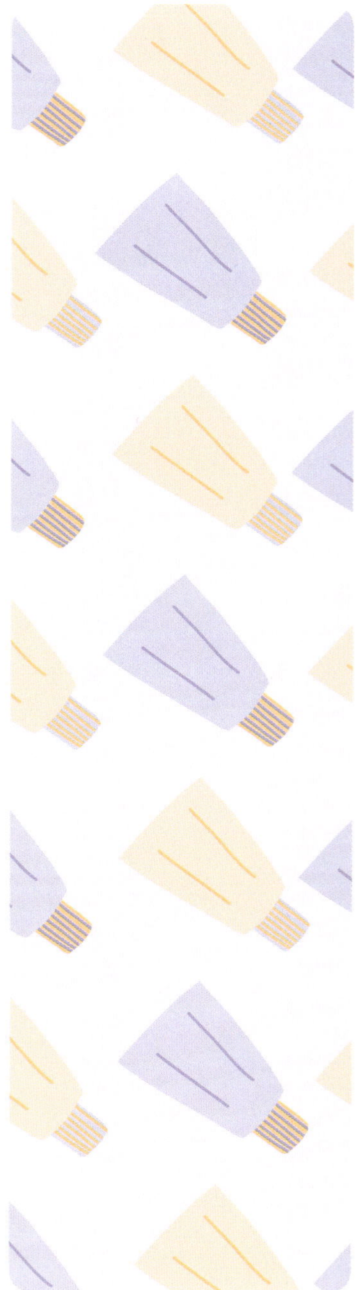

le risque de contracter un cancer de la peau. Ensuite, les rayons du soleil sont responsables de **80 à 90 %** des signes associés au vieillissement : les rides et ridules, la perte d'élasticité et la pigmentation.

> Les crèmes solaires sont le meilleur moyen de se protéger contre le vieillissement prématuré de la peau. Vous ne trouverez rien de mieux pour la préserver.

Quand vous achetez une crème solaire pour le visage, optez pour une crème ayant au minimum un facteur de protection compris **entre 15 et 30**, efficace contre les rayons UVA (cette mention doit figurer sur l'emballage).

> *Un indice de protection de 15 suffit si vous avez la peau mate ou foncée, tandis que les peaux blanches de type caucasien devraient opter pour un indice 30. Cet indice passe à 50 si vous avez la peau très claire.*

De nombreux produits cosmétiques comme les **crèmes hydratantes** et les **fonds de teint** possèdent un indice de protection. Souvent, les gens se demandent si ceux-ci suffisent ou s'ils doivent utiliser une crème solaire en plus. Le fait est que personne n'utilise suffisamment de produits cosmétiques pour obtenir la même protection qu'une crème solaire seule. De manière générale, si vous vivez au Royaume-Uni, comme c'est mon cas, l'utilisation de maquillage avec un indice de protection solaire suffit probablement en hiver, quand les journées sont courtes. Sous cette latitude, il y a peu de rayons UVB (les rayons associés aux coups de soleil) entre octobre et mars. Toutefois, au printemps et en été, il est préférable d'appliquer une crème solaire après votre soin hydratant habituel.

Néanmoins, **ce qui convient à une personne ne convient pas nécessairement à une autre**. Ici aussi, je vous recommande de faire appel à votre bon sens. Par exemple, si vous utilisez régulièrement des produits exfoliants comme des AHA et des BHA en hiver, mieux vaut utiliser une crème solaire distincte. De manière similaire, si vous pratiquez des **sports de plein air** ou **travaillez en extérieur**, et **restez dehors plus de vingt minutes consécutives**, je vous conseille d'appliquer une protection solaire tous les jours. Ces recommandations sont également valables si vous vivez sous un climat ensoleillé ou à proximité de l'équateur : il est fortement conseillé d'appliquer une crème solaire tout au long de l'année.

> Beaucoup de personnes ignorent à quoi correspond exactement l'indice de protection solaire. Le facteur de protection solaire (FPS)[1] est une mesure qui détermine la capacité d'une crème solaire à protéger la peau contre les rayons UVB.

Les UVB entraînent des **lésions au niveau des couches supérieures** de la peau et favorisent les coups de soleil. Le FPS est un nombre qui multiplie le temps d'autoprotection lorsque vous vous exposez au soleil. En l'absence de crème solaire, si votre peau commence à **rougir au bout de dix minutes d'exposition**, un FPS de 20 vous permettra en théorie de rester au soleil 200 minutes (c'est-à-dire vingt fois plus que la durée initiale). En réalité, ce calcul n'est pas nécessairement correct, car la crème solaire n'est qu'un élément pris en compte parmi d'autres. De nombreuses personnes n'appliquent pas assez de crème et d'autres facteurs comme la **distance par rapport à l'équateur**, l'**altitude** et la **période de l'année jouent également un rôle**.

1. NdT – Souvent désigné sous l'acronyme SPF (*sun protection factor* en anglais) sur les flacons de crème solaire.

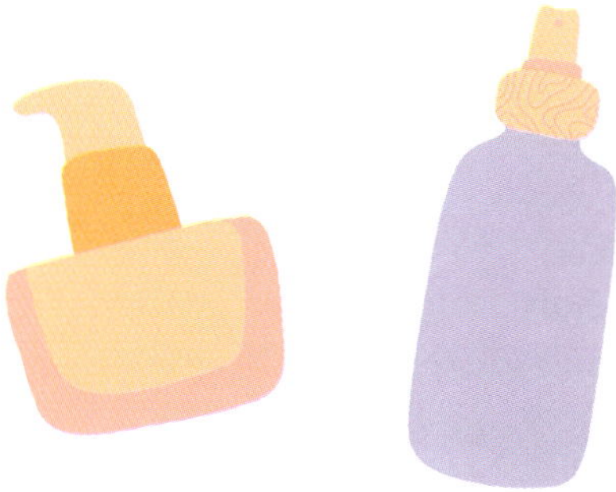

Compte tenu de tout cela, l'utilisation d'un indice 30 ne vous offrira pas deux fois plus de protection que celle d'un indice 15. De manière similaire, un indice 20 ne vous protégera pas deux fois plus qu'un indice 10. Un indice 15 bloque environ 93 % des UVB. Cette valeur passe à 97 % pour un indice 30 et à 98 % pour un indice 50. Par conséquent, vous pouvez voir qu'il existe peu de différence entre un indice 30 et un indice 50. **Aucune crème solaire n'offre une protection totale contre le soleil.**

> *Le FPS n'indique pas non plus si la crème solaire vous protège contre les UVA.*

Les rayons UVA pénètrent la peau plus profondément que les rayons UVB et sont généralement associés au vieillissement de la peau. Un **logo « UVA »** est apposé sur le flacon des crèmes solaires vendues en Europe. À l'heure actuelle, la plupart des crèmes solaires sont des **crèmes à large spectre**, ce qui signifie qu'elles offrent une protection contre les UVA et les UVB.

> *Au Royaume-Uni et en France, le taux de rayons UVB fluctue selon les saisons, tandis que le taux de rayons UVA reste relativement le même tout au long de l'année.*

Ces derniers traversent également les vitres. Par conséquent, si vous travaillez à proximité d'une fenêtre ou passez beaucoup de temps au volant, il est préférable d'appliquer une crème solaire toute l'année.

Le choix d'une protection solaire adaptée à votre peau dépend fortement de vos **préférences personnelles**. (La question des différents types de crèmes solaires est abordée plus loin.) Néanmoins, l'idée est de choisir une formule adaptée à votre peau.

Les personnes qui ont la peau grasse devraient privilégier des crèmes matifiantes ayant une texture fluide ou similaire à du gel, tandis que celles qui ont la peau sèche devraient opter pour des crèmes et baumes riches. Les crèmes solaires contenant du dioxyde de titane et de l'oxyde de zinc peuvent être plus adaptées aux peaux sensibles que celles contenant des filtres chimiques.

Les crèmes solaires ont souvent une **base hydratante**. Par conséquent, les personnes qui ont la peau grasse n'ont pas besoin de superposer un soin hydratant et une crème solaire – la crème solaire seule suffit. La crème solaire est le dernier produit à appliquer avant le maquillage.

La quantité de crème recommandée est d'une demi-cuillère à café pour le visage et le cou. Laissez la crème sécher entre trois et cinq minutes avant d'appliquer votre fond de teint.

CONSEILS PRATIQUES

- *L'application quotidienne de crème solaire* permet de vous prémunir contre les cancers de la peau et le vieillissement cutané prématuré.

- *Choisissez une crème à large spectre* offrant une protection contre les rayons UVA et UVB.

- *L'indice de protection* doit être compris entre 15 et 30.

- *Les personnes qui ont la peau grasse* devraient opter pour des gels matifiants ou des textures fluides, tandis que celles qui ont la peau sèche devraient privilégier les crèmes et baumes riches.

- Quand cela est possible, il est préférable d' *appliquer une crème solaire disctincte* plutôt que de choisir des produits cosmétiques offrant une protection solaire.

LE JARGON DU SKINCARE

Combien de fois vous êtes-vous promené dans le rayon des produits cosmétiques et avez-vous vu des produits labellisés **« hypoallergénique »**, **« testé sous contrôle dermatologique »** ou encore **« testé cliniquement »** ? Le jargon du skincare est vaste et peu de personnes savent réellement ce qui se cache derrière les termes élaborés figurant sur les emballages.

> *Il ne fait aucun doute que l'industrie cosmétique tire profit de ce manque de connaissances. Malheureusement, une grande partie de ce jargon n'est que pur marketing. Il ne sert qu'à vous impressionner, vous déconcerter et vous induire en erreur pour que vous mettiez la main au porte-monnaie.*

Voyons donc de plus près les termes courants figurant sur les emballages et ce qu'ils signifient réellement.

HYPOALLERGÉNIQUE

Il s'agit d'un argument avancé par les fabricants selon lequel un produit **provoque moins d'allergies que d'autres**. Il ne s'agit toutefois pas d'un terme juridiquement contraignant : il n'existe aucune norme industrielle minimale visant à prouver qu'un produit provoque moins de réactions allergiques. Ce terme insinue simplement que le produit ne provoquera pas d'irritations.

> Malheureusement, il n'existe aucune garantie et le terme est relativement dénué de sens. Les produits hypoallergéniques peuvent contenir des parfums qui sont une cause fréquente d'allergies et d'irritations.

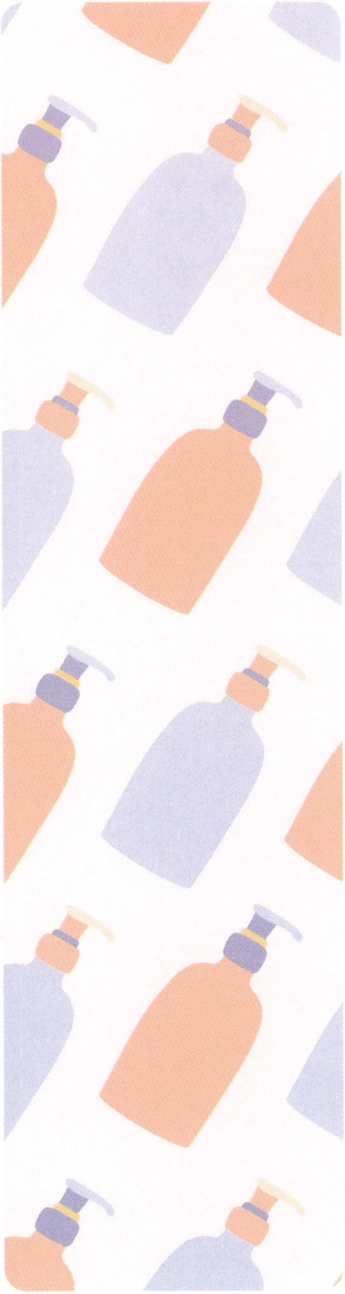

Si vous pensez être allergique à l'un de vos produits cosmétiques, je vous recommande de consulter un dermatologue pour vous faire tester.

NON COMÉDOGÈNE

Signifiant littéralement **« qui n'obstrue pas les pores »**, le terme « non comédogène » figure souvent sur l'emballage des soins cosmétiques destinés aux personnes qui ont la peau grasse ou acnéique. Quand une substance est comédogène, elle favorise l'obstruction des pores et la formation de points noirs.

Les tests visant à déterminer le caractère comédogène d'une substance étaient autrefois réalisés sur des **lapins**. Des substances chimiques étaient simplement appliquées sur leurs oreilles, et les scientifiques vérifiaient si des comédons ou points noirs apparaissaient. Même si cette méthode était fréquemment utilisée, de nombreux scientifiques et médecins trouvaient qu'elle **manquait de précision et induisait en erreur**, conduisant certains dermatologues influents à la discréditer. L'Union européenne a désormais interdit les essais sur les animaux, et les

Les soins naturels et bio sont un choix.

CERTAINES PERSONNES PRÉFÈRENT LES UTILISER CAR ELLES PENSENT QU'ILS CORRESPONDENT À UN MODE DE VIE PLUS SAIN. IL N'Y A AUCUN SOUCI À CELA. TOUTEFOIS, SACHEZ QU'ILS NE SONT PAS FORCÉMENT MEILLEURS POUR VOTRE PEAU.

tests visant à déterminer le caractère comédogène d'une substance sont généralement réalisés sur des sujets humains. Les substances testées sont **appliquées sous occlusion sur le dos de volontaires** pendant plusieurs semaines. Des échantillons de peau sont ensuite prélevés et analysés pour voir s'ils contiennent des points noirs.

> Le principal problème avec les produits labellisés « non comédogènes », c'est qu'il n'existe une fois de plus aucune réglementation ni norme industrielle.

En règle générale, les personnes sujettes aux éruptions cutanées devraient opter pour des produits non comédogènes à la texture légère, tout en sachant que **ceux-ci peuvent toujours obstruer les pores** malgré les indications figurant sur l'emballage.

TESTÉ CLINIQUEMENT

Cette mention figure souvent sur les produits – généralement les produits anti-âge – pour donner l'impression qu'ils ont subi des tests scientifiques rigoureux ayant prouvé leur efficacité. En réalité, il s'agit d'une **méthode marketing fallacieuse**.

> *L'expression « testé cliniquement » signifie généralement que le produit a été testé sur un petit nombre de personnes ayant fait part de leurs observations à la fin d'une période déterminée.*

La plupart du temps, **il ne s'agit pas d'essais cliniques** basés sur une méthodologie scientifique éprouvée impliquant une taille d'échantillon représentative ou une analyse statistique appropriée. Malheureusement, à moins de contacter le fabricant pour obtenir les données cliniques et de les évaluer de manière critique et scientifique, il n'existe **aucun moyen d'être certain** que des essais cliniques ont effectivement été réalisés.

TESTÉ SOUS CONTRÔLE DERMATOLOGIQUE

Il s'agit d'un autre terme délibérément mentionné pour vous induire en erreur. Celui-ci sous-entend que le produit a été approuvé ou a passé des tests de laboratoire rigoureux réalisés par des dermatologues. Au Royaume-Uni, ce terme n'a aucune signification juridique. Selon les recommandations de l'Union européenne, il implique qu'un dermatologue ait supervisé les essais sur des sujets humains. Toutefois, **il n'existe aucun test standard visant à vérifier l'innocuité ou l'efficacité des produits cosmétiques**.

> *Ce test peut très bien se limiter à un test basique, où un dermatologue ou un autre médecin qualifié propose à quelques personnes d'essayer le produit avant de confirmer qu'aucun signe d'irritation n'a été signalé.*

NATUREL

Les soins cosmétiques dits « naturels » ne sont qu'un moyen supplémentaire de vous induire en erreur.

> *Certains avancent que le terme « naturel » signifie qu'au moins 5 % des ingrédients sont d'origine naturelle.*

Toutefois, aux États-Unis et au Royaume-Uni, ce terme n'est pas réglementé, ce qui signifie une fois de plus qu'il n'existe aucune norme standard pour qu'un produit réponde à cette définition. Il existe plusieurs **organismes de certification** (Ecocert, NATRUE, Soil Association et, plus récemment, la norme COSMOS), chacun ayant une interprétation légèrement différente du terme « naturel ».

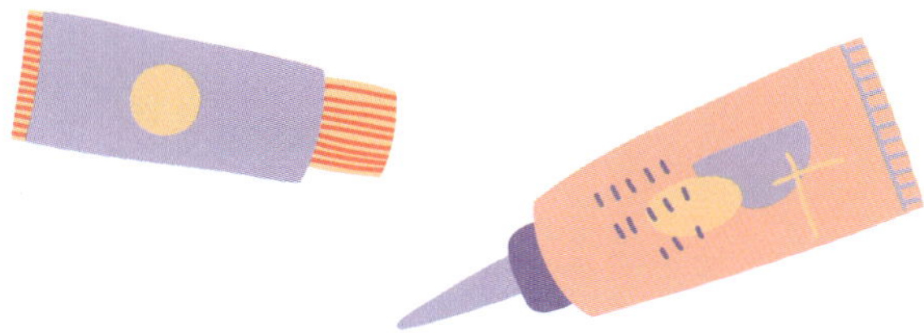

Le plus gros souci réside dans l'**absence de définition standard**, la signification du terme « naturel » pouvant varier d'une personne à l'autre.

> *Pour moi, il signifie « issu de plantes » ; pour vous, cela peut vouloir dire « exempt de substances synthétiques » (c'est-à-dire artificielles) ; pour d'autres, un soin skincare naturel est un soin sans conservateurs.*

Vous pouvez voir les problèmes que soulève la subjectivité de ce terme. Pour compliquer davantage les choses, la substance d'origine peut être « naturelle » (issue d'une fleur ou d'un fruit, par exemple), mais les traitements chimiques ont altéré sa forme initiale pour obtenir quelque chose de différent – **dans ce cas, peut-on encore la qualifier de « naturelle » ?** Ces éléments doivent être pris en considération lorsque vous cherchez un soin cosmétique naturel. La plus grosse erreur que les gens commettent, c'est qu'ils pensent que les soins naturels sont plus sûrs que les produits qui ne sont pas labellisés comme tels.

> Comme l'atteste la littérature scientifique, les extraits végétaux, les herbes et les huiles essentielles provoquent également des irritations et des allergies.

Même si les gens refusent souvent de l'admettre, le terme « naturel » ne signifie pas grand-chose.

BIO

Au Royaume-Uni, dans le domaine du skincare, le label « bio » n'est pas non plus réglementé par la législation. Ici aussi, cela soulève donc des **problèmes de définition exacte et de normes minimales**.

> *La mention « bio » signifie vaguement que le produit contient des ingrédients obtenus par culture biologique, c'est-à-dire sans produits chimiques artificiels. La majorité des produits certifiés « bio » contiennent souvent des ingrédients non biologiques.*

Au-delà du fait qu'il n'existe aucune définition légale et que les organismes de certification utilisent différents critères pour qualifier un produit de « bio », il n'existe pas non plus de norme industrielle. Par exemple, l'utilisation de **certains conservateurs synthétiques, huiles hydrogénées et agents moussants** peut être autorisée par certains fabricants.

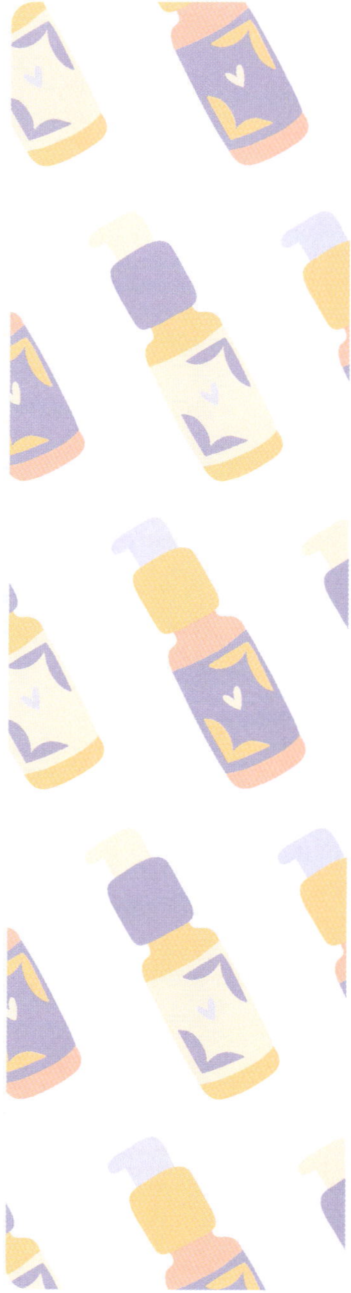

Les choses sont légèrement différentes aux États-Unis, où le ministère de l'Agriculture fournit des **directives pour l'étiquetage « bio »** des produits cosmétiques.

> Pour qu'un produit soit catalogué comme tel, 95 % de ses composants doivent être certifiés. Ce taux passe à 70 % pour les produits issus de l'agriculture biologique.

Je recommande d'examiner l'emballage et ensuite les ingrédients. Ceux-ci sont répertoriés par **ordre décroissant de proportion dans le produit**. Si les trois, quatre ou cinq premiers ingrédients sont synthétiques (en général, s'ils ont un nom chimique long et imprononçable, vous pouvez être certain qu'ils le sont), le produit n'est peut-être pas un choix approprié si vous cherchez un soin « bio ». Sachez que les **méthodes de transformation**, les **additifs** et les **ingrédients** eux-mêmes peuvent toujours provoquer des irritations et des allergies.

> *L'idée que les produits naturels et bio sont meilleurs et plus sûrs pour la santé est de plus en plus répandue. Cette idée est fausse. Il s'agit simplement d'une technique de marketing et d'un moyen de répandre des rumeurs alarmistes.*

Le fait qu'un produit soit issu d'une plante ne le rend pas plus sûr. J'en veux pour preuve la **belladone**, qui est une **plante extrêmement toxique**.

Certaines personnes souhaitent simplement utiliser des soins dont les ingrédients sont **produits sans pesticides**. Toutefois, peu d'éléments montrent que les pesticides présents dans les soins cosmétiques peuvent traverser la barrière cutanée. En fait, il est fort probable que les méthodes de transformation et de purification utilisées lors du processus de production éliminent les traces de pesticides résiduelles des ingrédients bruts.

Les soins naturels et bio sont un choix. Certaines personnes préfèrent les utiliser car elles pensent qu'ils correspondent à un mode de vie plus sain. Il n'y a aucun souci à cela. Toutefois, sachez qu'ils ne sont pas forcément meilleurs pour votre peau. **L'emballage ne tient pas toujours ses promesses.**

SANS PARFUM

La mention « sans parfum » devrait signifier que le produit ne contient pas de parfum, mais ce n'est pas toujours le cas. La seule façon d'être totalement certain qu'un produit ne contient pas de parfum est de **vérifier la liste des ingrédients**. Les parfums peuvent provoquer des allergies chez les personnes sensibles, et des irritations chez celles qui ont la peau fragile. Ceux-ci sont généralement un mélange de plusieurs agents.

L'Union européenne répertorie vingt-six ingrédients parfumants allergènes entrant dans la composition des produits cosmétiques.

Selon la législation, ceux-ci font l'objet d'une mention obligatoire si leur concentration est **supérieure à 0,001 %** dans les produits non rincés (soins hydratants, crèmes solaires) et à **0,01 %** dans les produits rincés (nettoyants visage, shampoings).

Si votre peau est sensible au parfum ou si vous voulez éviter les produits parfumés, voici les **vingt-six ingrédients** que vous devez chercher sur l'emballage[2] :

- alpha-isomethyl ionone
- amyl cinnamal
- amyl cinnamyl alcohol
- anise alcohol
- benzyl alcohol
- benzyl benzoate
- benzyl cinnamate
- benzyl salicylate
- butylphenyl methylpropional
- cinnamal
- cinnamyl alcohol
- citral
- citronellol
- coumarin
- eugenol
- evernia furfuracea extract
- evernia prunastri extract
- farnesol
- geraniol
- hexyl cinnamal
- hydroxycitronellal
- hydroxyisohexyl 3-cyclohexene carboxaldehyde
- isoeugenol
- limonene
- linalool
- methyl 2-octynoate

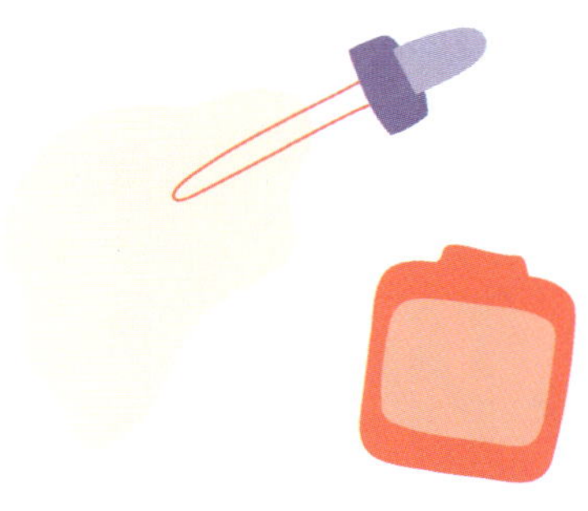

2. NdÉ – Certaines listes de cet ouvrage présentent les dénominations anglaises des ingrédients, qui apparaissent souvent ainsi sur les emballages des produits.

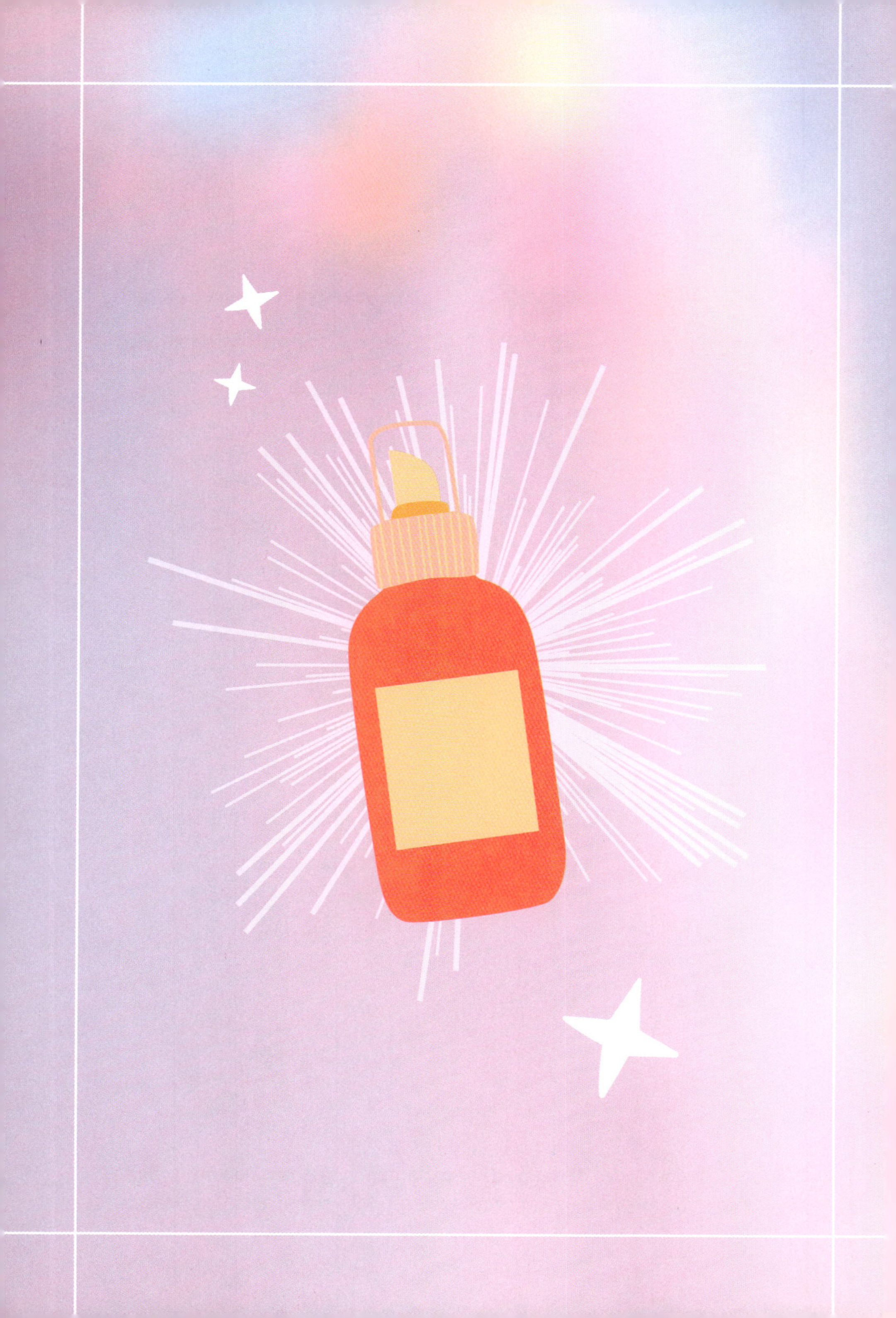

Par ailleurs, faites preuve de prudence au cas où des **huiles essentielles** seraient présentes dans les produits non soumis à ces règles européennes, car leurs composants naturels peuvent être identiques à ceux utilisés dans les parfums.

> *Par exemple, un soin « naturel » contenant de l'huile essentielle de clou de girofle peut très bien contenir de l'isoeugénol (mentionné dans la liste ci-dessus).*

> Même s'il s'agit d'un ingrédient « naturel », cette huile peut provoquer des irritations ou des allergies. Soyez vigilant si vous ne voulez pas être pris de court.

SANS PRODUITS CHIMIQUES

Voilà bien une mention sur laquelle vous devez faire l'impasse. D'un point de vue technique, *tous les cosmétiques* sont fabriqués à partir de produits chimiques, que ceux-ci soient naturels ou artificiels. Il est tout simplement **impossible d'avoir des produits totalement exempts de produits chimiques**.

> *L'essentiel est de savoir si un produit et ses composants ne présentent aucun danger. Ce n'est pas parce qu'un ingrédient est « naturel » qu'il est automatiquement plus sûr qu'un composant synthétique (c'est-à-dire artificiel).*

Ce qui compte, c'est la **quantité**, la **dose** ou la **concentration** des ingrédients utilisés. L'Union européenne réglemente la quantité ou concentration maximale de composants que l'on peut utiliser en toute sécurité dans les soins cutanés. La réglementation – et les sciences cosmétiques sur lesquelles elle s'appuie – est très complexe. Les personnes intéressées (ayant de préférence une formation en chimie !) trouveront des informations supplémentaires sur le site Web de la Commission européenne, à la rubrique « Produits cosmétiques ».

VÉGÉTARIEN/VEGAN

Au Royaume-Uni, il n'existe **aucune définition juridiquement contraignante** des produits végétariens ou vegan. La seule chose que vous puissiez faire, c'est espérer que les allégations du fabricant soient fondées.

Certains organismes comme PETA proposent une liste d'ingrédients d'origine animale à éviter ; la Vegetarian Society a quant à elle approuvé un certain nombre de produits.

On peut difficilement savoir avec certitude si le processus de production contient des **agents d'origine animale** qui n'apparaissent pas dans le produit fini.

SANS CONSERVATEURS

Peu de produits cosmétiques sont réellement et totalement exempts de conservateurs. Mais avons-nous vraiment envie d'acheter de tels produits ? Les conservateurs sont un **ingrédient important** des soins cosmétiques. Ils sont ajoutés aux produits de beauté pour augmenter leur durée de conservation en évitant le **développement de bactéries, de levures et de moisissures**. Cela est globalement une bonne chose (l'absence de conservateurs serait bien pire). En effet, l'application de produits contaminés par des germes sur le visage et le contour des yeux peut entraîner des infections.

> *Si un produit contient de l'eau, il est fort probable qu'il contienne également un agent conservateur. Sans ce dernier, le produit serait impropre à la consommation au bout de quelques jours.*

Les conservateurs les plus fréquents sont les suivants.

A) FORMALDÉHYDE ET LIBÉRATEURS DE FORMALDÉHYDE

N'ayez pas peur de voir des ingrédients à base de formaldéhyde utilisés comme agents conservateurs ! La réglementation européenne limite la quantité de formaldéhyde présente dans les soins cosmétiques. Les **concentrations** utilisées dans ce contexte sont considérées comme **sans danger**.

En tant que conservateur, le formaldéhyde est souvent utilisé dans les produits cosmétiques, car il est relativement **bon marché et efficace** contre les bactéries et certains virus.

> Les ingrédients de cette catégorie figurant sur la composition des produits sont les suivants : quaternium-15, DMDM hydantoin, diazolidinyl urea, imidazolidinyl urea et 2-bromo-2-nitropropane-1,3-diol.

B) MÉTHYLISOTHIAZOLINONE (MIT) / MÉTHYLCHLOROISOTHIAZOLINONE (MCIT)

La MIT et la MCIT sont des **conservateurs « à large spectre »**, ce qui signifie qu'elles sont efficaces contre un large éventail de microbes. Ces agents chimiques ont fait la une des journaux il y a quelques années, car ils provoquent des allergies cutanées chez les personnes sensibles. Par conséquent, la réglementation européenne n'autorise plus ces agents dans les **produits cosmétiques non rincés** comme les crèmes pour le visage et les lingettes humides. Ils restent toutefois autorisés à faible concentration dans les produits rincés comme les gels douche et les shampoings. Dans ce contexte, leur utilisation ne présente aucun danger.

C) PARABÈNES

Les parabènes sont utilisés comme conservateurs depuis les années 1950.

> Les parabènes les plus fréquents dans les soins cosmétiques sont le méthylparabène, l'éthylparabène, le propylparabène et le butylparabène.

Les conservateurs ont mauvaise presse ces dernières années, car certains s'interrogent sur leur **innocuité**, leur **caractère allergène** et leur **irritabilité**. Les parabènes, en particulier, ont fait la une des journaux il y a quelques années, car ils auraient un effet légèrement similaire à celui des œstrogènes (hormones).

> *D'aucuns ont avancé que la présence de parabènes dans les déodorants pourrait favoriser le cancer du sein, des traces de parabènes ayant été décelées dans les tissus cancéreux.*

L'étude scientifique concernée fut remise en question par la suite. Aucune cause ni aucun effet n'ont été confirmés ; la seule présence de parabènes ne signifie pas que ceux-ci favorisent le développement d'un cancer. Ces conclusions ont été confirmées par une étude indépendante menée par la Commission européenne en 2005.

Les directives concernant le type, la posologie et les concentrations de parabènes utilisés dans les soins cosmétiques sont strictes. Leur but est de s'assurer que les produits répondent à une norme de sécurité minimale.

Les données dont nous disposons montrent que ceux-ci ne présentent aucun danger.

D) CONSERVATEURS « NATURELS »

Les conservateurs « naturels » sont-ils meilleurs que les conservateurs synthétiques ? La demande de conservateurs « naturels » évolue au même rythme que la demande de soins cosmétiques « naturels ». Comme les médias de masse ont diabolisé les conservateurs synthétiques, de nombreux consommateurs se tournent vers des **produits alternatifs**.

> *Le problème avec les conservateurs naturels, c'est qu'ils n'ont souvent pas les mêmes propriétés antimicrobiennes que leurs homologues synthétiques.*

Les options sont moins nombreuses. Des concentrations plus importantes peuvent s'avérer nécessaires pour que la formule soit efficace, ce qui peut provoquer une sensibilité cutanée au fil du temps. La méthode de culture et de récolte de l'agent conservateur entraîne également des variations entre les lots de produits.

> *Personnellement, je pense qu'il s'agit d'un choix personnel. Je n'hésite pas à utiliser des conservateurs synthétiques et ne choisirais pas un conservateur « naturel » par défaut.*

Aucun élément scientifique ne prouve que les conservateurs naturels sont plus sûrs que les conservateurs synthétiques. Au risque de provoquer la controverse, je pense que l'industrie de la beauté naturelle tire profit de la **crainte des consommateurs** à l'égard des ingrédients qu'ils ne connaissent pas et de leur intérêt grandissant pour le « bien-être ». Les sciences cosmétiques doivent s'appuyer sur des **preuves**, et non simplement encourager l'idée selon laquelle un ingrédient ne présente aucun danger parce qu'il provient de la Terre-Mère.

RÉFLEXIONS SUPPLÉMENTAIRES SUR LE JARGON DU SKINCARE

Lorsque vous achetez des produits cosmétiques, **prenez l'habitude de vous familiariser avec leurs ingrédients et leurs effets**. Cela est plus important que de lire les mentions que les équipes commerciales et marketing ont rédigées à votre intention. J'espère que ce chapitre fournit les connaissances élémentaires pour comprendre la signification des éléments figurant en petits caractères sur les emballages. J'espère également qu'il vous permettra de mieux appréhender les termes vagues et les **noms chimiques longs et incompréhensibles**.

La prochaine fois que vous vous trouverez dans le rayon des produits cosmétiques, demandez-vous si cela vaut vraiment la peine de dépenser 200 euros dans un sérum parce que celui-ci a été « testé sous contrôle dermatologique ».

> *Demandez-vous plutôt si ses ingrédients sont similaires à ceux d'un produit dix fois moins cher.*

Le produit le plus cher fera peut-être sensation dans votre salle de bains, mais **est-il vraiment meilleur pour votre peau** que son équivalent moins coûteux ? Pas nécessairement. Si vous avez toujours des doutes, consultez un dermatologue qui pourra vous conseiller.

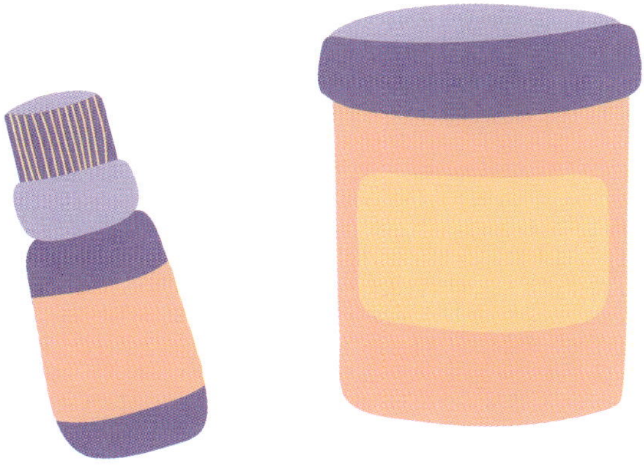

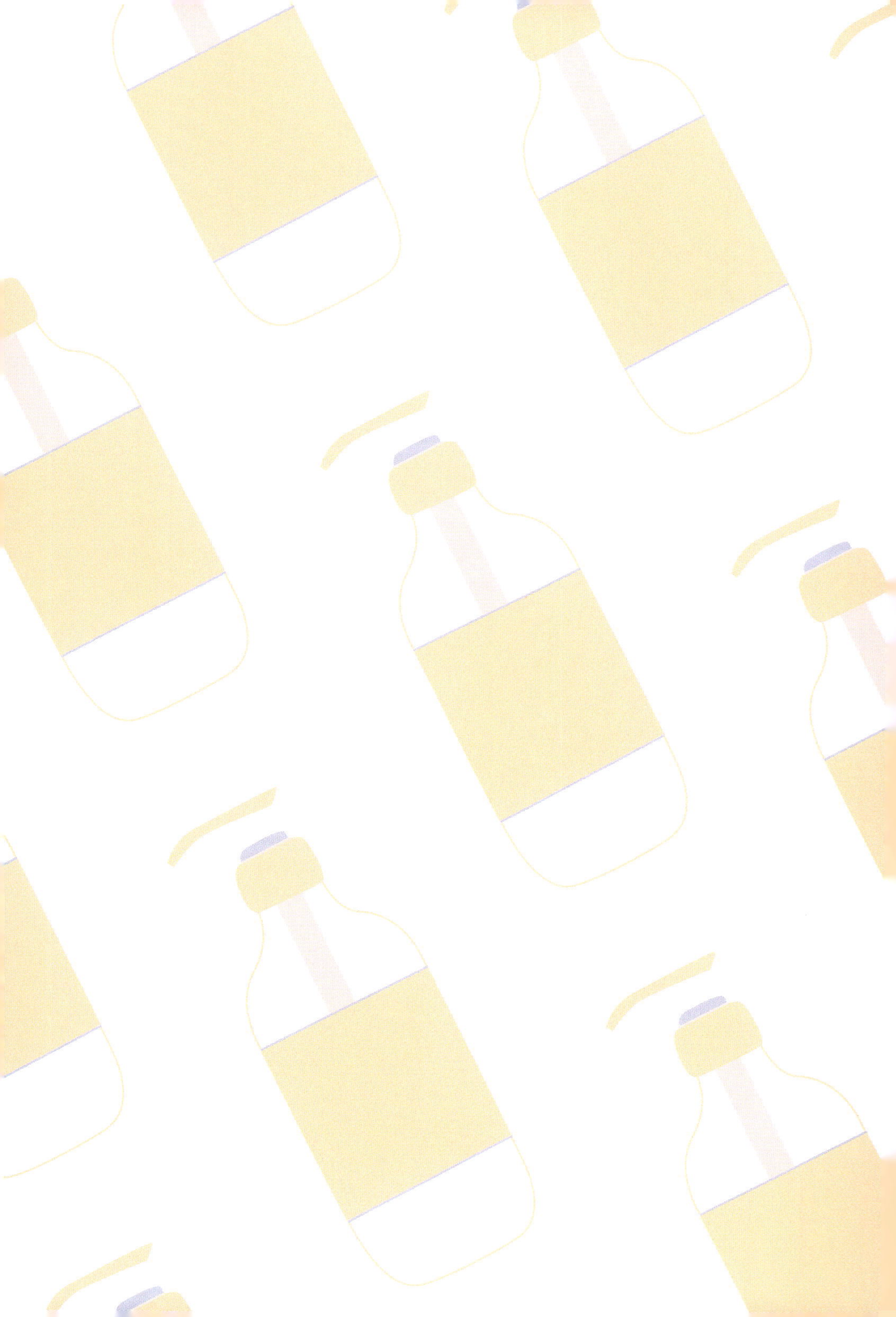

3

LES RITUELS SKINCARE

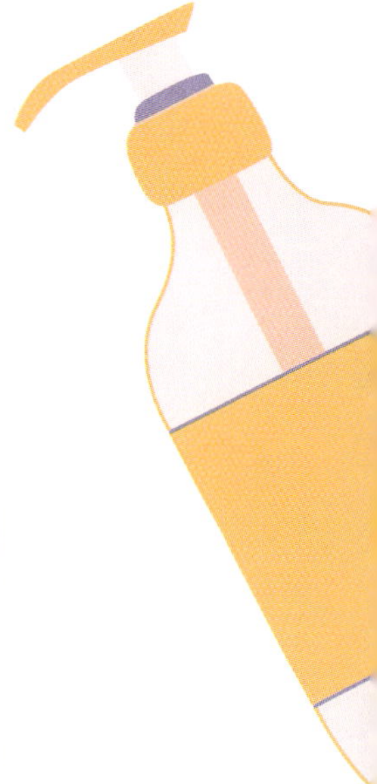

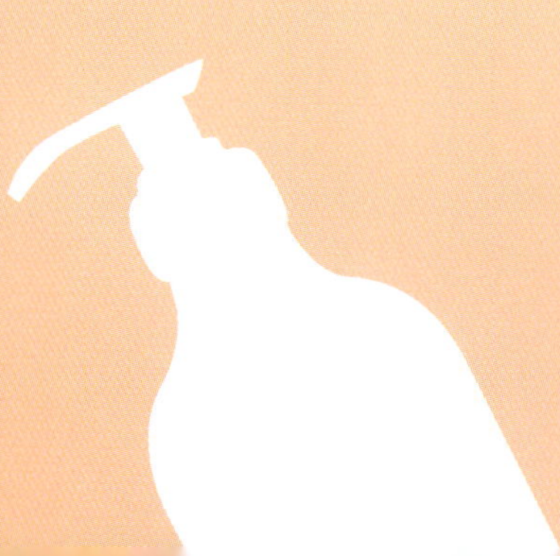

> *La plupart des gens ont un type de peau qui entre dans l'une des catégories suivantes : grasse, sèche, sensible, normale/mixte.*

Le type de peau d'une personne peut évoluer au fil du temps. Par conséquent, les soins skincare doivent suivre cette évolution.

PEAU GRASSE

Les personnes ayant la peau grasse ont souvent des **pores dilatés**, une **peau brillante ou épaisse**, et une **prédisposition aux points noirs et autres imperfections**. La peau peut changer sous l'influence des conditions météorologiques et des hormones.

Ce problème m'est familier puisque j'ai eu la peau grasse et des boutons la majeure partie de ma vie d'adulte. Par conséquent, si vous avez des boutons, la peau brillante et des pores de la taille d'une planète, je suis de tout cœur avec vous.

Mais ne vous inquiétez pas ! Voici un exemple de rituel skincare pour peaux grasses.

Rituel du matin

- Nettoyage
- Crème pour les yeux
- Sérum antioxydant (si le vieillissement est une source de préoccupation)
- Soin hydratant avec indice de protection ou crème solaire
- Maquillage

Rituel du soir

- Double nettoyage
- Crème pour les yeux
- Traitement contre les boutons (rétinoïde, par exemple)
- Aucune crème de nuit n'est nécessaire à moins que votre peau soit sèche ou tiraille

Envisagez de faire un gommage une à deux fois par semaine.

PEAU SÈCHE

À l'opposé du spectre par rapport aux peaux grasses, les peaux sèches sont un **problème fréquent**. Elles s'accompagnent de leur lot de soucis, mais aussi de traitements efficaces.

> Les peaux sèches sont sujettes aux rougeurs, à une desquamation et à une sensation de tiraillement. Les pores ne sont pas dilatés, mais des ridules sont visibles et la peau peut démanger, se desquamer, être rugueuse et irritée.

L'hiver est souvent une saison défavorable, car le froid et le vent rendent la peau encore plus sèche. C'est également à cette période de l'année que nous enclenchons le chauffage, qui est un facteur de **déshydratation** supplémentaire. En outre, la peau peut devenir encore plus sèche avec l'âge, en particulier après la ménopause.

Si vous avez la peau sèche, vous devez veiller à en prendre soin. Évitez les longues douches chaudes, qui la déshydratent encore plus. Utilisez des **savons et produits nettoyants doux**, et évitez tout gommage inutile qui ne ferait qu'irriter davantage votre peau. Les exfoliants, les gants de toilette et autres accessoires de nettoyage peuvent potentiellement rendre la peau plus sèche. Optez pour des **soins et baumes hydratants à la texture riche**. Appliquez-les aussi souvent que nécessaire pour garder la peau douce et souple.

Voici un exemple de rituel skincare pour peaux sèches.

Rituel du matin

- Nettoyage
- Crème pour les yeux
- Sérum antioxydant hydratant
- Soin hydratant
- Crème solaire
- Maquillage

Rituel du soir

- Nettoyage
- Crème pour les yeux
- Soin hydratant

À court terme, les peaux sèches peuvent profiter des bienfaits des masques hydratants. Si votre peau le tolère, vous pouvez réaliser un gommage une à deux fois par mois.

PEAU SENSIBLE

Curieusement, la dermatologie ne définit pas précisément ce qu'est une peau sensible ; cela dépend des **sensations cutanées** signalées par les personnes concernées. Il s'agit d'un type de peau caractérisé par des rougeurs, une sensation de brûlure, des démangeaisons et différents degrés de sécheresse cutanée.

Si vous souffrez de **rougeurs** et avez la peau sensible, il est recommandé de consulter un dermatologue, en particulier si le problème est récurrent. Au-delà d'une **allergie** aux produits que vous utilisez, plusieurs causes médicales peuvent expliquer que la peau soit sensible (**rosacée** et **eczéma**, par exemple). Un dermatologue pourra diagnostiquer et traiter ces causes ou, au contraire, les écarter. Malgré tout, de nombreuses personnes ayant la peau sensible ne souffrent d'aucun trouble cutané sous-jacent manifeste.

> *Il est important que les personnes qui ont la peau sensible essaient d'identifier les éléments déclencheurs et tentent de les éviter autant que possible.*

Cela peut toutefois être difficilement gérable, car la sensibilité cutanée est souvent imprévisible. Si vous avez la peau sensible, **évitez les savons agressifs ainsi que les lotions toniques et astringentes**. Vérifiez la présence de laurylsulfate de sodium, de laurylsulfate d'ammonium, d'acide salicylique et d'AHA dans vos produits cosmétiques. Les parfums provoquent souvent des irritations, tandis que l'utilisation d'huiles pour le visage pour lutter contre la sécheresse cutanée peut potentiellement aggraver les choses. Privilégiez les crèmes solaires contenant de l'oxyde de titane ou de l'oxyde de zinc (crèmes solaires minérales) aux crèmes solaires contenant des filtres chimiques, qui ont tendance à rendre la peau sensible.

Voici un exemple de rituel skincare pour peaux sensibles.

Rituel du matin

- Nettoyage
- Crème pour les yeux
- Sérum hydratant si vous souffrez de sécheresse cutanée
- Soin hydratant
- Crème solaire
- Maquillage

Rituel du soir

- Nettoyage
- Crème pour les yeux
- Soin hydratant, si nécessaire

Évitez les produits exfoliants, car ceux-ci peuvent rendre la peau encore plus sensible.

PEAU NORMALE/MIXTE

Une peau normale est une peau qui, dans l'ensemble, présente **peu de problèmes**. Elle n'est ni trop grasse ni trop sèche. La zone T (front, nez, menton) peut toutefois être légèrement plus grasse.

Voici un exemple de rituel skincare pour peaux normales/mixtes.

Rituel du matin

- Nettoyage
- Crème pour les yeux
- Sérum antioxydant
- Soin hydratant avec indice de protection et/ou crème solaire
- Maquillage

Rituel du soir

- Double nettoyage
- Crème pour les yeux
- Soin hydratant, si nécessaire

Ce type de peau peut également profiter des bienfaits d'un gommage ou d'un masque pour le visage une fois par semaine sans que cela entraîne de problèmes ou d'irritations.

Le type de peau

D'UNE PERSONNE PEUT ÉVOLUER AU FIL DU TEMPS. PAR CONSÉQUENT, LES SOINS SKINCARE DOIVENT SUIVRE CETTE ÉVOLUTION.

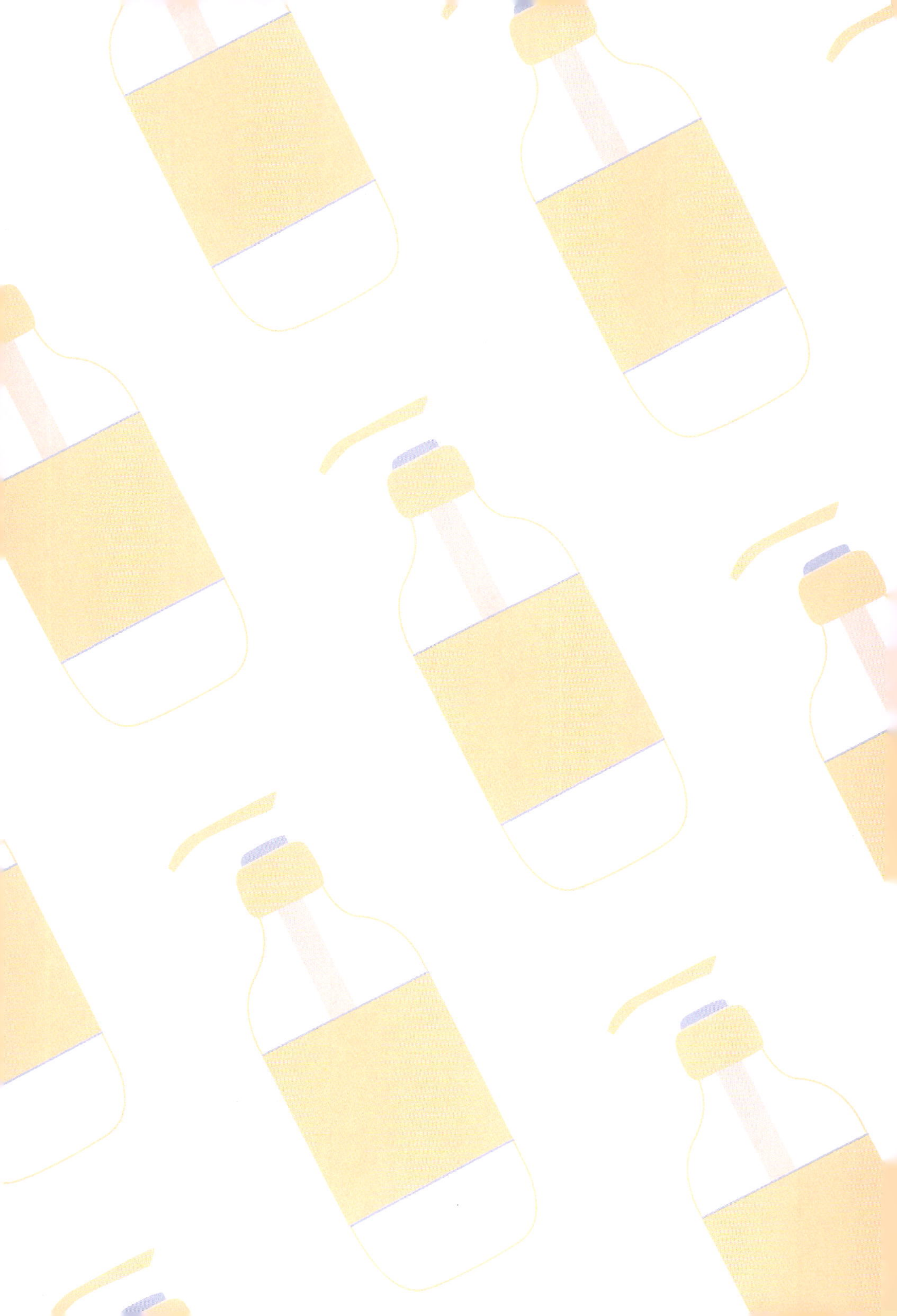

4

LES HORMONES

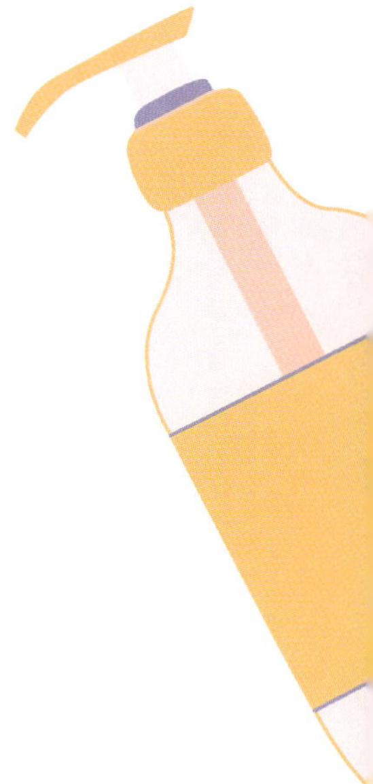

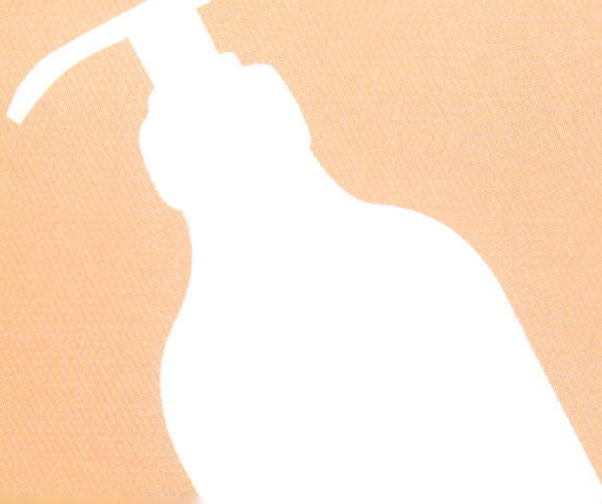

Les adolescents

SOUFFRANT D'ACNÉ DEVRAIENT RECEVOIR DE L'AIDE, CAR IL EST ADMIS QUE CELLE-CI MODIFIE LA PERCEPTION QU'ILS ONT DE LEUR CORPS, ENTRAÎNANT UN MANQUE DE CONFIANCE EN SOI.

> *Les problèmes de peau sont souvent dus aux changements hormonaux qui s'opèrent tout au long de la vie.*

Cela se vérifie particulièrement à certaines périodes, notamment à la **puberté**, pendant la **grossesse** et à la **ménopause**. Les effets des hormones sur la peau à ces stades de l'existence sont relativement prévisibles.

Les hormones sont des messagers chimiques qui agissent sur des tissus corporels ciblés. **Les changements cutanés sont souvent dus à une fluctuation des hormones sexuelles** : la testostérone, les œstrogènes et, dans une moindre mesure, la progestérone. Ces hormones sont produites par les ovaires, les testicules et les glandes surrénales. Les hormones mâles, en particulier la testostérone, sont parfois désignées sous le terme d'« androgènes ». Toutes les femmes produisent des androgènes en petites quantités.

LA PUBERTÉ

L'âge moyen de la puberté est de douze ans chez les garçons et de onze ans chez les filles. L'acné est de loin le problème cutané le plus fréquent pendant l'adolescence – nous y reviendrons plus en détail au chapitre 5. Pendant cette période de la vie, le taux d'androgènes augmente chez les filles et les garçons. Cette augmentation a des effets sur les **glandes sébacées**, qui grossissent et **produisent plus de sébum**. C'est notamment pour cette raison que l'acné se développe.

On estime que 85 % des adolescents souffrent plus ou moins d'acné à un moment ou un autre. Pendant l'adolescence, l'acné est plus fréquente chez les garçons que chez les filles.

Elle peut se développer sur n'importe quelle partie du corps où les glandes sébacées sont nombreuses ; le visage, le dos et la poitrine sont les zones les plus touchées.

Les adolescents souffrant d'acné devraient recevoir de l'aide, car il est admis que celle-ci modifie la perception qu'ils ont de leur corps, entraînant un **manque de confiance en soi**. La famille et les professionnels de santé peuvent négliger cet aspect. Il existe de bons médicaments disponibles en vente libre ou sur ordonnance pour traiter l'acné. Celle-ci ne devrait jamais être considérée comme un simple problème cosmétique. On dit souvent aux adolescents que « cela finira par passer », comme si l'acné était une étape de leur vie sans importance, voire un rite de passage.

Si l'acné est importante ou a une incidence sur le moral, il faut demander de l'aide et ne surtout pas l'ignorer.

Ayant moi-même souffert d'acné entre l'âge de douze et dix-sept ans avant de finalement suivre un traitement efficace, le fait d'entrer à l'université avec une peau impeccable a changé ma vie. J'aurais juste aimé recevoir de l'aide plus tôt et avoir mieux compris l'incidence que ma peau avait sur mon humeur.

Au-delà de l'acné, l'augmentation du taux d'androgènes peut entraîner d'autres problèmes cutanés : **augmentation de la transpiration** et de la **pilosité au niveau des aisselles** ; **développement des poils pubiens** ; **pigmentation plus foncée** et **augmentation du nombre de grains de beauté sur le corps**.

LA GROSSESSE

La grossesse a une incidence sur la peau en raison des **changements hormonaux** et des **modifications physiologiques** qui s'opèrent (augmentation du débit sanguin, par exemple). L'augmentation du débit sanguin peut provoquer un **érythème palmaire** (paume des mains rouge), une dilatation des vaisseaux sanguins (angiome stellaire et télangiectasie) ainsi que des varices. Les changements hormonaux favorisent l'acné, les vergetures, le mélasma, la perte de cheveux, les éruptions cutanées et les démangeaisons.

L'ACNÉ

> *L'acné est fréquente pendant la grossesse et affecte environ 50 % des femmes.*

Elle est due à l'augmentation du taux de progestérone, surtout pendant les trois premiers mois de grossesse. Les femmes ayant souffert d'acné pendant l'adolescence ont plus de chances d'être affectées, mais les choses s'améliorent au fil des mois.

L'acné peut être difficile à soigner, car **la plupart des traitements habituels sont déconseillés pendant la grossesse**. Il est toujours préférable d'essayer de maîtriser l'acné avant de tomber enceinte, même si cela est plus facile à dire qu'à faire. Les traitements en vente libre contenant de l'acide glycolique peuvent s'avérer utiles. Certains traitements locaux disponibles sur ordonnance comme l'acide azélaïque, et certains antibiotiques comme l'érythromycine, la céfalexine et l'azithromycine sont considérés comme sans danger et ne présentent aucun risque pour le fœtus. Pour les gros boutons isolés, l'injection intralésionnelle de corticostéroïdes peut être envisagée. La luminothérapie est également sans danger. Le chapitre 5 aborde ces traitements de manière plus détaillée.

Il est ainsi possible de traiter l'acné pendant la grossesse. Si celle-ci est problématique, il est conseillé de consulter un dermatologue, qui pourra prescrire des traitements sûrs et efficaces.

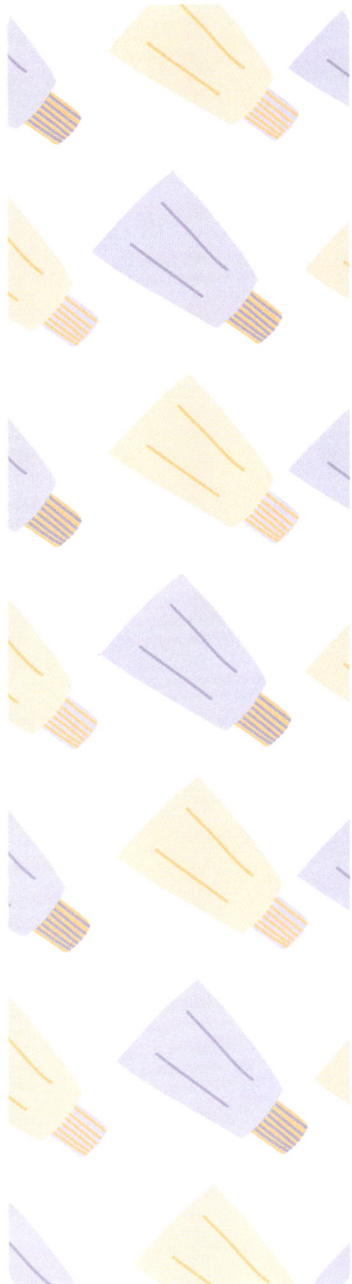

LES VERGETURES

Appréhendées par la plupart des femmes, les vergetures (*striae gravidarum*) sont un autre problème cutané fréquemment associé à la grossesse. Celles-ci touchent environ **80 % des femmes** de manière plus ou moins importante.

> *Les vergetures apparaissent généralement sur l'abdomen, les cuisses et la poitrine. Elles se développent après six mois de grossesse. Très peu de femmes (c'est-à-dire celles ayant de bons gènes !) en sortent totalement indemnes.*

Les vergetures ne sont pas uniquement consécutives à l'étirement de la peau. Elles sont également dues aux changements hormonaux associés à la grossesse. Les hormones de grossesse provoquent un assouplissement des ligaments pelviens en vue de faciliter l'accouchement. Toutefois, elles assouplissent également les fibres cutanées, qui s'étirent et rompent plus facilement. Ces deux facteurs entraînent l'apparition de vergetures.

Au début, les vergetures sont souvent de **couleur rose pâle**, mais elles peuvent devenir très rouges ou violacées. Au fil du temps, leur couleur s'estompe et **les vergetures prennent la forme de plis de couleur blanc argenté**. Les facteurs de risque fréquemment avancés sont le jeune âge de la future maman, l'hérédité et la prise de poids pendant la grossesse. Ces facteurs n'ont toutefois pas été systématiquement reproductibles lors des études scientifiques.

> *Certaines femmes peuvent dépenser de petites fortunes dans l'achat de soins pendant la grossesse, de nombreux produits prétendant empêcher le développement des vergetures.*

Malheureusement, les données scientifiques suggèrent que les traitements locaux n'empêchent pas leur apparition. C'est en effet la conclusion d'une étude importante menée en 2012. Depuis, peu de choses ont changé et nous manquons d'essais scientifiques d'envergure étayés par de solides données. On ignore également si le simple fait de masser la peau (pour faire pénétrer le produit) est plus utile que le produit lui-même.

> *Le meilleur conseil que je puisse vous donner, c'est de bien hydrater votre peau pendant la grossesse. Soyez vigilante ; ne pensez pas qu'une crème magique (et sans aucun doute onéreuse) empêchera la formation de vergetures.*

Une fois qu'elles sont apparues, celles-ci peuvent être difficiles à traiter. Elles peuvent entraîner beaucoup de désarroi et de **soucis d'ordre esthétique** qui ne doivent pas être pris à la légère. S'il y a peu de chances que les traitements les éliminent complètement, il existe néanmoins certains moyens d'améliorer leur aspect. Ceux-ci incluent notamment des crèmes à base de **rétinoïdes**, le ***microneedling***, les **traitements au laser** et les **dispositifs radiofréquence**. Le chapitre 7 (« Les traitements anti-âge ») aborde ces traitements plus en détail. Une consultation chez un dermatologue spécialisé dans les soins cosmétiques ayant accès à ces traitements vous permettra de choisir la meilleure option en fonction de votre type de peau et de la gravité des vergetures.

LE MÉLASMA

Parfois désigné sous le nom de **chloasma** ou de **masque de grossesse**, le mélasma est une **décoloration de la peau** qui peut se produire pour la première fois au moment de la grossesse.

> *Il touche souvent le front, les joues et la lèvre supérieure. Son apparition au niveau de cette dernière, en particulier, peut être une grande source d'anxiété.*

En effet, les femmes qui en souffrent ont l'**impression d'avoir une moustache** – c'est en tout cas ce que j'entends souvent lors de mes consultations. Certains changements hormonaux dont on ignore encore le mécanisme exact pourraient être à l'origine du mélasma, notamment une **fluctuation des taux d'œstrogènes et d'hormones mélanotropes**. Le mélasma qui se manifeste pendant la grossesse peut disparaître après l'accouchement, mais réapparaître lors de grossesses ultérieures.

Le chapitre 5 (« Les différents problèmes de peau ») aborde les traitements contre le mélasma de manière détaillée. Pendant la grossesse, l'application de **crème solaire** est indispensable, car la lumière du soleil peut favoriser le mélasma. La plupart des autres traitements préconisés sont à éviter jusqu'à la naissance de l'enfant.

LA PIGMENTATION DE LA PEAU

On pense que les hormones de grossesse, en particulier les hormones mélanotropes, jouent un rôle dans le **brunissement des aréoles et des mamelons**.

> *Une ligne noire, connue sous le nom de ligne de grossesse, peut également apparaître.*

Il s'agit d'une **ligne verticale de couleur foncée** qui apparaît au centre de l'abdomen (du nombril au pubis), généralement après le cinquième mois de grossesse. Elle disparaît progressivement après l'accouchement.

L'EFFLUVIUM TÉLOGÈNE

L'effluvium télogène est la **chute provisoire des cheveux**. Il s'agit d'une affection très fréquente qui touche presque 40 % des femmes après la grossesse, généralement au cours des trois premiers mois suivant l'accouchement. Ce problème est souvent porté à mon attention dans la clinique où je travaille, car **il existe un lien étroit entre les cheveux et la peau**. En tant que dermatologue, la pilosité fait donc partie de mon

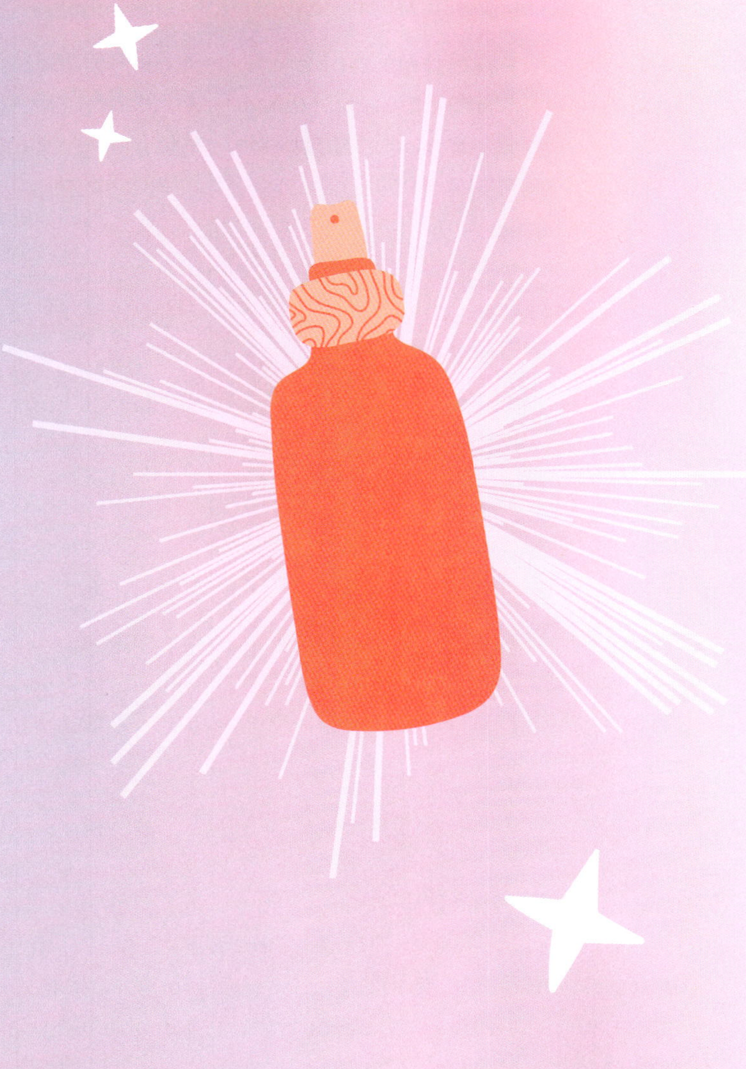

domaine de compétences. Étant donné que l'effluvium télogène touche un nombre important de femmes après la grossesse, celui-ci mérite qu'on lui accorde une attention particulière.

Pendant la grossesse, les concentrations plus élevées d'œstrogènes et de progestérone maintiennent les cheveux dans leur phase de croissance (un phénomène connu sous le nom d'« anagène »). De nombreuses femmes enceintes remarquent que leurs cheveux sont plus épais.

Après l'accouchement, les taux d'hormones redeviennent rapidement normaux. On pense que ce « choc » ferait passer les cheveux en phase de repos (dite « télogène »), entraînant leur chute. La bonne nouvelle, c'est que, comme la plupart des changements associés à la grossesse, il s'agit d'un **problème provisoire qui disparaît en six à douze mois**.

LES DÉMANGEAISONS

Les démangeaisons sans éruption cutanée sont extrêmement fréquentes pendant la grossesse. Elles sont dues à l'**augmentation du taux d'œstrogènes**. En outre, l'étirement de la peau peut également provoquer des démangeaisons, en particulier au cours des derniers mois de grossesse.

> *Les douches et bains froids permettent généralement de les soulager. Évitez les savons et produits nettoyants agressifs ; privilégiez des produits nettoyants doux et sans parfum. Hydratez bien votre peau et évitez d'avoir trop chaud.*

Il existe par ailleurs une affection peu fréquente connue sous le nom de **prurit cholestatique**. Cette affection, qui entraîne des démangeaisons difficiles à soulager, est associée à une augmentation du taux de sels biliaires et d'enzymes hépatocytaires. Si vos démangeaisons sont insupportables ou vous **empêchent de dormir**, n'hésitez pas à en parler à votre médecin traitant ou votre équipe prénatale afin qu'ils vous prescrivent une prise de sang pour savoir si vous souffrez de prurit cholestatique.

LES ÉRUPTIONS CUTANÉES PROPRES À LA GROSSESSE

A) PLAQUES ET PAPULES URTICARIENNES PRURIGINEUSES DE LA GROSSESSE

Cette affection au nom imprononçable est parfois désignée sous le terme plus simple (mais pas trop !) d'« éruption polymorphe de la grossesse ».

Les plaques et papules urticariennes prurigineuses de la grossesse apparaissent généralement au cours du **troisième trimestre** et guérissent en quelques semaines après l'accouchement.

Il s'agit d'une éruption cutanée qui prend la forme d'urticaire, de boutons rouges et de plaques qui se développent généralement sur l'abdomen, au niveau des vergetures.

Elles démangent énormément et apparaissent souvent lors de la première grossesse. Elles peuvent être associées à une **prise de poids rapide ou importante**, ou à une grossesse multiple comme une grossesse gémellaire.

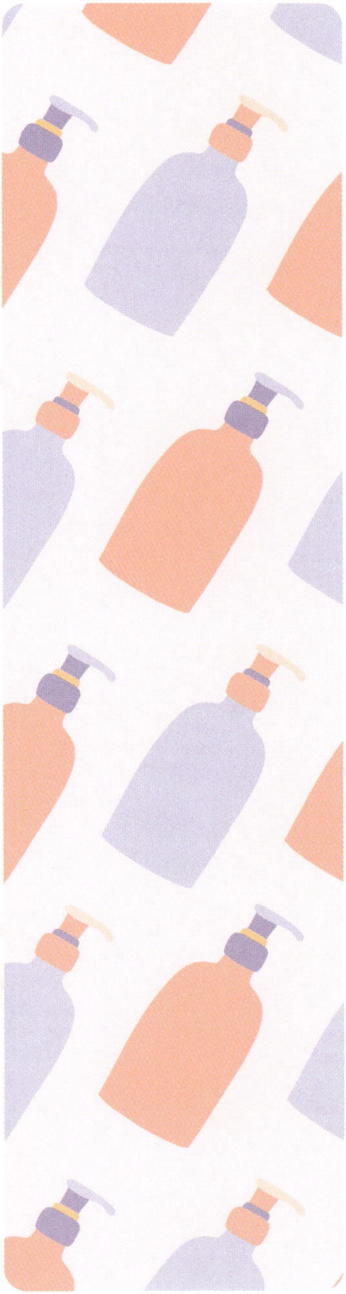

Nous ignorons les causes précises de cette affection, même si plusieurs hypothèses ont été avancées concernant son apparition.

> *Le traitement implique des soins émollients, des antihistaminiques et la prescription de crèmes ou de pommades stéroïdes pour réduire l'inflammation. Même si elle est désagréable, cette affection n'est pas dangereuse pour le fœtus.*

B) LA PEMPHIGOÏDE GESTATIONIS

Il s'agit d'une affection rare qui peut se développer pendant la grossesse et être aggravée par l'augmentation du taux d'œstrogènes. C'est une **maladie « auto-immune » fulgurante** ; le système immunitaire de la mère s'emballe et produit des anticorps qui attaquent sa peau. Elle se caractérise par l'**apparition soudaine d'éruptions cutanées entre le milieu et la fin de la grossesse** (entre la treizième et la quarantième semaine). Au début, elle prend la forme d'éruptions (urticaire, boutons rouges ou plaques) qui démangent, souvent autour du nombril, parfois au niveau du tronc et des membres. Au bout d'une ou deux semaines, des **ampoules** contenant un liquide clair peuvent se développer.

Si vous pensez souffrir de pemphigoïde gestationis, une consultation chez un dermatologue s'impose. Pour confirmer le diagnostic, celui-ci peut effectuer une **biopsie**. Il s'agit d'une procédure chirurgicale consistant à prélever un petit morceau de peau qui est ensuite envoyé au laboratoire pour analyse. Cette affection présente un **risque accru d'accouchement prématuré**. Il arrive parfois que le nouveau-né souffre d'éruptions cutanées qui guérissent au bout de six semaines environ.

La pemphigoïde gestationis se traite au moyen de crèmes stéroïdes, d'anti-inflammatoires stéroïdiens et d'antihistaminiques.

La plupart des femmes remarquent une amélioration des symptômes à la fin de la grossesse, mais beaucoup connaissent une reprise de l'éruption au moment de l'accouchement.

Le traitement de cette affection doit faire l'objet d'une bonne **communication** et d'une bonne **coordination** entre l'équipe obstétrique et les dermatologues.

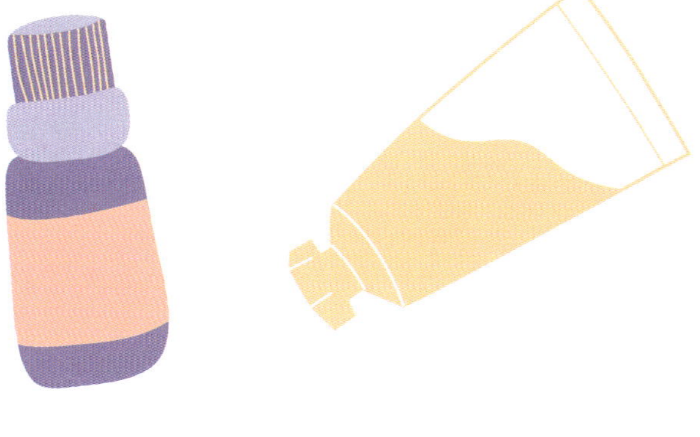

LA MÉNOPAUSE

Les problèmes cutanés sont un gros souci au moment de la ménopause. Les femmes vivent plus longtemps qu'auparavant ; au Royaume-Uni, l'espérance de vie des femmes avoisine actuellement les quatre-vingt-trois ans[3]. De manière assez intéressante, même si l'espérance de vie continue d'augmenter, l'âge moyen de la ménopause a relativement peu changé ces cent dernières années. Cela signifie qu'il y a beaucoup plus de femmes qui souffrent plus longtemps de problèmes cutanés associés à la ménopause.

> *Pour l'industrie de la beauté, il s'agit d'un marché colossal qui est voué à se développer au fur et à mesure de l'évolution des normes de vie et des innovations médicales.*

À l'approche de la ménopause (ou « périménopause »), les femmes commencent à remarquer des **changements au niveau de leur peau**. Ces changements surviennent à partir de quarante-cinq ans, quand le taux d'œstrogènes commence à baisser. Chez certaines femmes, cela peut entraîner l'apparition d'acné.

> Quand la concentration d'œstrogènes diminue, le taux d'androgènes devient proportionnellement prédominant, entraînant une activité des glandes sébacées. D'autres femmes, au contraire, commencent à remarquer une sécheresse cutanée et des plaques rouges.

3. NdT – En France, au 1er janvier 2021, l'espérance de vie à la naissance s'établissait à 85,2 ans pour les femmes.

Une fois l'âge de la ménopause atteint, le corps connaît un **déficit plus ou moins important en œstrogènes**. Le manque d'œstrogènes est la principale cause de problèmes cutanés après la ménopause. Les problèmes les plus fréquents sont les suivants.

SÉCHERESSE CUTANÉE

> *Le métabolisme cutané ralentit. La peau assure moins efficacement son rôle de barrière et perd beaucoup plus d'eau, devenant ainsi vulnérable aux éléments.*

À ceci s'ajoute une diminution de la production de sébum et de lipides. Lorsqu'ils sont combinés, ces facteurs favorisent la sécheresse cutanée. Par conséquent, l'application d'un **soin hydratant crémeux** s'avère indispensable.

RIDES

Après la ménopause, la peau s'affine en moyenne de 1,13 % par an en raison de la **diminution du taux de collagène**.

On pense que la peau perd jusqu'à 30 % de collagène au cours des cinq premières années suivant la ménopause.

Or, celui-ci est essentiel pour assurer le maintien de la peau. Les **hormones** et les **méfaits du soleil** favorisent l'apparition de rides et l'affaissement de la peau. Certains produits injectables, crèmes spécifiques et traitements au laser permettent de lutter contre les changements naturels associés à l'âge. Le chapitre 7 (« Les traitements anti-âge ») aborde ces traitements en détail.

Les démangeaisons

SANS ÉRUPTION CUTANÉE SONT EXTRÊMEMENT FRÉQUENTES PENDANT LA GROSSESSE. ELLES SONT DUES À L'AUGMENTATION DU TAUX D'ŒSTROGÈNES.

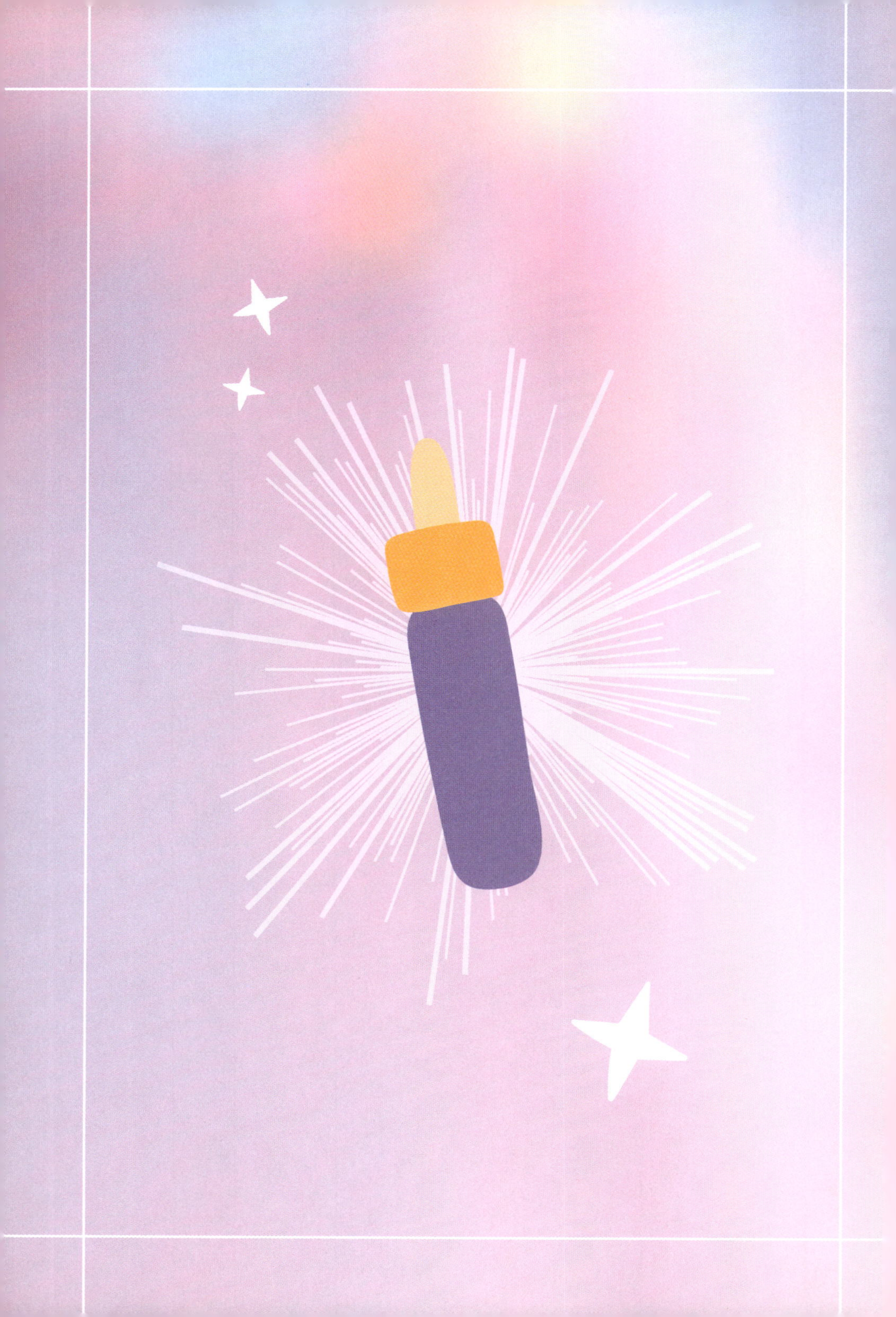

FRAGILITÉ DE LA PEAU

Au fur et à mesure que la peau s'affine avec l'âge, on remarque une **perte de lipides et de tissu conjonctif autour des vaisseaux sanguins**, qui deviennent plus vulnérables aux lésions. Les œstrogènes contribuent à la cicatrisation.

> *Comme le taux d'œstrogènes diminue après la ménopause, la peau met plus de temps à se remettre des traumatismes.*

ROUGEURS/PEAU SENSIBLE

Les **bouffées de chaleur** associées à la ménopause peuvent entraîner des rougeurs. Une affection cutanée connue sous le nom de **rosacée** peut également se développer pour la première fois, provoquant des rougeurs et une sensibilité de la peau.

PILOSITÉ AU NIVEAU DU VISAGE

Sur le visage, la pilosité commence souvent à apparaître au niveau du menton et de la lèvre supérieure.

> *Une fois de plus, cela est dû à une évolution des taux d'œstrogènes et d'androgènes dans la circulation sanguine.*

Les poils peuvent être enlevés à la pince à épiler ou à la cire, ou bien être éliminés par électrolyse ou traitement au laser s'ils sont de couleur foncée.

Les œstrogènes permettent à nos cheveux et notre peau de rester jeunes. L'**hormonothérapie substitutive (HTS)** contribue à préserver l'élasticité, l'hydratation et l'épaisseur de la peau. Toutefois, ce traitement n'est pas adapté à (ou souhaité par) toutes les femmes ; cette décision doit être prise après en avoir discuté avec votre médecin traitant.

Les phytoestrogènes sont devenus **de plus en plus populaires** ces dernières années. La structure chimique de ces molécules est semblable à celle des œstrogènes.

> Les phytoestrogènes agissent sur le corps en se liant aux récepteurs des œstrogènes dans les cellules. On les trouve dans certains compléments alimentaires ou dans des aliments comme le soja, les patates douces, le tofu et les graines de lin.

Certaines femmes considèrent les phytoestrogènes comme une **alternative plus naturelle à l'hormonothérapie substitutive**. Toutefois, nous manquons encore de données cliniques solides indiquant s'ils entraînent une augmentation significative de la production de collagène. Il en va de même pour leur innocuité à long terme. La plupart des données dont nous disposons actuellement se limitent à des recherches menées en laboratoire ou sur des animaux.

> *Il est important de bien prendre soin de sa peau après la ménopause. L'application d'un soin de nuit à base de rétinoïdes stimule la production de collagène. Les sérums antioxydants limitent les lésions potentielles sur une peau déjà fragilisée.*

De nombreuses femmes doivent hydrater leur peau quotidiennement au moyen de **crèmes riches** pour soulager la sécheresse cutanée qui apparaît souvent à cette période de leur vie. Le chapitre 7 (« Les traitements anti-âge ») aborde les traitements contre le vieillissement cutané de manière plus détaillée.

CONSEILS PRATIQUES POUR PRENDRE SOIN DE SA PEAU APRÈS LA MÉNOPAUSE

- *Choisissez des produits nettoyants crémeux* pour peaux sèches plutôt que des soins nettoyants moussants.
- *Privilégiez les crèmes riches aux gels* pour hydrater votre peau matin et soir.
- *Utilisez quotidiennement une crème solaire* à large spectre avec un indice de protection compris entre 15 et 30.
- *Faites régulièrement de l'exercice physique* pour stimuler la circulation sanguine.
- *Exfoliez régulièrement votre peau* pour garder un teint lumineux et atténuer les taches brunes.

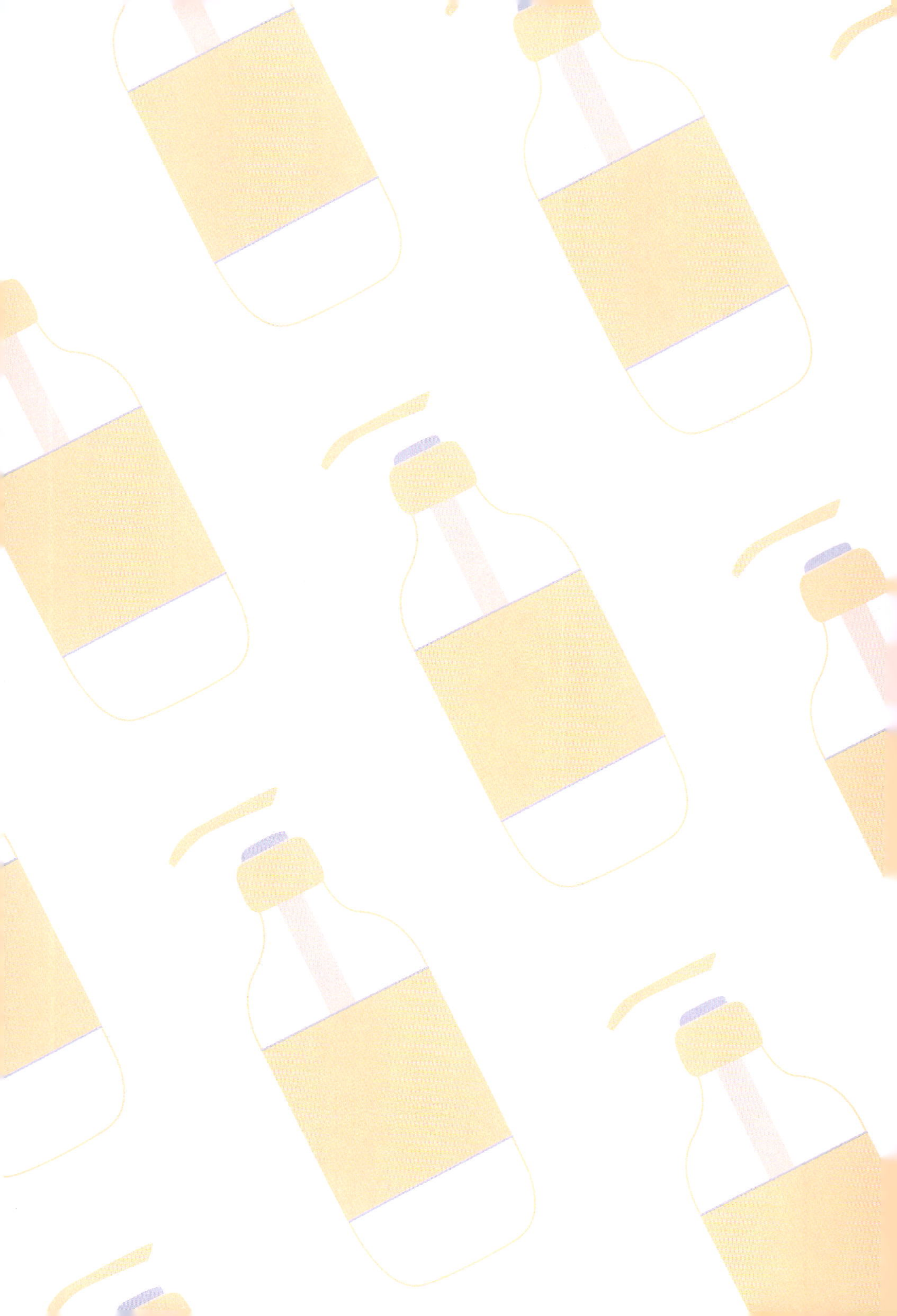

5

LES DIFFÉRENTS PROBLÈMES DE PEAU

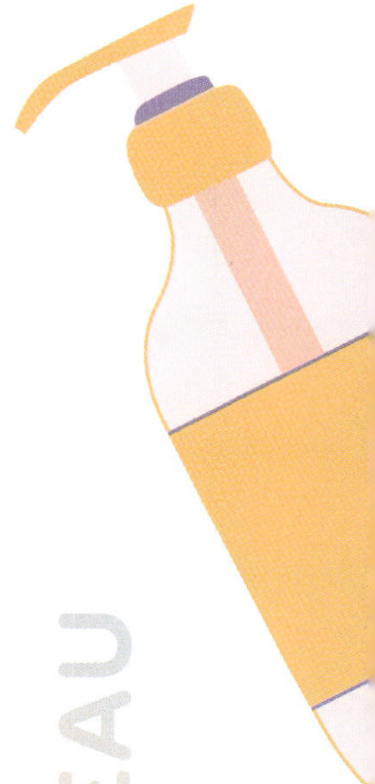

En tant qu'adulte

SOUFFRANT D'ACNÉ, MES BOUTONS M'ÉVOQUENT TOUJOURS DE LA HONTE, DE LA GÊNE ET LE SENTIMENT DE NE PAS ÊTRE À MA PLACE.

ACNÉ

L'acné est un sujet qui me tient à cœur et la raison pour laquelle j'ai choisi de devenir **dermatologue**.

> *Une acné récalcitrante et tenace a gâché ma vie pendant plus de vingt ans, et je ne sais que trop bien les problèmes que celle-ci peut entraîner.*

Les sorties annulées, l'utilisation excessive de maquillage, l'anxiété que provoquent les situations où quelqu'un voit votre visage au naturel... Je me sentais laide et j'avais honte. Même quand les **imperfections** disparaissent, vous continuez à craindre que l'acné revienne un jour. Chez moi, c'était souvent le cas.

Quand j'étais adolescente, mes problèmes de peau étaient une **source de souffrance**. J'avais environ douze ans quand j'ai commencé à avoir de l'acné. Malheureusement, cette période a coïncidé avec le décès prématuré de mon père, ce qui a entraîné des bouleversements au niveau de ma vie personnelle. En l'espace de quelques semaines, j'ai soudainement été confrontée au **deuil**, à une **nouvelle école** et à de **nouveaux camarades de classe** dans un endroit qui ne m'était pas familier, le tout en souffrant d'une horrible acné. J'étais terriblement **timide** et cette période fut difficile pour moi. Je ne voulais pas que les gens me regardent.

> *Tout ce que je voyais dans le miroir, c'était mes boutons. Mes yeux ne parvenaient pas à voir la peau saine entre deux imperfections.*

Mes boutons me dégoûtaient et j'étais persuadée que tous ceux qui posaient les yeux sur moi ressentaient également du dégoût. Sans surprise, je n'ai pas réussi à me faire des amis.

En tant qu'adulte souffrant d'acné, mes boutons m'évoquent toujours de la **honte**, de la **gêne** et le **sentiment de ne pas être à ma place**. Ils sont également une **source de frustration** : tout cela devrait être derrière moi à présent ! Quand je participe à des réunions, je me demande si les gens me prennent au sérieux quand, au fond de moi, j'ai l'impression d'être une adolescente boutonneuse.

> Quand ma peau est affreuse, j'annule mes rendez-vous par crainte d'être dévisagée ou, pire, jugée. Je sais que je ne suis pas la seule personne à ressentir cela.

Les patients que je reçois tous les jours à la clinique éprouvent la même chose. L'acné peut avoir des conséquences importantes sur l'estime de soi et l'assurance.

> *La bonne nouvelle, c'est qu'il existe plusieurs traitements. Personne n'est obligé de souffrir à cause de l'acné.*

Toutefois, il est important de consulter un professionnel de santé dès qu'elle se manifeste pour éviter les **cicatrices physiques et psychologiques**, qui peuvent être beaucoup plus difficiles à gérer que l'acné elle-même.

QU'EST-CE QUE L'ACNÉ ?

Les mots « acné » et « boutons » désignent la même chose. L'acné est simplement le terme médical qu'utilisent les médecins. L'acné est de plus en plus considérée comme une **maladie chronique**.

> *Autrement dit, même s'il est possible de la maîtriser, il n'y a pas de remède à long terme : le traitement peut être efficace, mais l'acné peut revenir.*

Le fait d'**accepter cette réalité** et d'avoir conscience que l'acné peut toujours réapparaître est la première étape vers l'acceptation de la maladie.

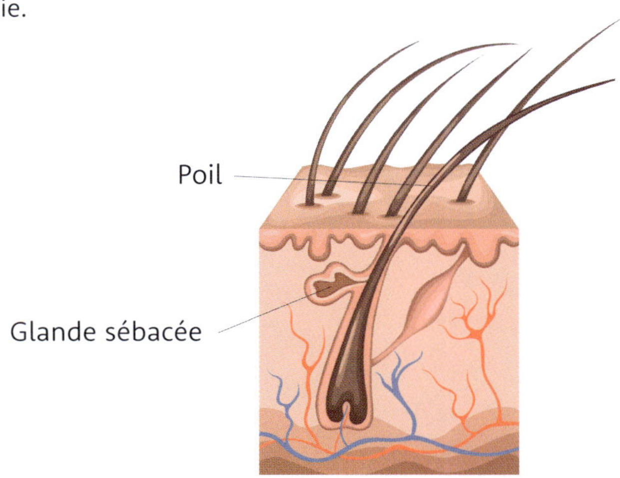

L'acné est une maladie du système pilosébacé de la peau qui comprend le **follicule pileux**, la **tige pilaire** et la **glande sébacée**. Son obstruction et son inflammation peuvent provoquer de l'acné. Les glandes sébacées sont présentes en plus grande quantité sur le visage, le dos et la poitrine. C'est donc sur ces parties du corps que l'acné se développe le plus souvent.

À QUOI RESSEMBLE L'ACNÉ ?

L'acné peut se manifester de différentes façons. Elle n'est **pas nécessairement inflammatoire** et peut apparaître sous la forme de points noirs (**comédons ouverts**) et de points blancs (**comédons fermés**). Ceux-ci prennent la forme de petites boursouflures sous la surface de la peau et sont dus à une obstruction des pores. Au fil du temps, une réaction inflammatoire peut se développer, et de petites lésions rouges (**papules**) ou boutons remplis de pus peuvent apparaître.

> *Dans les formes d'acné les plus sévères, des boutons rouges, profonds et sensibles connus sous le nom de « nodules » ou de « kystes » peuvent se développer.*

Cette forme d'acné – parfois désignée sous le terme d'**acné kystique** – peut entraîner des cicatrices et nécessite un traitement plus agressif. Dans la pratique, il arrive souvent qu'une personne développe plusieurs types d'acné (c'est-à-dire une combinaison de comédons et de boutons inflammatoires).

QUELLES SONT LES PERSONNES CONCERNÉES ?

L'acné est l'un des problèmes cutanés les plus fréquents et presque tout le monde est plus ou moins concerné au cours de sa vie.

> Au Royaume-Uni, l'acné fait l'objet de plus de 3,5 millions de consultations chez le généraliste chaque année. Elle touche 80 % de la population entre l'âge de onze et trente ans.

Pendant l'adolescence, l'acné est **plus fréquente chez les garçons que chez les filles** ; cette situation s'inverse à l'âge adulte. L'acné peut également apparaître pour la première fois après l'âge de vingt-cinq ans ; d'après les estimations, ce cas de figure concernerait **20 % des femmes et 8 % des hommes**.

Par conséquent, si le fait de souffrir d'acné peut entraîner un sentiment d'isolement, sachez que presque tout le monde en est atteint à un moment ou un autre. Vous n'êtes pas la seule personne à mener ce combat ! N'hésitez donc pas à consulter un médecin pour obtenir un **traitement** si cela s'avère nécessaire.

À QUOI L'ACNÉ EST-ELLE DUE ?

L'acné est due à l'interaction complexe de plusieurs facteurs.

A) LA PUBERTÉ

À l'âge de la puberté, notre corps commence à produire des hormones mâles connues sous le nom d'**androgènes** (en particulier de la testostérone). Les femmes produisent également des androgènes, même si c'est en plus petite quantité que les hommes.

> *Ces androgènes agissent sur les glandes sébacées, qui sécrètent alors plus de sébum.*

Dans le même temps, les cellules qui entourent le follicule pileux deviennent **« collantes »** et commencent à s'agglutiner.

> Ce phénomène est connu sous le nom d'« hyperkératinisation folliculaire ». Les pores finissent par être obstrués par un excès de sébum et un amas de cellules cutanées.

Ces zones peuvent alors être infestées par une bactérie naturellement présente sur la peau, appelée *Propionibacterium acnes* (*P. acnes*), ce qui stimule l'inflammation et aggrave les boutons.

B) LA GÉNÉTIQUE

On pense que la génétique joue un rôle important dans le développement de l'acné, notamment parce que **la taille et l'activité des glandes sébacées sont héréditaires**. De nombreuses personnes qui souffrent d'acné ont souvent des parents qui en ont souffert à un moment ou un autre (même si ce n'est pas toujours le cas ; il semblerait que je sois la seule personne malchanceuse de ma famille à avoir des boutons !). Quoi qu'il en soit, n'ayez pas peur des facteurs que vous ne pouvez pas contrôler ; il existe toujours un traitement efficace.

C) AUTRES CAUSES

Les autres causes moins fréquentes d'acné sont notamment les suivantes :

- les produits cosmétiques ;
- les produits de coiffage comme les cires et les gels contenant de la lanoline, de la cire d'abeille et de la vaseline ;
- certains médicaments (corticostéroïdes, lithium, iodures…) ;
- certaines maladies entraînant des fluctuations hormonales (le syndrome des ovaires polykystiques, où le taux d'androgènes est supérieur à la moyenne, par exemple) ;
- une occlusion due au port de bandeaux, d'épaulettes et de sacs à dos.

LE *FACE MAPPING* EST-IL EFFICACE POUR TRAITER L'ACNÉ ?

Le *face mapping*[4] est une pratique ancestrale issue de la **médecine traditionnelle chinoise**. Selon ses adeptes, l'emplacement des boutons d'acné fournirait des indications sur leur cause. Par exemple, la présence de boutons sur le front serait le résultat d'un régime riche en aliments transformés.

> *J'insiste sur le fait que le face mapping n'est étayé par aucune preuve scientifique.*

4. NdT – Littéralement « cartographie du visage ».

Je vous recommande vivement d'éviter les praticiens qui vous conseillent ce type de traitement. Ceux-ci ne font que profiter des **personnes vulnérables** qui souffrent déjà de problèmes de peau. Personne n'a envie de se faire avoir par ces praticiens qui promettent la lune et vous dépouillent de votre argent, mais ne fournissent aucun résultat.

> Si vous souhaitez atténuer votre acné, demandez conseil auprès d'un professionnel de santé certifié qui vous prescrira un traitement. Les recommandations figurant dans ce chapitre devraient vous permettre de trouver l'aide dont vous avez besoin.

L'ACNÉ PRÉSENTE SUR CERTAINES PARTIES DU VISAGE EST-ELLE DUE À UNE CAUSE SOUS-JACENTE ?

Oui, cela est possible. Les paragraphes suivants vous fourniront plus d'explications.

A) ACNÉ AU NIVEAU DU FRONT

Certains produits coiffants comme les **huiles** et les **cires** peuvent provoquer de l'acné au niveau du front, en particulier des points noirs et des points blancs. Ces produits **obstruent les pores**, entraînant un phénomène parfois appelé **« acné à la brillantine »**.

De l'acné peut également se développer sur le front si vous portez une **frange**. Les cheveux frottent contre la peau du front, ce qui entraîne une irritation et favorise les poussées de boutons *(acne mechanica)*. Il en va

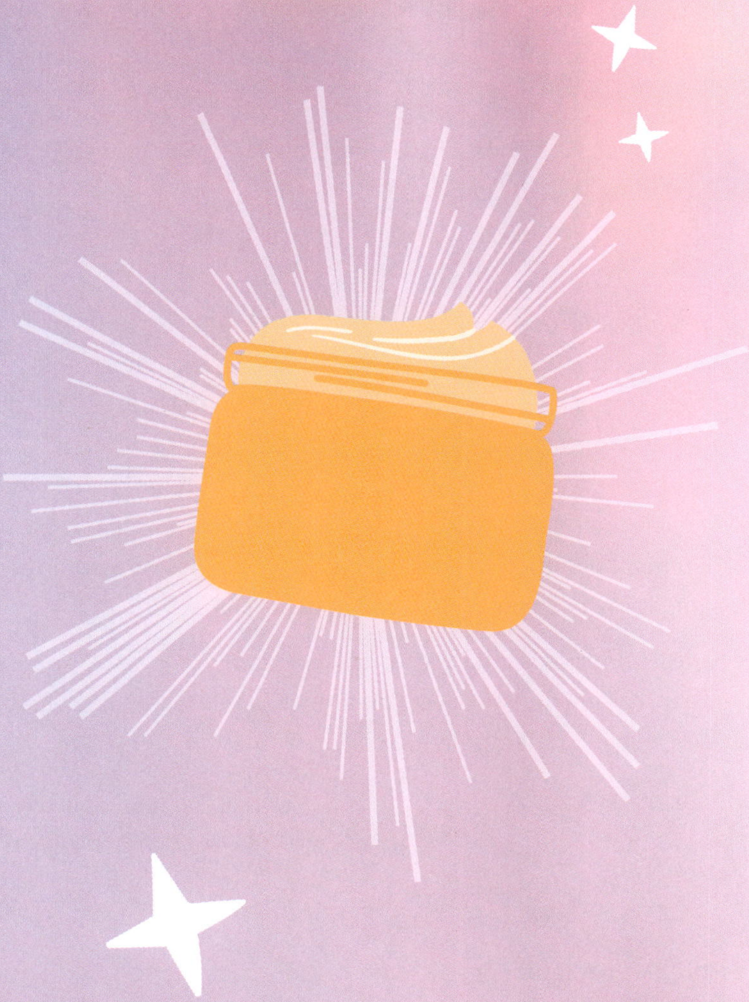

de même si vous portez régulièrement un chapeau, une casquette ou un casque. Le problème peut s'aggraver si vous avez les **cheveux gras**. La meilleure façon de résoudre le problème est de ne pas porter de frange. Si vous tenez absolument à en porter une, la meilleure chose à faire consiste à éviter autant que possible qu'elle soit en contact avec la peau de votre front.

> *Vous pouvez par exemple porter un bandeau lorsque vous faites du sport ou un bonnet de douche quand vous appliquez un masque hydratant sur vos cheveux.*

B) ACNÉ AU NIVEAU DU MENTON ET AU BAS DES JOUES

L'acné peut être due à l'utilisation d'un **smartphone**, en particulier quand elle est plus importante d'un côté du visage que de l'autre. La surface des écrans tactiles est remplie de bactéries. Le fait de placer votre téléphone contre votre joue crée une **pression qui peut activer les glandes sébacées**. Lorsqu'elle est associée aux bactéries et à la chaleur produite par le téléphone, cette pression peut entraîner le développement d'acné. Prenez l'habitude de nettoyer régulièrement votre smartphone. Utilisez un kit mains libres lorsque cela est possible.

Chez les hommes, le rasage et les **poils incarnés** sont une cause fréquente d'acné ou de **folliculite** (inflammation des follicules pileux) au niveau des joues, du menton et du cou.

POURQUOI AI-JE TOUJOURS DE L'ACNÉ ALORS QUE J'AI TRENTE, QUARANTE ANS ?

Ces dix dernières années, le nombre de consultations de femmes **adultes de plus de vingt-cinq ans** chez le dermatologue a augmenté. On ne sait pas vraiment pourquoi.

L'acné dont souffrent les femmes adultes peut être répartie en deux sous-catégories distinctes en fonction du type de manifestation : **« persistante » et « tardive »**.

> L'acné persistante est une forme d'acné qui se développe pendant l'adolescence et ne disparaît pas spontanément à l'âge de trente ans. Les patientes qui en souffrent ont des boutons en permanence ou par intermittence.

Elles représentent environ **80 %** des cas d'acné chez les femmes adultes et constituent un groupe de femmes qui n'ont simplement pas « passé l'âge » d'avoir des problèmes cutanés.

> Au contraire, l'acné tardive se manifeste généralement pour la première fois après l'âge de vingt-cinq ans environ. Avant cela, il n'existe aucun antécédent de problèmes cutanés.

On pense que le développement de ces deux types d'acné est dû aux **hormones androgènes**, qui provoquent une stimulation excessive des glandes sébacées.

Les stratégies de traitement sont globalement les mêmes quel que soit l'âge auquel l'acné se manifeste, même si les traitements hormonaux varient selon le sexe des patients. Lisez la suite de ce chapitre car j'y prodigue des conseils sur la meilleure façon de gérer l'acné, quel que soit votre âge !

SI L'ACNÉ EST DUE À UN DÉSÉQUILIBRE HORMONAL, DOIS-JE FAIRE CONTRÔLER MON TAUX D'HORMONES ?

Dans la plupart des cas, la réponse à cette question est « non ».

La grande majorité des femmes adultes souffrant d'acné ont un taux d'androgènes normal à la prise de sang. Cela s'expliquerait par le fait que les taux sont plus élevés localement au niveau de la peau que dans la circulation sanguine. Cette hypothèse est étayée par des données scientifiques qui montrent des **taux élevés d'androgènes autour des glandes sébacées**. À l'heure actuelle, il n'existe aucun test disponible dans le commerce permettant de mesurer les taux d'hormones au niveau des glandes sébacées. Une prise de sang fournira peu d'informations supplémentaires, dans la mesure où celle-ci a de fortes chances d'être normale.

UNE PRISE DE SANG EST-ELLE UTILE DANS CERTAINS CAS LORSQUE L'ON SOUFFRE D'ACNÉ ?

Oui. L'acné peut parfois se manifester dans le cadre d'une autre maladie. Dans ce cas, une prise de sang peut s'avérer utile, notamment lorsque l'on suspecte un **syndrome des ovaires polykystiques**.

Ce syndrome fréquent affecte le fonctionnement des ovaires. Il se caractérise par des règles irrégulières, un taux d'androgènes excessif dans la circulation sanguine et des ovaires contenant plusieurs sacs ou « kystes » remplis de liquide.

Un taux trop élevé d'androgènes entraîne souvent de l'**acné**, une **peau grasse** et une **augmentation de la pilosité** au niveau du corps, mais une perte ou un affinement des cheveux. Cette maladie est associée à d'autres symptômes tels qu'une prise de poids et des difficultés à procréer. Toutes les femmes ne présentent pas tous ces symptômes, certaines pouvant uniquement souffrir d'acné tenace. Ce syndrome est plus fréquent dans certains groupes ethniques, par exemple chez les femmes asiatiques.

Lors de mes consultations, si je suspecte un cas de syndrome des ovaires polykystiques après avoir examiné ou discuté avec une patiente, je prescris une **prise de sang pour évaluer le taux d'hormones**, ainsi qu'une échographie pour contrôler les ovaires.

> *Si vous pensez souffrir de cette maladie, n'hésitez pas à en parler à votre médecin traitant, qui pourra également vous prescrire ces examens.*

POURQUOI MON ACNÉ S'AGGRAVE-T-ELLE PENDANT MES RÈGLES ?

Il s'agit d'un problème fréquent chez les femmes, que beaucoup ont simplement fini par accepter comme faisant partie intégrante de leur vie à ce stade de leur cycle. Environ deux tiers des femmes sujettes à l'acné remarquent une **aggravation** quelques jours avant le début de leurs règles.

Même si des hormones femelles circulent dans le sang des femmes tout au long de leur cycle menstruel (les **œstrogènes** prédominant la première moitié du mois et la **progestérone** la seconde moitié), de la testostérone est également présente en permanence (même si celle-ci se trouve en plus petite quantité). Les taux d'hormones femelles sont au plus bas peu avant l'apparition des règles. Toutefois, le taux de testostérone reste relativement constant et est donc proportionnellement plus élevé à ce stade du cycle menstruel.

> *On sait que ces proportions plus élevées de testostérone modifient l'aspect de la peau et entraînent l'apparition d'acné. Malheureusement, nous, les femmes, sommes à la merci de notre cycle hormonal et ne pouvons pas y faire grand-chose, même si des traitements contre l'acné existent.*

J'AI ENTENDU DIRE QUE L'ACNÉ DU BAS DU VISAGE ÉTAIT D'ORIGINE HORMONALE. EST-CE VRAI ?

L'acné dans son ensemble est essentiellement d'origine hormonale. Toutefois, chez les femmes adultes, on remarque souvent – pour la petite histoire – qu'elle est plus fréquente sur la **partie inférieure du visage, au niveau du cou et du menton**. Je l'ai personnellement remarqué à

EN RÉALITÉ, L'ACNÉ EST DAVANTAGE UNE MALADIE QUE L'ON DOIT MAÎTRISER QU'UNE MALADIE QUE L'ON PEUT SOIGNER DE *manière définitive.*

plusieurs reprises dans les cliniques où j'ai travaillé. Toutefois, les preuves scientifiques sont peu concluantes à ce sujet, les causes précises de cette répartition n'ayant pas encore été déterminées.

Dans le même ordre d'idées, certaines observations suggèrent que le type d'acné varie également selon l'âge des femmes, les adultes souffrant généralement de boutons sensibles et enflammés (acné kystique).

Elles semblent également avoir moins de **points noirs** et de **points blancs** que les adolescentes. Toutefois, ici aussi, toutes les études scientifiques n'ont pas confirmé ces observations.

MON ACNÉ VA-T-ELLE FINIR PAR DISPARAÎTRE ?

Mieux vaut probablement considérer l'acné comme un problème chronique.

> *Certaines personnes finissent par se débarrasser de leurs problèmes de peau. Chez d'autres toutefois, l'acné peut réapparaître au fil des ans et entraîner beaucoup de désarroi.*

Chez les femmes adultes souffrant d'acné ou d'un syndrome des ovaires polykystiques, le **risque d'échec thérapeutique** et les taux de rechute peuvent être plus élevés et la maladie plus récalcitrante, et ce, malgré le recours aux thérapies standards.

D'après mon expérience personnelle, moi qui ai souffert d'acné pendant plus de vingt-cinq ans, je pense que la détresse que celle-ci provoque est en grande partie due à la **croyance selon laquelle l'acné devrait disparaître au-delà d'un certain âge**. Il peut être incroyablement frustrant de voir les boutons réapparaître après un traitement que vous pensiez être efficace.

En réalité, l'acné est davantage une maladie que l'on doit maîtriser qu'une maladie que l'on peut soigner de manière définitive.

L'acné est beaucoup plus facile à accepter quand nous avons conscience que notre véritable objectif devrait être de minimiser ses conséquences pour pouvoir continuer à vivre. Si elle revient, ne vous inquiétez pas ; des traitements existent et elle ne doit pas vous empêcher de vivre.

EXISTE-T-IL UN LIEN ENTRE L'ACNÉ ET L'ALIMENTATION ?

L'histoire qui associe acné et alimentation est aussi intéressante qu'elle porte à controverse. Avant les années 1960, les conseils alimentaires prodigués aux personnes souffrant d'acné faisaient partie intégrante du traitement, et les dermatologues recommandaient d'**éviter de consommer des aliments sucrés, des boissons gazeuses, du chocolat et des lipides**.

Cette histoire a pris un tournant à la fin des années 1960 et au début des années 1970, après que deux études scientifiques cruciales ont indiqué qu'il n'existait **aucun lien** entre l'acné et l'alimentation.

Les dermatologues ont mis le régime alimentaire de côté jusqu'au début du XXIe siècle, époque à laquelle une nouvelle étude et une analyse critique approfondie des anciennes données ont été réalisées.

Même si le nombre total d'études menées au cours des quarante dernières années est relativement faible, de plus en plus de spécialistes soutiennent l'idée selon laquelle **certains types d'aliments aggraveraient l'acné**. Les dernières données suggèrent qu'il existe une corrélation entre les aliments à fort indice glycémique et le développement de l'acné. Quelques rares éléments montrent que **certains produits laitiers** (en particulier le lait écrémé) joueraient un rôle dans sa manifestation.

A) LES ALIMENTS À FORT INDICE GLYCÉMIQUE

Les aliments à fort indice glycémique (sucre, friandises, pizzas, sodas, fast-food, pain blanc...) sont rapidement absorbés par l'organisme, entraînant des **pics de glycémie** ou de glucose. Ces pics favorisent la libération d'insuline et d'IGF-1 (facteur de croissance insulinomimétique de type 1).

> *Ces deux hormones augmentent la production de sébum et agissent sur le corps pour qu'il produise plus d'androgènes. Ces facteurs favorisent le développement de l'acné.*

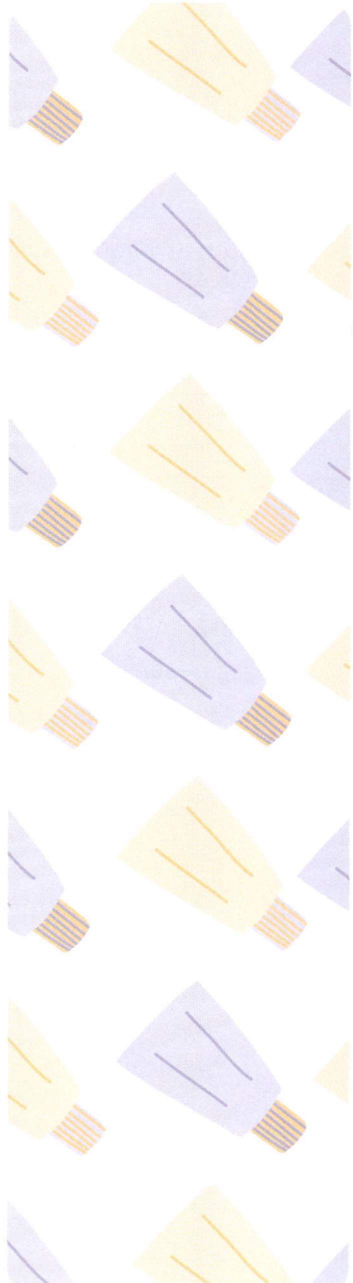

Par conséquent, si vous voulez une peau sans imperfections (j'imagine que c'est le cas si vous lisez ceci !), envisagez de limiter votre consommation d'aliments à fort indice glycémique.

B) LES PRODUITS LAITIERS

Il est beaucoup moins certain que les produits laitiers soient une cause ou un facteur aggravant de l'acné. **Plusieurs hypothèses** ont été avancées concernant la façon dont ils aggraveraient cette affection cutanée.

> Il est possible que le mécanisme d'action de ces produits soit similaire à celui des régimes riches en glucides, qui favorisent la production d'insuline et d'IGF-1.

D'aucuns suggèrent également que les vaches laitières produisent naturellement du lait contenant des **hormones de croissance** ou sont traitées avec ce type d'hormones. Cela entraînerait une **augmentation du taux d'androgènes** et, par conséquent, une plus grande production de sébum par les glandes sébacées.

> *Selon moi, toutes les personnes souffrant d'acné n'ont pas besoin d'éliminer les produits laitiers de leur alimentation (pour ma part, je ne l'ai pas fait !). Toutefois, si vous faites partie du petit groupe de personnes ayant remarqué un lien entre la consommation de produits laitiers et la poussée de boutons, il peut être avisé de supprimer ces produits de votre alimentation.*

Cela est plus facile à faire qu'il n'y paraît compte tenu du nombre important d'alternatives au lait de vache disponibles dans les boutiques et supermarchés.

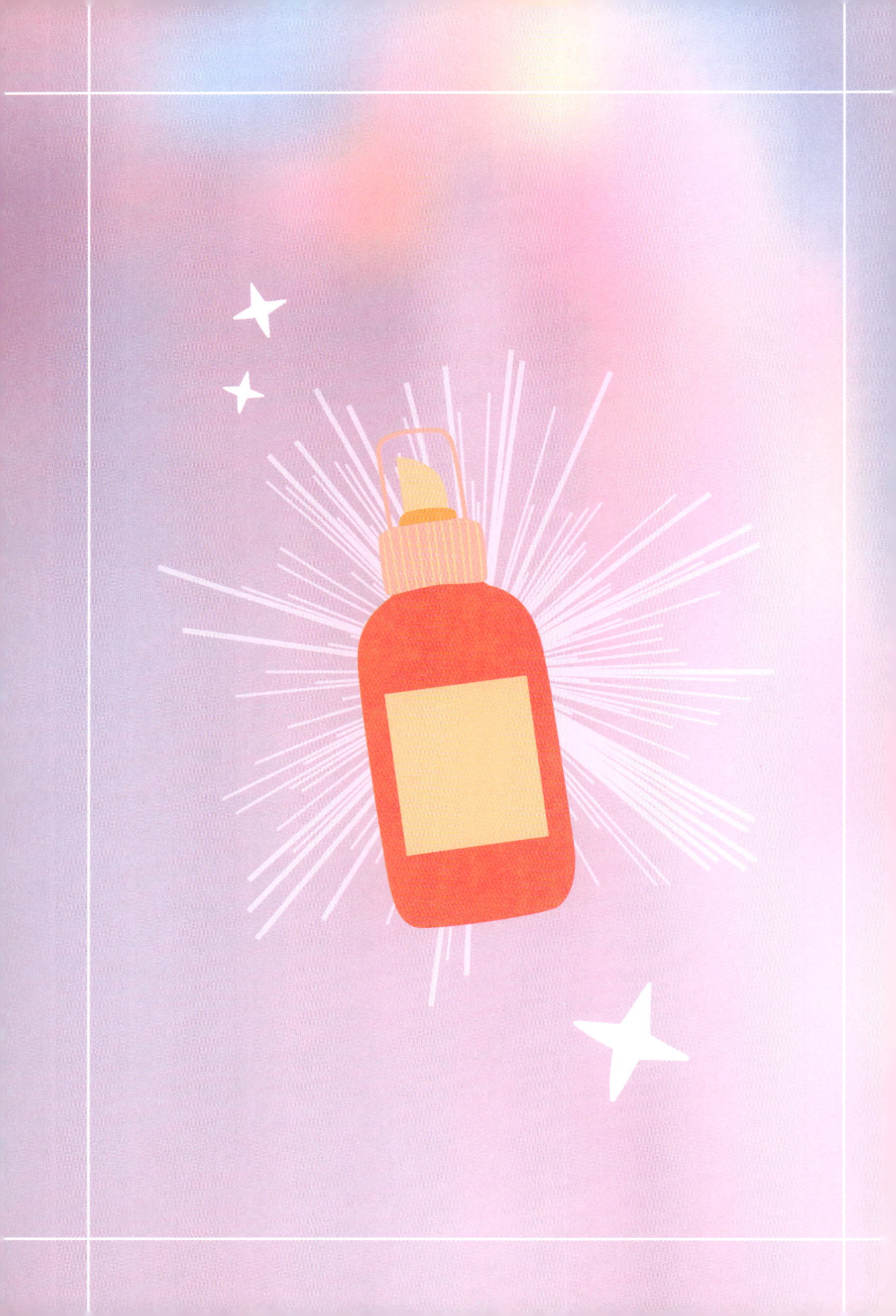

Le régime alimentaire occidental a souvent été envisagé comme une cause potentielle d'acné.

> *On a observé que les Inuits du Canada et les Zoulous ne souffraient pas d'acné.*

Toutefois, la prévalence de l'acné a augmenté dans le premier groupe dès lors que celui-ci s'est mis à consommer des **aliments transformés**, du bœuf et des produits laitiers. Chez les Zoulous, l'apparition d'acné a été attribuée à la **migration des zones rurales vers les villes**. Au contraire, les populations natives de Papouasie-Nouvelle-Guinée et du Paraguay qui suivent un régime « paléo » (ou « paléolithique ») ne sont pas atteintes d'acné.

Le régime « antiacné » idéal – pour peu qu'il existe – serait faible en sucres et en sucres raffinés. Les poissons riches en acides gras oméga-3, les légumes et les fruits à faible indice glycémique (bananes, myrtilles, brocolis, champignons…) seraient utiles.

Si vous pensez que votre acné est due à votre alimentation, envisagez de **consigner minutieusement dans un journal** tout ce que vous mangez chaque jour pendant au moins douze semaines.

Les éléments dont nous disposons à l'heure actuelle suggèrent que, chez certains groupes d'individus, le régime alimentaire joue un rôle dans l'apparition de l'acné. Les données scientifiques restent toutefois **peu nombreuses** et la qualité des essais cliniques doit encore être améliorée. De nos jours, la plupart des dermatologues recommandent de ne pas traiter l'acné en agissant sur le seul **facteur alimentaire**. Toutefois, chez certaines personnes, la modification de l'alimentation peut venir compléter les traitements classiques éprouvés.

EXISTE-T-IL DES COMPLÉMENTS ALIMENTAIRES POUR TRAITER L'ACNÉ ?

À l'époque actuelle, il n'est pas rare que les gens utilisent des compléments alimentaires pour soigner leur peau. Il existe par ailleurs des données issues d'études de faible envergure concernant des **thérapies plus « naturelles »**.

> *Je n'ai pas pour habitude de prodiguer des conseils qui ne sont pas étayés par la science et je pense qu'il existe de meilleurs traitements que les compléments alimentaires.*

Toutefois, les produits suivants, administrés par voie orale et disponibles dans les **magasins d'alimentation diététique**, peuvent contribuer à améliorer l'acné. Par conséquent, pourquoi ne pas les essayer ?

- Nicotinamide (vitamine B3) – 750 mg une fois par jour
- Acides gras oméga-3
- Zinc – 200 mg de gluconate de zinc ou 400 à 600 mg de sulfate de zinc par jour
- Vitamine A – 300 000 UI par jour pour les femmes ; 400 000 UI par jour pour les hommes

Si vous prévoyez de **concevoir un enfant**, d'**allaiter** ou de **prendre d'autres médicaments sur ordonnance**, ne prenez pas ces compléments alimentaires sans d'abord en parler à votre dermatologue ou votre médecin traitant.

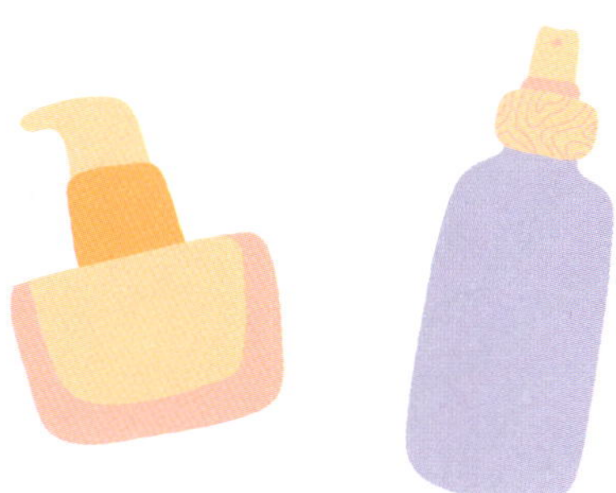

QUELS PRODUITS UTILISER POUR TRAITER L'ACNÉ ?

Les chapitres 2 (« Les soins de peau réguliers ») et 3 (« Les rituels skincare ») expliquent de manière détaillée comment prendre soin de votre peau. La plupart des gens essaient de gérer leurs boutons grâce à des produits disponibles en vente libre plutôt qu'en allant directement consulter un dermatologue.

> *Il est essentiel que vous utilisiez les bons types de formules et d'ingrédients.*

Pour commencer, évitez d'utiliser des huiles pour le visage ainsi que des produits nettoyants et des soins hydratants à la texture crémeuse et épaisse.

Privilégiez des formules à la texture légère ou semblable à du gel. Dans l'idéal, le produit doit être **« non comédogène »** ; même s'il ne garantit en rien que vous n'aurez pas de poussées d'acné, il est préférable à un produit sur lequel ne figure aucune mention ! Cherchez la présence des ingrédients suivants :

- salicylic acid
- glycolic acid
- zinc
- tea tree oil
- benzoyl peroxide
- niacinamide
- lactobionic acid
- retinol
- retinyl palmitate

Si vous ne parvenez pas à maîtriser votre acné grâce à ces produits après quelques semaines d'utilisation, consultez votre médecin traitant ou un dermatologue.

QUELS SONT LES TRAITEMENTS CONTRE L'ACNÉ ?

Il existe plusieurs traitements pour soigner l'acné en fonction de sa **gravité** et du **type** de boutons. Les traitements sont disponibles sous la forme de **crèmes** et de **gels**, de **comprimés** et de **dispositifs de luminothérapie**.

A) CRÈMES ET GELS

RÉTINOÏDES : il s'agit de produits à base de **vitamine A** qui empêchent les cellules cutanées de s'agglutiner, limitent l'obstruction des pores et empêchent la formation de points noirs.

Quand vous utilisez ce type de traitement pour la première fois, il arrive souvent que la peau soit irritée et que des rougeurs apparaissent.

Par conséquent, je recommande d'**augmenter la dose progressivement**. Commencez par quelques applications par semaine avant de passer à une utilisation quotidienne.

Les rétinoïdes doivent être appliqués le soir pour purifier la peau. Comme ces crèmes provoquent une photosensibilité, il est indispensable d'appliquer une crème solaire en journée.

Les produits recommandés incluent notamment le soin Skin Active Retinol + NAG Complex de NeoStrata, le soin Retinol 1 % de The Ordinary et le soin Retinol 10TR Serum de Medik8.

PEROXYDE DE BENZOYLE : le peroxyde de benzoyle est un **agent antibactérien** qui permet de réduire la quantité de bactéries *P. acnes* présentes sur la peau. Il est utile dans le traitement des boutons d'acné **inflammatoires** et **non inflammatoires**. Les produits contenant du peroxyde de benzoyle sont disponibles sur ordonnance (gel Duac ou Epiduo, par exemple) ou en vente libre. Ces traitements s'appliquent une à deux fois par jour. Soyez vigilant car ces produits peuvent provoquer des **irritations** et **décolorer les cheveux et les tissus**.

CRÈMES ET GELS ANTIBIOTIQUES : ces traitements sont souvent utilisés pour leur activité **antibactérienne** contre *P. acnes*. Compte tenu des problèmes de **résistance aux antibiotiques**, ils ne sont pas utilisés seuls et sont généralement associés à des rétinoïdes ou du peroxyde de benzoyle. Dans la mesure du possible, l'administration d'antibiotiques doit être limitée à douze semaines.

ACIDE AZÉLAÏQUE : bien qu'il ne s'agisse pas d'un traitement standard, l'acide azélaïque peut être utile chez les personnes qui ne tolèrent pas les autres crèmes et gels. Les traitements fortement concentrés en acide azélaïque sont **disponibles sur ordonnance**, tandis que ceux faiblement concentrés sont disponibles en vente libre.

B) MÉDICAMENTS ADMINISTRÉS PAR VOIE ORALE

Si vous ne parvenez pas à maîtriser votre acné au moyen de crèmes et de gels, l'étape suivante consiste à prendre des **comprimés** prescrits par un dermatologue ou un médecin généraliste.

ANTIBIOTIQUES : les antibiotiques ont des propriétés **anti-inflammatoires** et une **activité antibactérienne** contre *P. acnes*. Les antibiotiques administrés par voie orale sont associés à des crèmes topiques. Au Royaume-Uni, les antibiotiques habituellement utilisés pour traiter l'acné sont la **tétracycline**, l'**oxytétracycline**, la **doxycycline** et la **lymécycline**. D'après les données dont nous disposons, ces agents réduisent l'acné. Les autres antibiotiques utilisés incluent l'érythromycine, l'azithromycine et la triméthoprime. La durée de traitement est de **douze semaines** en moyenne. Le corps médical se préoccupe de plus en plus de l'antibiorésistance et des effets des antibiotiques sur la flore intestinale. Par conséquent, les antibiotiques ne doivent pas être utilisés indéfiniment.

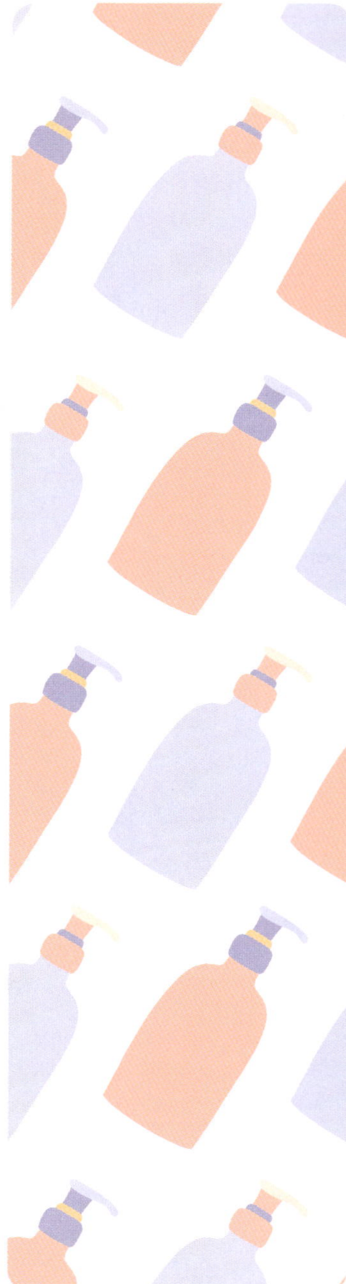

THÉRAPIES HORMONALES : la **pilule contraceptive** (ou « pilule ») peut être utilisée pour contrôler l'acné chez les femmes ayant besoin d'un moyen de contraception. Les œstrogènes présents dans les pilules contraceptives limitent la production de sébum et d'androgènes.

> *D'après les données, il faudrait attendre jusqu'à trois mois pour commencer à voir leurs effets positifs sur la peau.*

Certaines pilules comme la pilule Jasmine® sont considérées comme plus bénéfiques pour la peau.

La spironolactone est un autre médicament auquel les spécialistes ont recours pour traiter l'acné chez les femmes. Il s'agit d'un médicament non approuvé contre l'acné, ce qui signifie qu'il a été breveté pour traiter une autre maladie. La spironolactone s'avère utile chez les femmes adultes et celles atteintes du syndrome des ovaires polykystiques. Elle doit exclusivement être prescrite par un spécialiste ayant une longue expérience de son utilisation.

ISOTRÉTINOÏNE (ROACCUTANE®) : l'isotrétinoïne est un médicament à base de **vitamine A** extrêmement efficace pour traiter l'acné sévère et tenace, ainsi que les **cicatrices** qui lui sont associées. Il peut être prescrit lorsque l'acné résiste aux traitements contenant d'autres agents, réapparaît rapidement après la fin de l'antibiothérapie ou a un impact psychologique important.

> Au Royaume-Uni, seuls les dermatologues sont habilités à le prescrire. Les effets secondaires fréquents incluent des lèvres sèches, des courbatures, une photosensibilité et des maux de tête.

Des prises de sang de contrôle sont obligatoires pendant le traitement. Un **moyen de contraception** doit être prescrit aux patientes en âge de procréer, car ce médicament est tératogène. En d'autres termes, il peut entraîner des malformations du fœtus.

On s'est longtemps demandé si ce médicament entraînait des **problèmes de dépression** et d'autres **troubles de l'humeur**. Néanmoins, les dernières données dont nous disposons semblent indiquer qu'il n'existe aucun lien.

> *Le souci avec l'acné, c'est qu'on sait qu'elle entraîne des troubles de l'humeur et des problèmes d'estime de soi.*

Il peut être difficile de savoir si cet état dépressif est dû à l'acné elle-même (qui, par définition, doit être sévère pour pouvoir être traitée avec de l'isotrétinoïne) ou au traitement. Ceci étant dit, le traitement a un **effet positif sur le moral** de la plupart des patients – les gens se sentent

Le souci avec l'acné,

C'EST QU'ON SAIT QU'ELLE ENTRAÎNE DES TROUBLES DE L'HUMEUR ET DES PROBLÈMES D'ESTIME DE SOI.

mieux quand leur peau va mieux. La majorité des patients tolèrent bien ce médicament. La plupart des effets secondaires se gèrent au moyen de **soins cutanés appropriés** ou **en réduisant simplement les doses**.

> *L'isotrétinoïne a eu mauvaise presse par le passé. Cela est dommage, car ce médicament est sûr et efficace lorsqu'il est prescrit par un spécialiste.*

De nombreuses personnes qui pourraient en tirer profit ont été mal conseillées et se sont laissé convaincre qu'il était dangereux.

C) LUMINOTHÉRAPIE ET TRAITEMENTS AU LASER

L'intérêt pour les nouvelles thérapies **non invasives** contre l'acné ne cesse d'augmenter. Certains traitements par luminothérapie et au laser (thérapie photodynamique, lumière bleue, lumière intense pulsée) sont disponibles sur le marché et leurs résultats sont encourageants.

> Ces traitements peuvent être onéreux et nécessitent souvent des séances d'entretien. Il est également possible que l'acné réapparaisse une fois le traitement terminé.

Toutefois, il ne fait aucun doute que ces thérapies sont adaptées aux patients qui ne veulent ou ne peuvent pas prendre de médicaments par **voie orale**. Ces traitements semblent prometteurs, mais des études supplémentaires sont sans aucun doute nécessaires pour évaluer leur efficacité.

L'industrie de la beauté garde néanmoins une longueur d'avance et plusieurs dispositifs de luminothérapie contre l'acné sont déjà disponibles dans le commerce, dont certains à prix abordable. Je pense notamment au **masque de luminothérapie antiacné** de Neutrogena et au Lumie Clear, deux dispositifs que j'ai moi-même achetés et utilisés en parallèle d'autres traitements. Selon moi, ils peuvent être efficaces chez les personnes souffrant d'acné légère ou comme moyen d'entretien entre deux rendez-vous chez le dermatologue. Ils ne sont toutefois pas la panacée. Pour être efficace, le traitement doit être **répété à intervalles réguliers**. Par conséquent, sachez que vous devrez prévoir du temps dans votre rituel quotidien pour utiliser ces dispositifs (en fonction des préconisations du fabricant).

UN ÉNORME BOUTON EST APPARU SUR MON VISAGE DEUX JOURS AVANT MON MARIAGE. QUE FAIRE ?

Ce n'est déjà pas très agréable de se lever avec un énorme bouton sur le visage les jours ordinaires. Par conséquent, cela peut être pire juste avant un événement social important, et encore plus quand vous savez que vous allez être au **centre de toutes les attentions**.

> *Je ne supporte toujours pas de regarder les photos de ma remise de diplôme à cause de cet affreux bouton qui trônait sur mon front.*

Pas la peine de paniquer ! La bonne nouvelle (si seulement je l'avais su quand j'ai été diplômée !), c'est qu'il existe un traitement. Les dermatologues peuvent injecter une faible quantité de stéroïdes ou de cortisone dans les kystes d'acné. Même si cela est désagréable, le bouton s'atténue en **quarante-huit heures environ**. Cet acte doit être réalisé par un dermatologue expérimenté, car il présente des **risques de cicatrices**, de pigmentation et d'apparition de vaisseaux sanguins visibles. Néanmoins, il représente une solution rapide juste avant le jour J.

Si vous avez de nombreux boutons, il convient selon moi de préciser que ce traitement n'est pas la meilleure solution, car vous avez probablement besoin d'un **traitement à long terme**. Si vous souffrez d'acné, veillez à consulter un dermatologue quelques mois avant votre mariage afin qu'il ait suffisamment de temps pour vous trouver un traitement adapté.

J'ENVISAGE D'AVOIR UN ENFANT. COMMENT TRAITER MON ACNÉ ?

Je rencontre beaucoup de patientes âgées d'une trentaine d'années qui souffrent d'**acné kystique**. Il me faut à peine quelques minutes pour me rendre compte qu'elle leur gâche littéralement la vie. Ces femmes ne se sentent pas attirantes. Leur assurance et leur estime de soi en pâtissent. Elles savent déjà au plus profond d'elles-mêmes qu'**elles ont besoin d'un traitement**, car elles ont essayé tous les soins et régimes disponibles bien avant de prendre rendez-vous avec moi.

> Beaucoup de ces femmes envisagent également d'avoir un enfant prochainement. Je rencontre beaucoup de patientes qui sont dans une relation sérieuse, sur le point de se fiancer ou de se marier, et qui envisagent de fonder une famille. Le désir d'enfant élimine immédiatement plusieurs options thérapeutiques efficaces.

L'un des thèmes récurrents lorsque j'approfondis le sujet, c'est que beaucoup de femmes ont peur d'affirmer **vouloir traiter leurs problèmes de peau avant de tomber enceinte**. La société attend parfois des femmes d'un certain âge qu'elles accordent la priorité à la procréation. Celles-ci craignent alors d'être jugées par leurs proches, leur famille ou leurs amis. Beaucoup d'entre elles me posent la question suivante : « Pensez-vous que je sois une **personne superficielle** parce que je veux traiter mes problèmes d'acné avant de tomber enceinte ? »

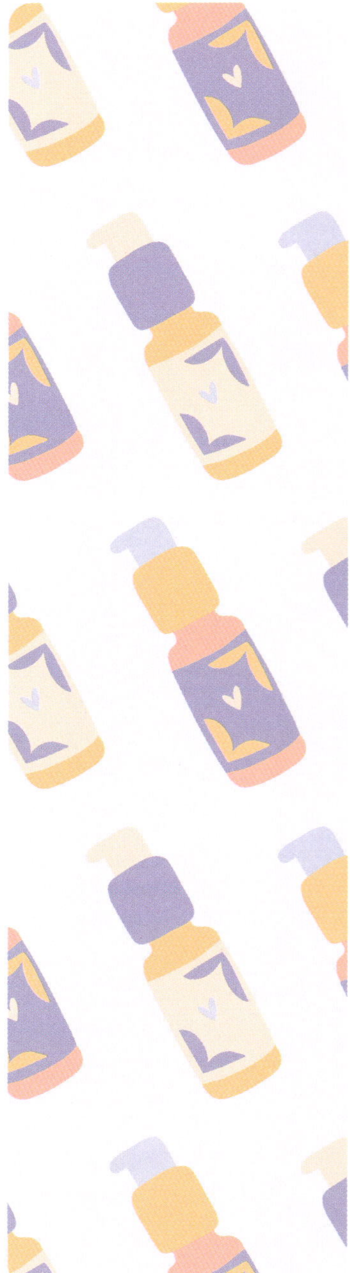

> *Selon moi, cette question montre que la société considère toujours l'acné comme un souci d'ordre esthétique. Détrompez-vous ; cela n'est pas vrai. L'acné peut avoir plusieurs effets négatifs sur la santé mentale. Ces problèmes ne doivent pas être sous-estimés.*

Imaginons que vous essayiez d'avoir un enfant, que vous **tombiez enceinte** et que vous décidiez d'allaiter, le tout en souffrant d'acné kystique. Cela signifie que vous allez éventuellement passer deux ans (voire plus) sans pouvoir prendre de traitement efficace pour soigner votre peau. Quand vous pensez aux effets de votre peau sur votre **moral** à l'heure actuelle, êtes-vous prête à attendre si longtemps avant de suivre un traitement efficace ?

C'est une question que certaines femmes ont du mal à poser, et j'ai bien conscience que **la réponse est tout aussi difficile**. Je ne peux pas – et ne dois pas – prendre de décisions à votre place, mais je peux vous proposer des **options** et vous prodiguer mes **conseils de spécialiste** en toute honnêteté.

Tout le monde a le droit de se sentir bien dans sa peau et d'avoir la chance de mener une vie heureuse et épanouissante, quel que soit le désir d'enfant. Le moral et l'estime de soi peuvent avoir une **incidence sur vos relations existantes**. Chez les jeunes parents, ils affectent également l'environnement dans lequel l'enfant grandit.

> D'un point de vue plus pratique, plus vous attendez pour traiter une acné kystique, plus il y a de chances que vous ayez des cicatrices. Les cicatrices d'acné sont beaucoup plus difficiles à traiter que l'acné elle-même, et les traitements beaucoup plus onéreux.

Comme c'est souvent le cas dans la vie, il n'y a pas de bonne solution ni de solution facile. Certaines de mes patientes me disent que leur acné est sur le point de les faire craquer. Je les encourage vivement à **discuter avec leur partenaire et leurs proches** pour savoir s'ils verraient un inconvénient à retarder la grossesse de six à neuf mois. Quand ceux-ci n'y voient aucun problème et que les femmes traitent d'abord leur acné, leur moral et leur **bien-être émotionnel** s'améliorent au fur et à mesure que leur peau va mieux. Elles se sentent plus heureuses et davantage en mesure d'accueillir un enfant. Quand elles ne sont pas soutenues par leur entourage, certaines femmes décident d'**accorder la priorité à leur grossesse plutôt qu'à leur acné**. Il n'y a aucun souci à cela. L'idée est de faire ce qui vous semble le mieux pour vous et votre entourage, et de refuser que l'on prenne des décisions à votre place.

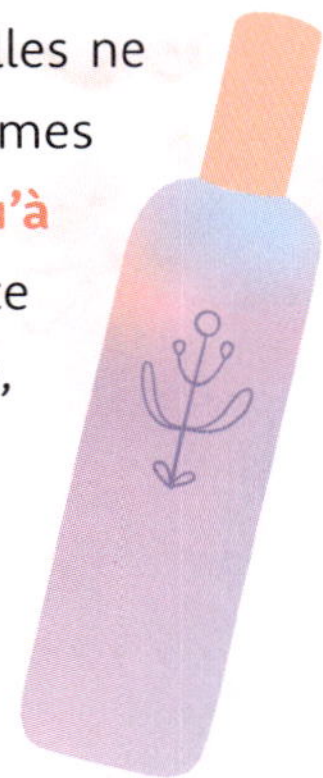

JE SUIS ENCEINTE. QUELS TRAITEMENTS CONTRE L'ACNÉ PUIS-JE SUIVRE EN TOUTE SÉCURITÉ ?

Il s'agit d'une question difficile. Peu de traitements peuvent être administrés pendant la grossesse. L'administration d'**érythromycine** par voie orale et la prescription d'une crème à base d'acide azélaïque ne présentent aucun danger. Contentez-vous d'utiliser des produits contenant de l'acide glycolique et **évitez les produits à base d'acide salicylique** (qui peuvent potentiellement entraîner des anomalies congénitales). Certains experts proposent des approches non médicales comme les **gommages chimiques** et les **traitements au laser**.

POURQUOI AI-JE DE L'ACNÉ SUR LE DOS ?

L'acné dans le dos est problématique aussi bien chez les hommes que chez les femmes. Elle peut être **embarrassante** à la piscine, lorsque l'on se déshabille au sport dans les vestiaires, ou dans les moments intimes.

> *De manière assez surprenante, il s'agit d'un problème fréquent qui a tendance à toucher davantage les hommes que les femmes. Environ la moitié des gens qui ont de l'acné sur le visage en ont également sur le dos.*

Il est inhabituel, mais pas impossible, de souffrir d'acné sur le dos mais pas sur le visage. Comme la peau du dos est particulièrement épaisse, cette zone est encline au développement de boutons rouges, profonds et douloureux.

Les causes de l'acné du dos sont les mêmes que celles de l'acné normale, c'est-à-dire **hormonales et génétiques**. Toutefois, l'acné du dos peut également être due à des séances de sport fréquentes, où l'**augmentation de la température corporelle**, la **transpiration** et les **vêtements synthétiques** provoquent une occlusion de la peau. Veillez

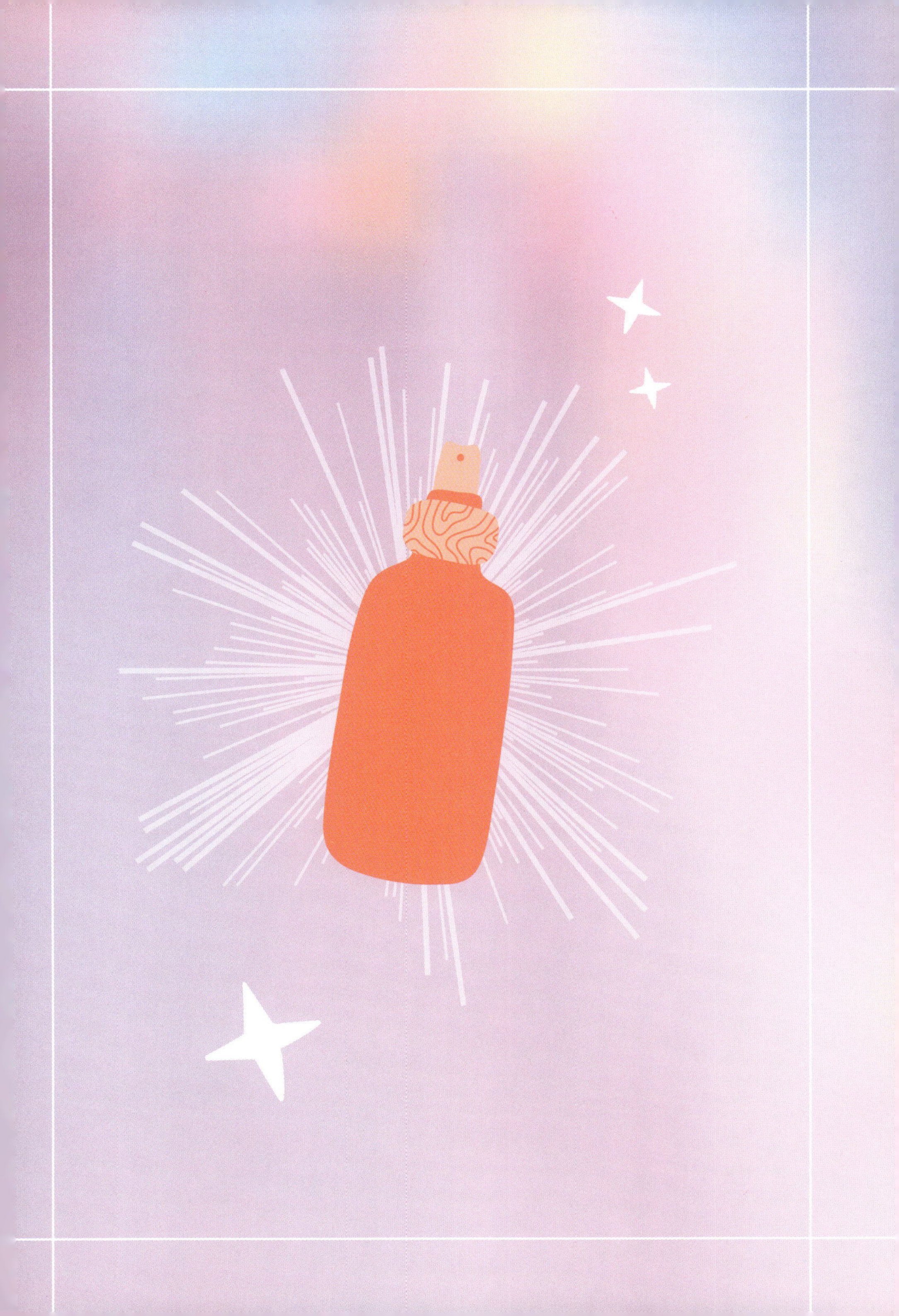

à vous doucher dès que possible après avoir fait du sport et évitez de garder vos vêtements imprégnés de **sueur** sur vous trop longtemps ! Si vous avez toujours des boutons, consultez un médecin. Les traitements contre l'acné du dos sont les mêmes que ceux contre l'acné du visage.

POURQUOI AI-JE DES BOUTONS SUR LES FESSES ?

On en parle rarement, mais les boutons sur les fesses sont relativement fréquents. Même s'ils ressemblent à de l'acné, ils sont généralement dus à un autre problème cutané connu sous le nom de **folliculite**.

> L'obstruction, l'inflammation et l'infection des follicules pileux entraînent l'éruption de boutons qui peuvent parfois démanger.

La mode des vêtements de loisirs n'aide en rien. En effet, ces éruptions cutanées peuvent être dues au port de vêtements serrés en matière synthétique. Dans l'idéal, réservez les tenues de sport aux **activités sportives** et évitez de les porter au quotidien.

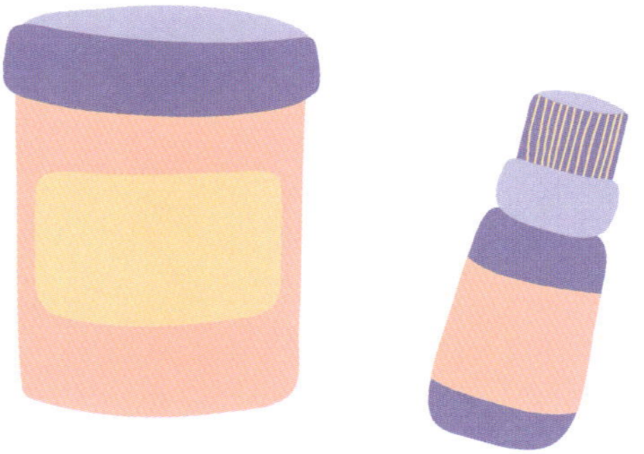

COMMENT ME DÉBARRASSER DE MES POINTS NOIRS ?

On pense souvent à tort que les points noirs sont des pores **obstrués** par des impuretés qui leur donnent leur aspect noir. En fait, le sébum contient un pigment connu sous le nom de « mélanine ».

Quand le sébum obstrue les pores à la surface de la peau, la mélanine s'oxyde et prend une couleur noire, d'où le nom de « points noirs ».

A) TRAITEMENTS À DOMICILE

Les crèmes et gels à base de **rétinoïdes** contribuent à réduire les points noirs. Leurs effets ne sont visibles qu'après huit à douze semaines d'utilisation. Ils ne sont donc pas une solution miracle. Ils sont disponibles en vente libre et sur ordonnance (la Différine®, par exemple).

Un **gommage hebdomadaire** peut s'avérer utile pour éliminer la couche supérieure de cellules mortes et réduire la formation de points noirs.

Je recommande de ne pas exfolier votre peau plus d'une fois par semaine au risque de l'irriter et d'aggraver le problème.

B) TRAITEMENTS PROFESSIONNELS

Les **bains de vapeur** peuvent également s'avérer utiles. De la vapeur est projetée pour dilater les pores. Un outil d'extraction est ensuite utilisé pour éliminer les points noirs. Ce traitement peut être réalisé par une facialiste ou une esthéticienne qualifiée.

Les bains de vapeur limitent l'apparition de futurs boutons d'acné enflammés et engendrent une sensation de « décongestion » ou de dilatation immédiate de la peau.

Toutefois, ils présentent le risque d'endommager la peau et d'aggraver les boutons présents en profondeur. Par conséquent, les bains de vapeur doivent absolument être réalisés par un professionnel qualifié.

Évitez de les réaliser vous-même après avoir visionné un tutoriel sur YouTube. Dans tous les cas, comme d'autres points noirs se forment au fil du temps, de nouvelles séances s'avèrent nécessaires.

Les **gommages chimiques** permettent également d'obtenir de bons résultats contre les points noirs. De nombreux types de gommages superficiels sont disponibles (gommages à l'acide glycolique ou salicylique, par exemple). Lorsqu'ils sont appliqués à la surface de la peau, ces agents chimiques accélèrent l'exfoliation.

Une fois de plus, il est important de consulter un professionnel qualifié, car tous les gommages ne sont pas adaptés à tous les types de peaux. Le traitement peut être inefficace sur certains types d'acné.

Il est également possible de lutter contre les points noirs au moyen d'un traitement ayant recours à des **impulsions électriques**. Ce traitement, connu sous le nom d'« électrodessication », est réalisé par les dermatologues.

La méthode consiste à utiliser une petite électrode pour chauffer la peau et éliminer les points noirs.

Les dermatologues utilisent parfois l'électrodessication pour réduire le nombre de points noirs avant de prescrire des **traitements plus puissants** contre l'acné, par exemple de l'isotrétinoïne (Roaccutane®).

L'ASPECT DE MES BOUTONS S'AMÉLIORE AU SOLEIL. DOIS-JE UTILISER UNE CRÈME SOLAIRE ?

Dans les années 1950, le soleil et les lampes à UV étaient utilisés comme traitement contre l'acné. Je rencontre de nombreux patients ayant reçu ce traitement par le passé. Ils ont depuis développé un **cancer de la peau en raison de l'exposition aux rayons ultraviolets**.

De nombreuses personnes ont l'impression que leur acné s'atténue quand elles s'exposent au soleil, et ce, pour différentes raisons.

> *Pour commencer, quand la peau bronze, l'aspect rouge des boutons d'acné est relativement moins visible.*

Ensuite, les rayons ultraviolets du soleil empêchent l'inflammation de la peau, qui est responsable de l'acné. Le souci, c'est que la **suppression de la réponse immunitaire** normale de la peau vous expose davantage à la possibilité de contracter un cancer plus tard.

Par conséquent, **la réponse est « oui »** : vous devez appliquer de la crème solaire. De nombreuses personnes pensent que les crèmes solaires grasses aggravent leur acné. Il est important que votre dermatologue vous recommande des produits spécifiquement formulés pour les peaux acnéiques.

Mes crèmes préférées sont les suivantes : le gel sans huile Heliocare 360° SPF 50+, Cleanance solaire SPF 30 d'Avène et Mineral Matte UV Defense SPF 30 de SkinCeuticals.

Comme pour les soins de peau réguliers, **évitez les crèmes épaisses**. Privilégiez les gels et formules sans huile. Certaines personnes trouvent que les crèmes solaires minérales contenant du dioxyde de titane et de l'oxyde de zinc sont plus efficaces sur leur peau.

QUAND DEMANDER DE L'AIDE POUR SOIGNER MON ACNÉ ?

Il est difficile de répondre à cette question. Toutefois, personne ne devrait souffrir en silence à cause de sa peau. Si vous avez essayé des produits en vente libre qui n'ont pas fonctionné, si votre acné affecte votre **humeur** ou entraîne des **cicatrices** ou une **pigmentation** de la peau, il est préférable que vous consultiez un médecin qualifié.

Le terme « qualifié » a toute son importance. En effet, je vois souvent des patients désespérés qui ont dépensé des centaines, voire des milliers d'euros dans des soins skincare parce qu'ils n'ont pas reçu les conseils avisés d'un professionnel qualifié.

J'ai récemment rencontré une patiente désespérée proche de la trentaine qui m'a confessé avoir englouti **4 800 euros** – une somme

CERTAINES PERSONNES
TROUVENT QUE LES
CRÈMES SOLAIRES
MINÉRALES
CONTENANT DU
DIOXYDE DE TITANE
ET DE L'OXYDE DE ZINC
SONT PLUS EFFICACES

sur leur peau.

qu'elle ne pouvait pas se permettre de dépenser sans se serrer la ceinture – dans des soins et traitements bidons qui n'ont pas du tout fonctionné.

> *Quand je lui ai expliqué pourquoi ceux-ci s'étaient avérés inefficaces et comment je pouvais l'aider, elle était tellement bouleversée à l'idée qu'elle ne devrait pas vivre toute sa vie avec une peau acnéique qu'elle a fondu en larmes.*

J'ai de nombreux autres patients qui ont vécu une expérience similaire. Le fait qu'il existe des individus qui **profitent** des problèmes de peau des gens pour s'en mettre plein les poches me rend furieuse.

QUELS SONT LES EFFETS PSYCHOLOGIQUES ASSOCIÉS À L'ACNÉ ?

L'acné est associée à de nombreux troubles de l'humeur qu'il ne faut pas sous-estimer. Si vous êtes dans la **souffrance** (ou connaissez quelqu'un qui l'est), il est important de demander de l'aide.

> L'acné peut entraîner des problèmes d'image corporelle et d'estime de soi, un isolement social, des difficultés à nouer des relations et un comportement d'évitement. Elle peut également entraîner de la gêne et un état dépressif.

Une étude commanditée par la *British Skin Foundation*, la plus grande association britannique spécialisée dans les problèmes cutanés, menée en 2015 auprès de plus de 2 000 personnes acnéiques, a révélé que près de **20 % d'entre elles avaient envisagé de se suicider** à cause de leur acné. Par ailleurs, **40 %** des personnes interrogées ont indiqué avoir été victimes de **harcèlement** à cause de leurs problèmes de peau. Ces résultats ne doivent pas être pris à la légère.

CICATRICES D'ACNÉ

J'avais quatorze ans quand j'ai consulté un dermatologue pour la première fois pour traiter mon acné. À cette époque, je devais bien avoir vingt ou trente énormes boutons sur le visage. Je m'en souviens, car **je les comptais**. Je me souviens être assise devant le miroir, essayant de cacher mes boutons du bout des doigts (j'essayais surtout d'imaginer à quoi je ressemblerais sans eux) avant de réaliser rapidement que je n'avais pas assez de mes deux mains.

Le dermatologue que j'ai consulté était un homme âgé. Avec du recul, je me rends compte que j'étais jeune et qu'il n'était probablement pas aussi vieux que je le pensais.

> *J'étais désespérée non seulement à cause de mon acné, mais aussi à cause des cicatrices au niveau de mes joues.*

C'est à peine si le dermatologue s'est adressé à moi pendant la consultation ; il s'adressait directement à ma mère. Avant de quitter le cabinet, j'ai pris mon courage à deux mains et **je lui ai demandé si les cicatrices allaient s'atténuer**. Il a fini par me regarder et m'a répondu que non.

Je pense avoir **fondu en larmes**. Mais c'était tout, la conversation était terminée. Maintenant que je suis plus âgée et que je fais exactement le même métier que lui, je me rends compte qu'il ne savait pas du tout **comment gérer une adolescente** et ignorait l'impact de son comportement sur mon manque d'assurance. Qui plus est, **il avait tort**.

Une fois qu'elles apparaissent, les cicatrices d'acné peuvent être **difficiles à traiter** et la peau ne retrouve jamais vraiment son aspect initial ; toutefois, il existe plusieurs **traitements efficaces** qui sont souvent associés et améliorent définitivement l'aspect de la peau.

QUEL EST LE PROFIL DES PERSONNES QUI SOUFFRENT DE CICATRICES D'ACNÉ ?

Environ **20 %** des personnes acnéiques ont des cicatrices d'acné. Celles-ci peuvent être plus difficiles à traiter que l'acné elle-même. Vous avez plus de chances d'en avoir si vous souffrez de **lésions profondes** et **percez vos boutons**.

À QUOI LES CICATRICES SONT-ELLES DUES ?

> *En général, les cicatrices d'acné sont dues à des boutons qui provoquent une inflammation cutanée en profondeur (nodules et kystes).*

L'inflammation et sa disparation peuvent entraîner plusieurs **anomalies** à la surface de la peau :

- dépôt de nouveau collagène provoquant des **aspérités irrégulières** à la surface de la peau ;
- **effet « peau d'orange »** à la surface de la peau, causant de petites dépressions ou « creux » ;
- **vaisseaux sanguins dilatés** en permanence, consécutifs à la réaction naturelle du corps à l'inflammation, qui provoquent des rougeurs ;
- lésion des cellules cutanées entraînant la **libération de mélanine pigmentaire** qui, à son tour, provoque une décoloration brunâtre.

La texture et la couleur de peau qui en résultent contrastent avec la peau saine avoisinante et attirent donc facilement l'œil.

LES DIFFÉRENTS TYPES DE CICATRICES D'ACNÉ

Il existe deux types de cicatrices d'acné : les cicatrices **en relief** et les cicatrices **en creux**.

A) LES CICATRICES EN RELIEF

Les cicatrices en relief se répartissent en deux catégories : les **cicatrices hypertrophiques** et les **cicatrices chéloïdes**. Toutes sont dues à la croissance excessive de tissu fibreux dense suite à la guérison d'une lésion cutanée.

> *D'une manière générale, les cicatrices hypertrophiques ont la même taille que les boutons qui en sont à l'origine, tandis que les cicatrices chéloïdes s'étendent au-delà de la lésion cutanée.*

Les cicatrices chéloïdes sont plus fréquentes sur les **peaux de couleur** et apparaissent généralement au niveau des épaules, de la poitrine et de l'angle de la mâchoire. Elles nécessitent souvent une **intervention médicale** pour assouplir ou aplanir les zones affectées.

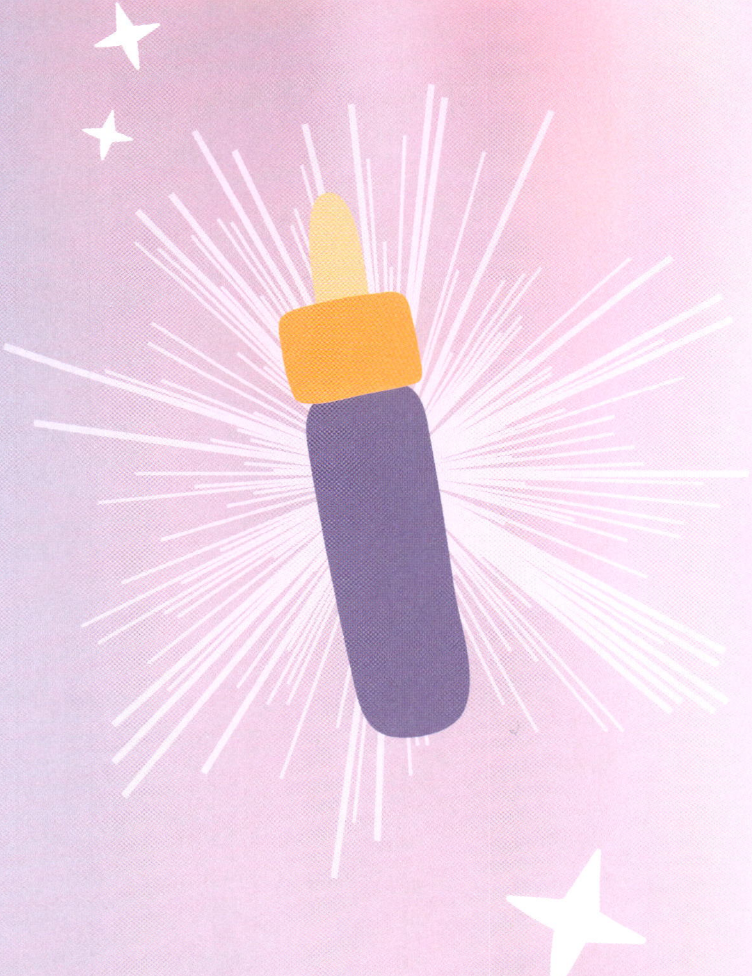

B) LES CICATRICES EN CREUX

Il existe trois types de cicatrices en creux ou **« atrophiques »**.

LES CICATRICES DE TYPE « PIC À GLACE » : il s'agit de cicatrices **creuses, profondes et étroites** dont la taille ne dépasse généralement pas **2 millimètres** de diamètre.

LES CICATRICES EN « U » OU « BOXCAR » : il s'agit de **larges dépressions** avec des **bords bien délimités**. Les cicatrices peuvent faire plusieurs millimètres de large et entraîner la formation de « cratères » sur la peau.

LES CICATRICES EN « M » OU « ROLLING » : il s'agit de **larges dépressions** avec des **bords peu prononcés** qui donnent l'impression que la peau « ondule ».

L'acné présente sur le front, au milieu et en haut des joues entraîne généralement plusieurs petites cicatrices de type « pic à glace ».

L'acné présente sur les zones plus épaisses de la peau (sur le menton et au bas des joues, par exemple) provoque habituellement des **cicatrices plus larges et plus profondes**. De nombreuses personnes souffrant de cicatrices d'acné présentent souvent une combinaison des différentes sous-catégories.

COMMENT TRAITER LES CICATRICES D'ACNÉ ?

Même si les cicatrices d'acné s'améliorent avec le temps, le contour de la peau ne retrouve généralement pas un **aspect totalement normal**. Il existe plusieurs méthodes pour traiter les cicatrices d'acné si celles-ci sont une source de **souffrance psychologique**. Plusieurs traitements doivent souvent être associés pour obtenir des résultats optimaux. Cela peut être dû au fait qu'une personne présente simultanément plusieurs types de cicatrices.

Il convient de noter que les traitements spécifiques présentent des limites quand ils sont utilisés seuls, même s'ils contribuent de manière plus ou moins importante à améliorer l'aspect des cicatrices.

Par conséquent, pour obtenir les meilleurs résultats possible, les patients doivent pouvoir avoir accès à toutes les solutions disponibles ainsi qu'à un **dermatologue qualifié** qui pourra associer les bons traitements et les administrer de façon efficace, en toute sécurité.

Les traitements éprouvés contre les cicatrices d'acné sont relativement coûteux. J'insiste donc sur le fait que la prévention est préférable – et moins onéreuse.

Par conséquent, faites soigner votre acné dès que possible, avant l'apparition de cicatrices.

Si cela n'est pas possible et que vous avez déjà des cicatrices, je vous conseille vivement de ne pas dépenser votre argent dans des crèmes, lotions, potions et huiles, et ce, malgré les indications figurant sur les emballages.

Celles-ci ne seront tout simplement pas efficaces contre les cicatrices d'acné. Dans ce contexte, les soins skincare représentent une **fausse économie**. Il est préférable de dépenser votre argent chez un **dermatologue** ou un **chirurgien esthétique** qui vous prodiguera des conseils avisés.

A) L'INJECTION DE STÉROÏDES

Les injections de stéroïdes sont souvent utilisées pour aplanir les cicatrices en relief. Elles sont donc adaptées aux cicatrices **hypertrophiques et chéloïdes**.

> *Un agent, généralement de la triamcinolone, est directement injecté en petites quantités dans la cicatrice.*

Plusieurs séances, habituellement espacées de quelques semaines, peuvent s'avérer nécessaires en fonction de la taille des cicatrices. Bien qu'elle soit sans danger, cette procédure doit être réalisée par un spécialiste, car elle présente un risque d'**affinement** et de **pigmentation** de la peau.

B) LES GOMMAGES CHIMIQUES

Les gommages chimiques, abordés plus en détail au chapitre 7 (« Les traitements anti-âge »), sont également utiles pour traiter les cicatrices de **petite taille**. Dans ce cas, les gommages moyens et profonds s'avèrent particulièrement efficaces.

> Les gommages chimiques contiennent une solution acide qui altère les couches affectées de la peau.

Les gommages plus profonds entraînent des **rougeurs**, **exfolient** et **resserrent la peau**. Après plusieurs séances, ils révèlent une nouvelle peau saine et améliorent l'aspect des petites cicatrices.

C) LES TRAITEMENTS CHIRURGICAUX

Les traitements chirurgicaux comme la subcision et l'excision par carottage sont des méthodes efficaces pour traiter les cicatrices d'**acné en creux**.

> *Les cicatrices en « U » et de type « pic à glace » peuvent être éliminées au moyen d'une excision par carottage.*

Cette méthode utilise un outil appelé poinçon pour enlever le **tissu cicatriciel** sous anesthésie locale. La peau est ensuite suturée, c'est-à-dire refermée. Grâce à cette technique, les cicatrices rondes et irrégulières peuvent prendre l'aspect de cicatrices planes semblables à de petites entailles.

D) LA SUBCISION (OU INCISION SOUS-CUTANÉE)

Cette procédure, réalisée sous anesthésie locale, permet de traiter les **cicatrices en « M »**. Une aiguille est insérée dans la peau pour couper les bandes de tissu qui attachent la peau aux structures plus profondes. Une fois ces bandes libérées, la peau se soulève visiblement et prend un **aspect plus lisse en surface**.

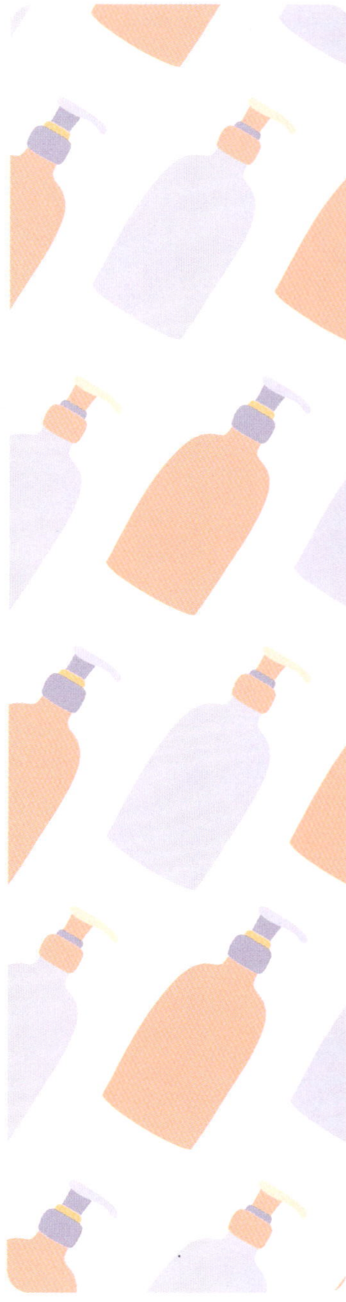

E) LA DERMABRASION

La dermabrasion est une **méthode chirurgicale de restructuration** qui abrase les couches supérieures de la peau (souvent au moyen d'une brosse métallique à rotation), entraînant un processus de **cicatrisation** au niveau des couches affectées. Cette méthode s'avère efficace pour lisser les **cicatrices très superficielles**.

F) LE *MICRONEEDLING*

Parfois désigné sous le nom de **thérapie d'induction au collagène**, le *microneedling* médical est un traitement réalisé par un praticien professionnel.

La peau est anesthésiée localement au moyen d'une crème anesthésiante. Un dispositif est ensuite utilisé pour réaliser de petites perforations au niveau de la peau, qui guérit dans les deux jours suivant l'intervention.

On pense que la microperforation favorise la production de nouveau collagène et contribue à traiter les cicatrices d'acné **en creux peu importantes**. En général, plusieurs séances espacées de quatre à six semaines sont nécessaires.

G) LES PRODUITS DE COMBLEMENT

Les produits de comblement sont des produits qui sont injectés sous la surface de la peau, principalement pour leurs **propriétés anti-âge**. Une fois de plus, ceux-ci sont abordés plus en détail au chapitre 7 (« Les traitements anti-âge »). Les produits de comblement les plus fréquemment utilisés contiennent de l'**acide hyaluronique**, un type de sucre naturellement présent dans le corps, qui hydrate la peau et lui donne du volume. Les produits de comblement à l'acide hyaluronique synthétique sont efficaces pour traiter les **cicatrices d'acné en « M »**. Ceux-ci sont injectés dans la peau. En fonction du type de produit utilisé, ils peuvent provisoirement lisser les cicatrices pendant six mois environ. Ce traitement, qui est souvent associé à la subcision, n'est pas adapté aux cicatrices de type « pic à glace ».

> *La procédure présente un risque d'hématomes, de tuméfaction, de gêne et d'irrégularités.*

Les spécialistes peuvent utiliser d'autres agents que l'acide hyaluronique, notamment des produits de comblement contenant de l'**hydroxyapatite de calcium**.

H) LE TCA CROSS

Il s'agit d'une autre procédure réalisée en cabinet médical qui s'avère utile pour traiter les cicatrices d'acné en creux. De petites quantités d'**acide trichloracétique (TCA) hautement concentré (70 à 100 %)** sont déposées directement sur les cicatrices. La réaction inflammatoire locale qui en résulte entraîne la production de nouveau collagène au niveau du tissu cicatriciel.

> *Cette méthode contribue à atténuer les cicatrices en « M », en « U » et de type « pic à glace ». La procédure est généralement bien tolérée par les patients et entraîne peu de complications lorsqu'elle est réalisée par un spécialiste.*

Plusieurs séances sont souvent nécessaires.

I) LES TRAITEMENTS AU LASER

J'ai personnellement été soignée grâce à cette méthode. L'acné kystique rougeâtre dont je souffrais lorsque j'étais adolescente a laissé de **grandes cicatrices** sur mes joues. Je ne les ai pas traitées pendant plusieurs années, car les boutons continuaient à apparaître par intermittence. En

En général,

LES CICATRICES D'ACNÉ SONT DUES À DES BOUTONS QUI PROVOQUENT UNE INFLAMMATION CUTANÉE EN PROFONDEUR (NODULES ET KYSTES).

outre, le coût et la période d'arrêt associés au traitement m'ont conduite à le remettre à plus tard, jusqu'à ce que je me rende au Canada il y a quelques années pour parfaire ma formation en la matière. Pendant mon séjour, j'ai décidé de me faire traiter au moyen de cette procédure (en toute honnêteté, **je m'en veux de ne pas l'avoir fait plus tôt !**).

> *J'ai trouvé le traitement efficace et les effets secondaires tolérables. Pendant plusieurs jours, ma peau est restée rouge et squameuse. Toutefois, j'ai remarqué une amélioration les mois qui ont suivi.*

J'ai toujours de petites cicatrices sur le visage. Comme elles ne me gênent pas, j'ai décidé de ne pas **faire d'autres séances** pour l'instant (même s'il est possible que je change d'avis plus tard !).

Plusieurs thérapies au laser sont disponibles pour atténuer les cicatrices d'acné. Le laser le plus adapté dépend du **type de peau** du patient ainsi que de la **nature** et de l'**ampleur des cicatrices**.

> La restructuration des cicatrices en creux peut être réalisée au moyen de lasers ablatifs comme le laser Erbium-Yag (ne vous laissez pas impressionner par son nom !) et les lasers au CO_2.

> *Les lasers ablatifs agissent à deux niveaux : ils détruisent la couche supérieure de la peau (l'épiderme) et utilisent la chaleur pour provoquer des lésions au niveau des couches plus profondes (le derme), ce qui entraîne un phénomène de cicatrisation cutanée.*

Une **crème anesthésiante** est généralement appliquée trente à soixante minutes avant le traitement pour engourdir la zone. Après le traitement et les jours suivants, la peau est parfois rouge, sensible et tuméfiée. Une **hydratation régulière** et l'application de baumes épais sont alors nécessaires. La cicatrisation peut prendre entre sept et dix jours en fonction du type et de la profondeur d'action du laser utilisé.

> Les lasers ne sont pas le traitement qui convient le mieux aux peaux foncées en raison des problèmes de pigmentation que peut entraîner la procédure ; celle-ci doit donc être réalisée avec prudence par un professionnel expérimenté.

Les lasers **non ablatifs** sont devenus de plus en plus populaires ces dernières années. Bien qu'ils ne soient pas aussi efficaces que les lasers ablatifs, ils ont un excellent profil de sécurité et permettent à la peau de récupérer plus rapidement.

> *Les lasers non ablatifs n'affectent pas l'épiderme, mais utilisent la chaleur pour favoriser la production de nouveau collagène dans le derme.*

Les lasers ablatifs modernes sont souvent **« fractionnés »**. En d'autres termes, ils délivrent un faisceau laser qui se divise en milliers de petites colonnes de traitement profondes sur la peau (connues sous le nom de « zones de traitement microthermiques »), tout en laissant de la peau intacte entre chacune d'entre elles.

> *Grâce à ce fractionnement, la peau guérit plus vite que si la zone était traitée dans son intégralité.*

Les complications sont également beaucoup moins nombreuses. Plusieurs séances sont souvent nécessaires. Plusieurs lasers non ablatifs fractionnés sont utilisés pour traiter les cicatrices d'acné. Ceux-ci portent des **noms compliqués** (je ne veux pas vous ennuyer avec les détails techniques). Toutefois, les plus fréquents sont l'Erbium Glass 1540 nm, le Nd:YAG Q-switched 1064 nm, le laser diode 1450 nm et le laser Nd:YAG 1320 nm.

DANS QUELS CAS LES TRAITEMENTS CONTRE LES CICATRICES D'ACNÉ SONT-ILS CONTRE-INDIQUÉS ?

Si l'acné continue de se manifester, les traitements contre les cicatrices sont déconseillés. Les cicatrices vont en effet continuer à se développer malgré le traitement. Par conséquent, il s'agit d'une **perte de temps et d'argent**, c'est le serpent qui se mord la queue quand les patients essaient de se débarrasser des cicatrices existantes alors que de nouvelles apparaissent en permanence. Par ailleurs, de nombreux traitements contre les cicatrices peuvent également entraîner une poussée d'acné préexistante.

> *Dans ce cas, le traitement de l'acné doit être envisagé en deux étapes : l'acné doit être éliminée avant de traiter les cicatrices.*

CHOISIR LA BONNE PERSONNE POUR TRAITER LES CICATRICES D'ACNÉ

Si vous souffrez de cicatrices d'acné, il est important de choisir un praticien inscrit comme dermatologue ou chirurgien esthétique au Conseil national de l'Ordre des médecins. Les dermatologues cosmétiques sont sans aucun doute les plus aptes à traiter les cicatrices d'acné. Si l'acné est active, le dermatologue est également la **seule personne habilitée à vous prescrire des médicaments** avant de commencer le traitement contre les cicatrices.

Quand vous choisissez un dermatologue cosmétique, vérifiez que celui-ci a bien accès à l'ensemble (ou la plupart) des options de traitement décrites ci-dessus. Dans les faits, plusieurs traitements doivent souvent être associés pour obtenir des **résultats optimaux** ; il est donc important que vous puissiez avoir **accès aux traitements au laser**. Avant que

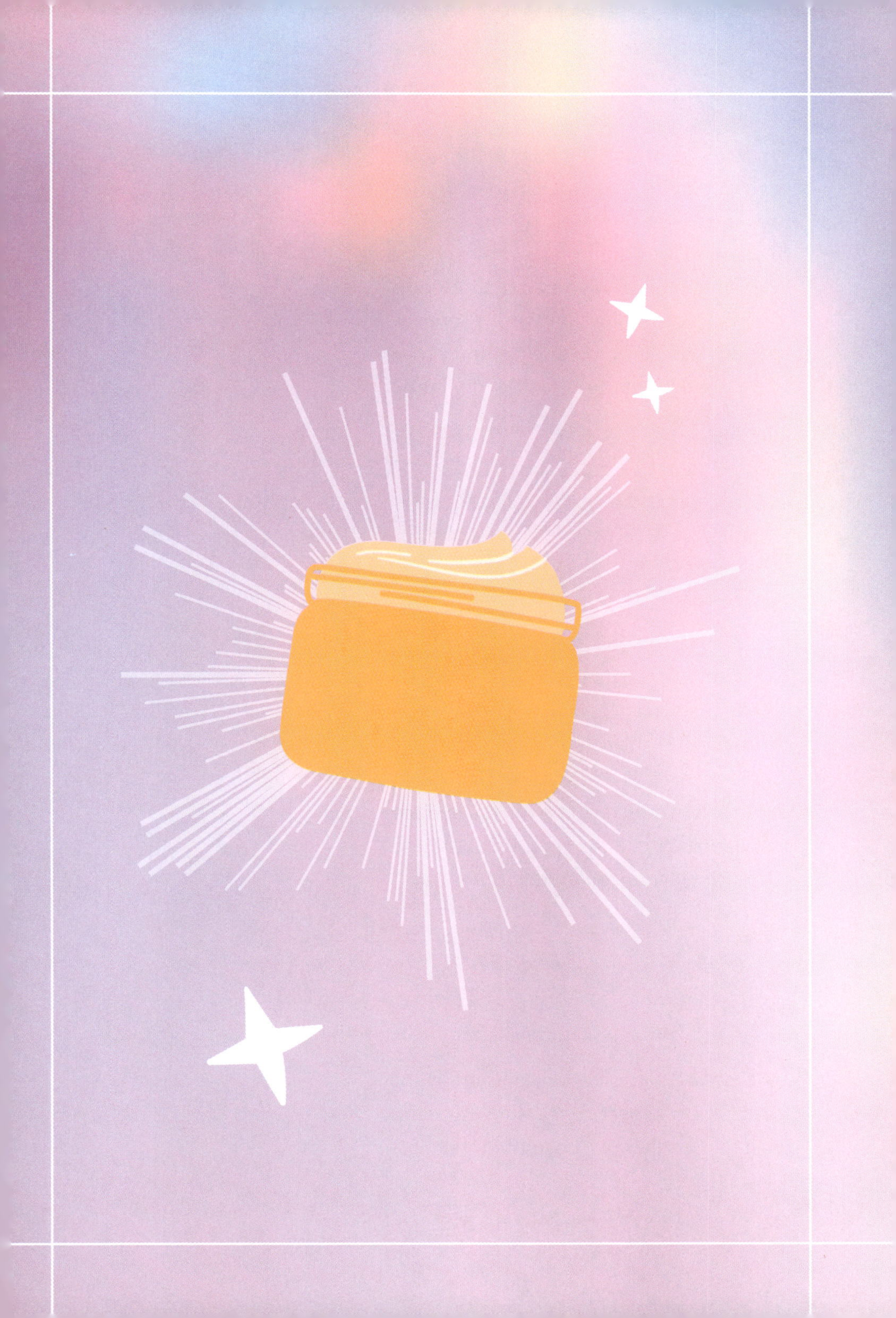

vous n'acceptiez tout traitement, votre dermatologue doit vous parler de ses avantages et de ses inconvénients, ainsi que des **solutions alternatives**. Plusieurs séances d'un traitement moins onéreux et moins invasif reviennent parfois plus cher qu'une seule séance d'un traitement qui semble de prime abord coûteux.

MODIFICATIONS CUTANÉES POSTINFLAMMATOIRES

Dans la clinique où j'exerce, je reçois souvent des patients qui se disent préoccupés par les **taches rouges ou brunes** qui subsistent sur leur peau après avoir traité leur acné. Toutefois, quand vous touchez la peau, sa surface est plane ; elle ne présente aucune cicatrice en creux ou en relief.

> *Ces taches sont très fréquentes après l'acné. Même si elles sont souvent prises pour des cicatrices, elles n'en sont en réalité pas.*

Dues à l'inflammation, elles prennent souvent un aspect rouge sur les peaux claires (érythème postinflammatoire) et brun foncé sur les peaux pigmentées (hyperpigmentation postinflammatoire).

Les modifications cutanées postinflammatoires s'atténuent souvent en quelques mois, sans aucun traitement.

Les crèmes et gels disponibles en vente libre contenant du niacinamide, de l'acide glycolique, de l'acide kojique, de l'arbutine, de la vitamine C, de l'acide azélaïque et des rétinoïdes peuvent accélérer ce processus.

Contrairement à la croyance populaire, ces traitements et d'autres huiles pour le visage répandues ne favorisent pas la cicatrisation quand les lésions cutanées sont trop profondes.

Les taches rouges et brunes peuvent également être traitées efficacement en clinique au moyen de **gommages**, de **traitements au laser** et du ***microneedling***, à condition que l'acné ait disparu.

PORES VISIBLES

De nombreuses personnes sont **obsédées par la taille de leurs pores**. Les miroirs grossissants n'aident en rien et il est facile de faire une fixation sur ces petits trous ennuyeux, en particulier si vous êtes une femme et que vous avez la peau grasse.

Les idées fausses concernant la nature, le rôle et le resserrement des pores sont nombreuses.

Bien qu'ils soient un problème cutané sans gravité, les pores entraînent de nombreuses **préoccupations d'ordre esthétique**. De nombreuses femmes viennent me consulter pour obtenir un traitement.

> Pour commencer, voyons ce que sont les pores exactement. Séparant la surface de la peau des glandes sébacées et des follicules pileux, les pores font naturellement partie de la structure de la peau.

L'idée fausse la plus répandue à leur sujet, c'est que l'on peut modifier leur taille. Je ne compte plus le nombre de fois où j'ai vu sur Instagram des médecins cosmétiques, des blogueurs et des chroniqueurs affirmer à tort que tel ou tel produit ou traitement dilatait ou resserrait les pores. Les pores sont **dépourvus de muscles** leur permettant de se contracter ou de se dilater pour changer de taille.

> *Ils sont plus visibles chez les personnes acnéiques qui ont la peau grasse. Chez les femmes, certains facteurs hormonaux agissent sur les pores.*

Certaines études montrent que les pores sont plus visibles au moment de l'ovulation, probablement en raison du pic de progestérone. Ils peuvent également apparaître **en vieillissant**. Les rayons UV et d'autres facteurs environnementaux comme la pollution **endommagent le collagène** au fil du temps. La perte de maintien structurel qui en résulte peut rendre les pores plus visibles qu'auparavant.

> *La proéminence des pores semble varier en fonction des groupes ethniques, les femmes chinoises étant largement favorisées.*

Même s'il est impossible de modifier la taille des pores, plusieurs méthodes permettent de les **rendre moins visibles**. Les preuves scientifiques sont peu nombreuses, et rares sont les personnes ayant mené des essais cliniques de grande envergure. Toutefois, les dermatologues cosmétiques ont souvent recours à plusieurs méthodes pour rendre les pores moins apparents.

A) LES CRÈMES RÉTINOÏDES

Les crèmes rétinoïdes présentent de **nombreux avantages**. C'est pour cette raison que je les mentionne à plusieurs reprises dans ce livre.

> *En effet, elles s'avèrent efficaces pour prévenir les points noirs, réduire la pigmentation et favoriser la production de nouveau collagène.*

Les rétinoïdes disponibles sur ordonnance comme la **trétinoïne 0,05 %** permettent également d'améliorer l'aspect des pores. Ils sont un véritable soin miracle pour la peau.

Les rétinoïdes peuvent entraîner une **sécheresse** et une **irritation cutanées**. Par conséquent, leur dose doit être augmentée progressivement.

> Si vous ne tolérez pas un rétinoïde puissant qui vous a été prescrit, n'hésitez pas à vous rabattre sur une crème disponible en vente libre contenant 0,5 ou 1 % de rétinol, par exemple. Moins puissante, elle entraînera moins de problèmes de sensibilité cutanée.

B) LES GOMMAGES CHIMIQUES

Lorsqu'ils sont réalisés régulièrement, les gommages à l'**acide glycolique** concentré à 35-40 % contribuent à améliorer l'aspect des pores. Les gommages de cette intensité doivent être réalisés dans un cabinet médical ou en clinique. La plupart des préparations contenant de l'acide glycolique disponibles en vente libre sont considérablement moins concentrées.

C) LES MÉDICAMENTS ADMINISTRÉS PAR VOIE ORALE

D'après certaines observations et données anecdotiques, certains médicaments administrés par voie orale contribueraient à améliorer l'aspect des pores en **régulant la production de sébum**. Il s'agit notamment de médicaments qui réduisent la production d'androgènes (hormones mâles) ou de médicaments à base de rétinoïdes administrés par voie orale en faible dose. Ces traitements doivent être administrés sous la **supervision d'un dermatologue**.

D) LES LASERS, ULTRASONS ET DISPOSITIFS RADIOFRÉQUENCE

Ces dispositifs diffusent de la **chaleur** ou des **ultrasons** dans les couches profondes de la peau de manière contrôlée.

> *Cela permet de stimuler la production de nouveau collagène et d'améliorer l'élasticité de la peau. Les pores semblent alors resserrés.*

Bien qu'il existe de nombreuses options, la méthode la plus simple consiste à commencer par des **crèmes topiques** ou à demander conseil à un dermatologue qui connaît et a accès à plusieurs formes de traitement.

ROSACÉE

Le mot « rosacée » vient du latin *rosaceus* qui signifie **« de couleur rose »**. Cette affection a été ainsi dénommée car ses signes distinctifs les plus visibles sont des rougeurs **au niveau du nez et des joues**. La rosacée est probablement le deuxième motif de consultation le plus fréquent

Certaines études

MONTRENT QUE LES PORES SONT PLUS VISIBLES AU MOMENT DE L'OVULATION, PROBABLEMENT EN RAISON DU PIC DE PROGESTÉRONE.

chez le dermatologue. Dans un sens, ce qui est amusant, c'est que de nombreux patients ignorent qu'il s'agit d'un problème médical reconnu. Ils pensent généralement que leur peau est simplement plus rouge (et plus sensible) que celle des autres.

Voyons cela de plus près.

QU'EST-CE QUE LA ROSACÉE ?

La rosacée est une affection cutanée inflammatoire fréquente qui affecte le visage.

> Elle se caractérise par des rougeurs qui apparaissent généralement par intermittence, mais qui peuvent devenir permanentes au fil du temps. Elle se caractérise également par des boutons qui ressemblent à de l'acné et par des vaisseaux sanguins visibles.

Les personnes qui souffrent de rosacée signalent également des problèmes de sensibilité cutanée. Il arrive parfois que la peau devienne **plus épaisse**, généralement au niveau du nez. Tout le monde ne présente pas l'ensemble de ces symptômes, dont l'intensité peut être variable. Ceux-ci **s'aggravent** généralement avec le temps s'ils ne sont pas traités.

Autrefois, la rosacée était désignée à tort sous le nom de « rosacée d'acné ». Ce terme a été abandonné car la rosacée n'a rien à voir avec l'acné.

Aucune prise de sang ni test cutané ne sont réalisés pour **diagnostiquer** la rosacée. Son seul aspect suffit généralement à poser un diagnostic.

QUELLES SONT LES PERSONNES CONCERNÉES ?

Les personnes atteintes de rosacée sont souvent des **femmes entre trente et soixante ans**, qui ont la peau claire ou des origines celtes. Elle est plus fréquente chez les femmes que chez les hommes. Toutefois, la maladie peut être beaucoup plus grave chez ces derniers.

> *Les hommes ont plus de chances de voir leur peau s'épaissir, en particulier sur le nez (rhinophyma).*

Même si cela est moins fréquent, la rosacée peut également affecter les peaux plus foncées. La gravité des rougeurs peut alors être difficile à apprécier, car celles-ci sont **moins visibles** que sur les peaux claires.

À QUOI EST DUE LA ROSACÉE ?

La rosacée reste une affection mal connue. Nous en ignorons encore les causes exactes, même si plusieurs hypothèses ont été avancées, notamment une **hyperréactivité des vaisseaux sanguins**, qui se dilatent plus facilement que d'habitude.

Les autres possibilités incluent une réponse immunitaire anormale de la peau, la présence de facteurs inflammatoires et d'acariens connus sous le nom de « Demodex », ainsi que l'hérédité.

Il est probable que tous ces facteurs jouent un rôle dans l'apparition de la rosacée.

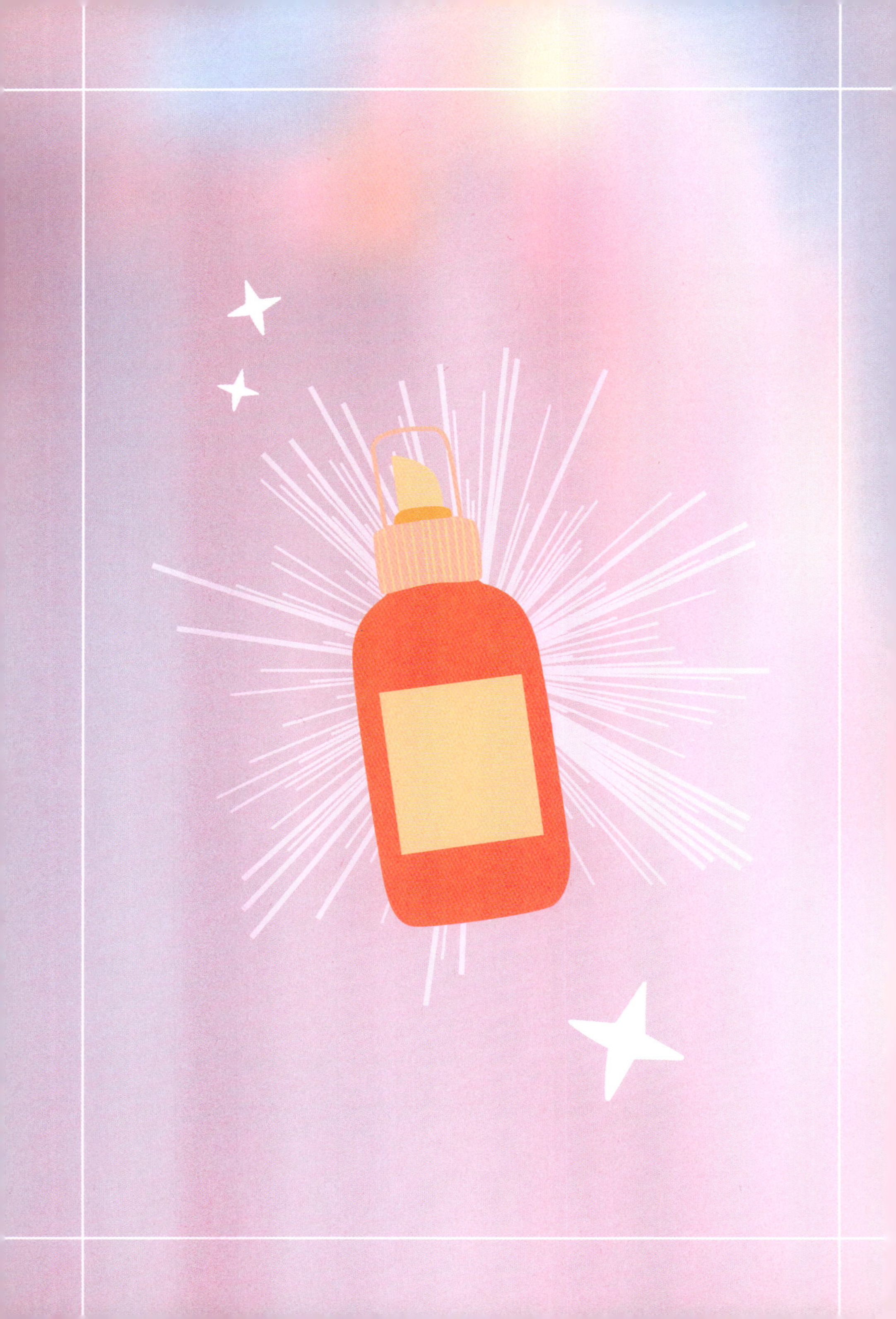

LA ROSACÉE AFFECTE-T-ELLE D'AUTRES ZONES QUE LE VISAGE ?

La rosacée est surtout une affection qui touche le **milieu du visage**, c'est-à-dire le nez, les joues et le menton. Chez certains patients, elle affecte également les yeux – un phénomène connu sous le nom de **« rosacée oculaire »**. Les yeux peuvent alors larmoyer, être rouges et irrités. La peau des **paupières** peut gonfler et les **orgelets** sont fréquents.

> *Les recherches médicales en cours suggèrent que la rosacée serait associée à d'autres maladies inflammatoires. Un rapport a également été établi entre la rosacée, la migraine et le reflux gastro-œsophagien (qui provoque des brûlures d'estomac).*

Les personnes souffrant de rosacée sévère présentent également un risque plus élevé de contracter une **maladie cardiaque**.

EXISTE-T-IL UN TRAITEMENT CONTRE LA ROSACÉE ?

Malheureusement, la rosacée est une maladie chronique pour laquelle il n'existe aucun remède. La maladie passe par des **cycles de rémission** (où la rosacée s'améliore) **et d'éruption** (où elle s'aggrave). En l'absence de traitement, la rosacée peut s'exacerber au fil du temps. Ceci étant dit, l'affection peut être **maîtrisée** grâce à différentes méthodes.

QUELS SONT LES FACTEURS AGGRAVANTS ?

Plusieurs éléments déclencheurs bien connus peuvent aggraver la rosacée. Le principal est l'**exposition au soleil**, un facteur qui affecte plus de 80 % des personnes atteintes de rosacée.

Les autres facteurs incluent le stress, les changements de température, les températures extrêmes, le vent, l'activité physique, l'alcool, le fromage, la nourriture épicée, les boissons chaudes et certains produits cutanés (abordés plus en détail ci-après).

COMMENT SE TRAITE LA ROSACÉE ?

Une protection solaire adaptée est l'un des aspects les plus importants du traitement.

> *Il est indispensable d'appliquer quotidiennement une crème solaire (indice 30 minimum) offrant une protection contre les rayons UVA et UVB.*

L'exposition au soleil peut stimuler la maladie. Par conséquent, cette étape doit faire partie intégrante de votre rituel skincare quotidien, **y compris en hiver**, car les rayons UV peuvent traverser la couverture nuageuse.

Plusieurs produits disponibles sur **ordonnance** et d'autres formes de traitements peuvent être utilisés pour maîtriser la rosacée.

A) CRÈMES ET GELS

Plusieurs crèmes permettent de traiter la rosacée. Celles-ci peuvent **réduire les boutons inflammatoires et les rougeurs**, rendre la peau moins sensible et diminuer l'intensité des éruptions. Les agents utilisés pour traiter la rosacée sont notamment les suivants :

- l'acide azélaïque
- l'ivermectine
- la brimonidine
- le métronidazole

B) MÉDICAMENTS ADMINISTRÉS PAR VOIE ORALE

La rosacée inflammatoire présentant de nombreuses **papules** et **pustules rouges** répond bien aux antibiotiques administrés par voie orale. Le traitement est administré pendant trois à quatre mois, ou jusqu'à rémission. Les antibiotiques standards sont la tétracycline et l'érythromycine.

Utilisés depuis des dizaines d'années, ces médicaments possèdent un **bon profil de sécurité**. Dans le cadre de la rosacée, les antibiotiques sont davantage utilisés pour leurs propriétés anti-inflammatoires que pour leurs propriétés antibactériennes.

Dans les cas sévères, de l'isotrétinoïne (Roaccutane®) peut être prescrite pour réduire les protubérances et l'inflammation. Elle est généralement administrée en **plus faibles doses** que pour l'acné et permet d'obtenir de bons résultats. Ce traitement doit faire l'objet d'une **surveillance attentive**, sous la supervision d'un dermatologue expérimenté.

> *Chez de nombreuses personnes, les rougeurs peuvent être une source de grande frustration ; certains comprimés administrés par voie orale permettent d'atténuer ce symptôme.*

Les médicaments comme la clonidine et le propranolol sont généralement prescrits pour maîtriser cet aspect difficile de la rosacée.

C) LUMINOTHÉRAPIE ET TRAITEMENTS AU LASER

Ces traitements peuvent s'avérer extrêmement efficaces pour traiter les rougeurs et les vaisseaux sanguins dilatés (télangiectasie) associés à la rosacée.

La lumière intense pulsée et les lasers à colorant pulsé sont les méthodes les plus utilisées. Une cure est nécessaire. Celle-ci varie de trois à six séances espacées de quatre à six semaines.

Les rougeurs réapparaissent souvent avec le temps et un traitement d'entretien peut s'avérer nécessaire (une fois par an, par exemple). Ces traitements ne sont **pas particulièrement douloureux** et peuvent être réalisés par un dermatologue cosmétique expérimenté. Le fait de consulter un dermatologue présente l'avantage que celui-ci pourra vous **conseiller** d'autres soins pour traiter la rosacée, par exemple des **crèmes** ou des **traitements oraux appropriés**. Avant de prendre rendez-vous, vérifiez que votre dermatologue a accès aux dispositifs laser et de luminothérapie.

Il est indispensable

D'APPLIQUER QUOTIDIENNEMENT UNE CRÈME SOLAIRE (INDICE 30 MINIMUM) OFFRANT UNE PROTECTION CONTRE LES RAYONS UVA ET UVB.

QUELS SONT LES FACTEURS À ÉVITER ?

Il est indispensable d'éviter les **facteurs déclenchants**. Même si cela n'est pas toujours possible, il s'agit de la seconde étape du traitement.

> *Je recommande à tous les patients d'appliquer une crème solaire adéquate et d'éviter de s'exposer au soleil. Il existe toutefois d'autres facteurs déclenchants propres à chaque individu.*

De nombreuses personnes souffrant de rosacée peuvent être sensibles aux ingrédients des **produits cosmétiques**. Lorsque vous achetez un nouveau produit, il est préférable de l'appliquer sur une **petite zone de la peau** (derrière l'oreille, sur le côté du cou ou sur les avant-bras) pour vérifier qu'il ne provoque pas de rougeurs, d'irritations ou de sensation de brûlure.

Évitez de préférence les produits cosmétiques contenant de l'alcool, de l'hamamélis, du menthol, du camphre, du parfum, de la menthe poivrée, de l'eucalyptus, du propylène glycol, des parabènes, du laurylsulfate de sodium, de l'acide glycolique et de l'acide salicylique.

Les crèmes à base de **rétinoïdes**, qui sont souvent utilisées pour leurs propriétés anti-âge, doivent être utilisées avec précaution.

QUEL TYPE DE CRÈME SOLAIRE DOIS-JE UTILISER ?

Je ne le répéterai jamais assez : les personnes souffrant de rosacée doivent appliquer quotidiennement une crème solaire à large spectre (indice 30), même en hiver. Puisqu'il est utilisé tous les jours, **le produit ne doit pas irriter la peau**.

> *Les crèmes solaires contenant du diméthicone ou du cyclométhicone sont souvent mieux tolérées que les produits qui n'en contiennent pas.*

De nombreuses personnes atteintes de rosacée trouvent que les **crèmes solaires minérales** leur conviennent mieux que les **crèmes solaires chimiques**. Ces produits sont facilement identifiables car ils contiennent généralement de l'**oxyde de titane** ou de l'**oxyde de zinc**.

COMMENT PRENDRE SOIN DE MA PEAU ?

Les personnes qui souffrent de rosacée doivent adopter un **rituel skincare relativement simple**. Plus vous manipulez votre peau et accumulez les couches de produits, plus vous avez de chances d'irriter votre peau.

La peau doit être nettoyée matin et soir. Le produit nettoyant idéal laisse le moins de résidus possible, est « non comédogène » et possède un pH neutre, voire légèrement acide.

En règle générale, les gommages et lotions toniques sont déconseillés. Si vous utilisez un produit nettoyant à rincer, nettoyez votre peau à l'**eau froide ou tiède**. Voici quelques exemples de produits adaptés : la lotion nettoyante pour peaux intolérantes d'Avène, le fluide dermo-nettoyant Toleriane de La Roche-Posay et la crème lavante hydratante de CeraVe.

Il est important que vous hydratiez votre peau tous les matins (et le soir si nécessaire) afin de préserver sa **souplesse** et son **élasticité**. Certaines personnes souffrant de rosacée ont naturellement la peau sèche, tandis que d'autres suivent des traitements qui peuvent provoquer une sécheresse cutanée.

> *L'utilisation régulière d'un soin hydratant (le soin hydratant antirougeurs Rosaliac de La Roche-Posay, par exemple) améliore l'hydratation et la fonction de barrière naturelle de la peau. Privilégiez les crèmes aux lotions.*

QUEL TYPE DE MAQUILLAGE PUIS-JE UTILISER ?

Les personnes qui souffrent de rosacée doivent éviter d'utiliser des produits cosmétiques **waterproof**, car ceux-ci nécessitent souvent l'utilisation de **produits solvants irritants** pour être éliminés. Privilégiez les produits de maquillage minéraux (comme le fond de teint couvrant Dermablend ou Colorescience, par exemple), qui contiennent souvent des ingrédients inertes. Les rougeurs importantes peuvent être dissimulées au moyen de produits ayant une **teinte verte**.

> *Vous pouvez également déposer une base verte antirougeurs sur la peau avant d'appliquer un fond de teint sans huile.*

DOIS-JE SURVEILLER MON ALIMENTATION ?

L'alcool, le fromage, la nourriture épicée et les boissons chaudes favorisent l'apparition de la rosacée. Le fait de **limiter leur consommation** peut **améliorer l'aspect de la peau**. Le poivre de Cayenne, les piments rouges, les agrumes et les tomates peuvent potentiellement déclencher la rosacée.

Les compléments alimentaires contenant des acides gras oméga-3 et de l'huile de graines de lin semblent atténuer la rosacée oculaire et limiter l'inflammation cutanée.

QUELS SONT LES EFFETS PSYCHOLOGIQUES ASSOCIÉS À LA ROSACÉE ?

Les boutons et protubérances au niveau du visage ont un **impact important sur le bien-être émotionnel**. Cette maladie peut être stigmatisante, car de nombreuses personnes pensent à tort qu'elle est due à une consommation excessive d'alcool. Le **stress** peut provoquer des rougeurs, lesquelles peuvent engendrer un **sentiment de honte** chez les personnes qui en souffrent. On sait également qu'il existe un lien entre la rosacée, l'**anxiété** et la **dépression**.

J'ai un jour reçu dans la clinique où je travaille une patiente préoccupée par ses rougeurs qui s'aggravaient depuis vingt ou trente ans.

> *Plus sa rosacée empirait, plus elle se sentait mal à l'aise, au point de travailler à plein temps en télétravail pour éviter d'être en contact avec ses collègues tous les jours.*

Pendant tout ce temps, elle ignorait totalement qu'elle souffrait de rosacée et qu'il existait des traitements. Le fait de lui prescrire des **soins adaptés**, des médicaments sur ordonnance et un traitement au laser a complètement changé sa vie. Toutefois, son histoire illustre bien les **effets psychologiques** des maladies de peau et l'**impact négatif** que celles-ci peuvent avoir sur la vie quotidienne.

QUAND CONSULTER ?

Toute affection cutanée ayant un impact sur le quotidien et la vie sociale, ou entraînant des problèmes émotionnels ou de confiance en soi, doit être abordée avec votre médecin traitant ou un dermatologue.

> Si les produits cosmétiques disponibles en vente libre ne parviennent pas à rendre la peau moins sensible ni à améliorer les protubérances et les rougeurs, une consultation médicale s'impose.

Si votre médecin traitant vous prescrit un traitement et si l'aspect de votre peau ne s'améliore pas au bout de **quatre à six semaines**, envisagez de demander conseil auprès d'un dermatologue cosmétique ayant accès aux **traitements au laser** et à la **lumière intense pulsée**.

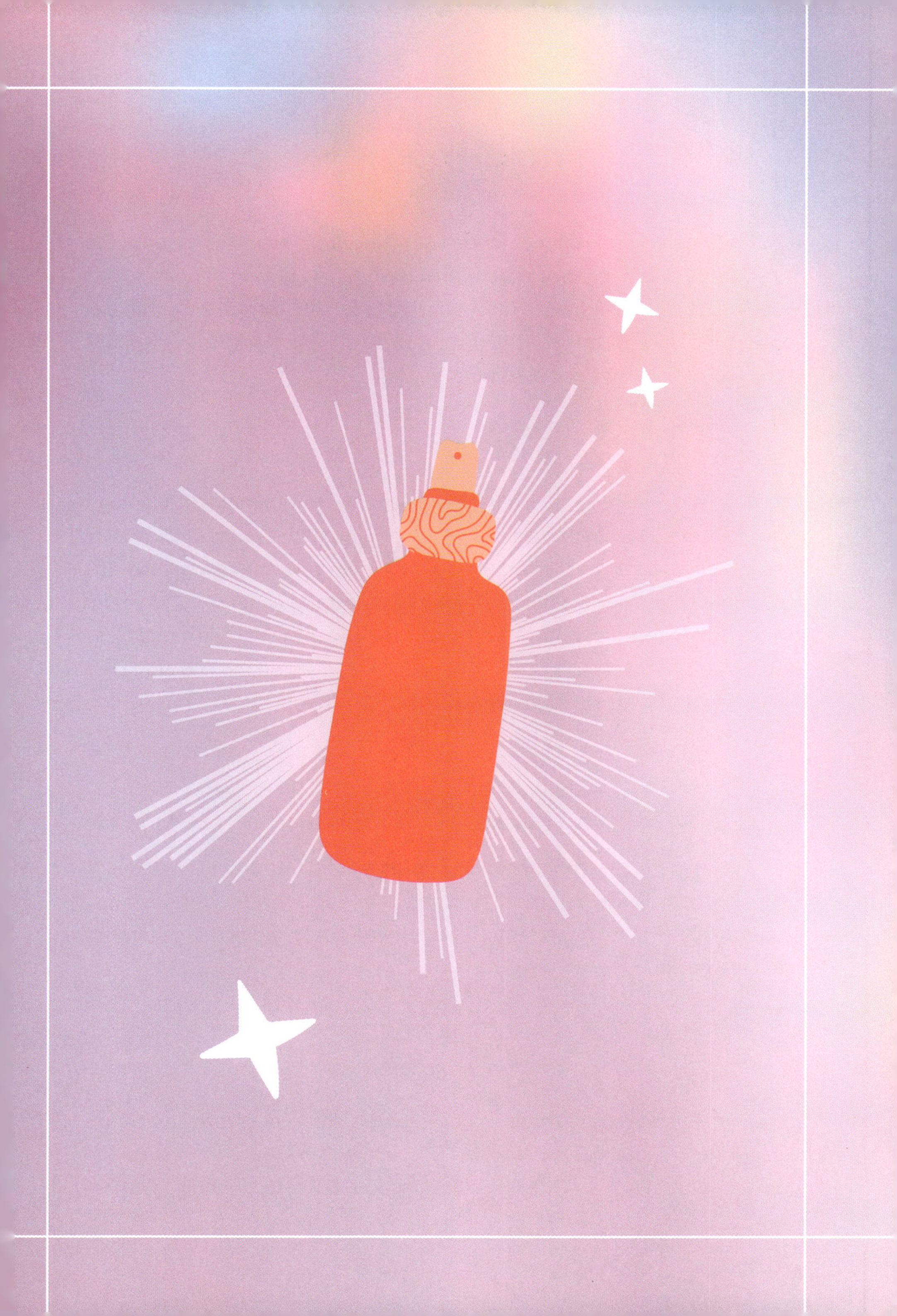

PIGMENTATION

Les problèmes de pigmentation sont l'une des principales raisons pour lesquelles mes patients viennent me consulter. Ils peuvent être la source de **soucis d'ordre esthétique** et affecter la qualité de vie, en particulier dans une société qui considère une peau lisse et sans imperfections comme un **signe de santé et de beauté**.

Il existe deux types de pigmentation : le mélasma et les taches brunes (lentigos solaires).

J'ai récemment reçu une patiente âgée d'une quarantaine d'années qui souffrait de taches foncées au niveau du front, des joues et de la lèvre supérieure, apparues sept ans plus tôt lors de sa dernière grossesse. Elle se sentait très **mal à l'aise**, la peau de sa lèvre supérieure lui donnant notamment l'impression qu'elle avait une **moustache**. Elle refusait de sortir **sans maquillage** et **hésitait à se démaquiller** quand elle était chez elle avec son mari et ses jeunes enfants.

Pour la petite histoire, elle avait dépensé des fortunes dans des produits cosmétiques disponibles en vente libre pour éclaircir sa peau, mais n'avait remarqué aucune amélioration.

Elle n'avait pas confiance en elle et s'était finalement résignée à demander de l'aide. Elle souffrait d'une **affection appelée « mélasma »**, pour laquelle je lui ai prescrit un traitement qui l'a aidée à améliorer sa qualité de vie.

LE MÉLASMA

Le mélasma est un trouble cutané acquis chronique. Il se caractérise par une **pigmentation brune et symétrique qui se manifeste généralement sur le visage**. Cette affection, qui affecte principalement les femmes, peut entraîner beaucoup de stress chez les patients. Elle se développe généralement **entre l'âge de vingt et quarante ans**, et est plus fréquente chez les personnes qui ont la **peau mate ou foncée**. Elle touche souvent le front, les joues et la lèvre supérieure.

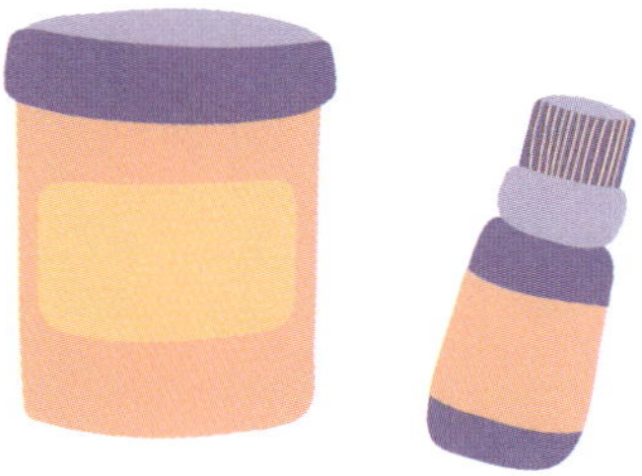

Plusieurs facteurs déclenchants ont été identifiés, notamment l'exposition au soleil, la grossesse, les traitements hormonaux (pilule contraceptive, dispositifs intra-utérins, implants, etc.), certains médicaments et l'hypothyroïdie (glande thyroïde hypoactive).

L'aspect du mélasma est très typique et son diagnostic ne nécessite aucun examen supplémentaire.

> *Il se caractérise par de denses dépôts de pigments au niveau de l'épiderme (couche supérieure) ou du derme (couche inférieure), même si les deux couches sont souvent atteintes.*

Les dermatologues utilisent parfois une **lampe de Wood (un type de lampe à UV)** pour procéder à un examen afin de déterminer la couche affectée. Quand le mélasma touche principalement les couches supérieures de la peau, il répond mieux aux traitements à base de crèmes que lorsqu'il affecte les couches inférieures.

Quand il est récurrent et réfractaire (tenace ou réagissant mal au traitement), le mélasma peut être **difficile à traiter**. Chez la plupart des gens, les traitements permettent d'obtenir de relativement bons résultats, même si la maladie a de **fortes chances de réapparaître ultérieurement**. Malheureusement, il n'existe aucun remède définitif.

Toute affection
CUTANÉE AYANT UN IMPACT SUR LE QUOTIDIEN ET LA VIE SOCIALE, OU ENTRAÎNANT DES PROBLÈMES ÉMOTIONNELS OU DE CONFIANCE EN SOI, DOIT ÊTRE ABORDÉE AVEC VOTRE MÉDECIN TRAITANT OU UN DERMATOLOGUE.

TRAITEMENTS CONTRE LE MÉLASMA

A) CRÈMES ET GELS

L'HYDROQUINONE : les traitements disponibles sur ordonnance contenant entre 2 et 5 % d'hydroquinone restent la **thérapie standard** pour traiter le mélasma.

L'hydroquinone agit en bloquant le processus chimique qui produit la mélatonine (pigment). Les crèmes à base d'hydroquinone s'appliquent le soir sur les zones affectées, pendant trois à quatre mois.

Les dermatologues associent généralement l'hydroquinone à des **agents rétinoïdes (trétinoïne)** pour améliorer sa pénétration, et à un **stéroïde topique léger** pour réduire l'irritation. Environ 25 % des personnes recevant ce traitement ressentent des brûlures et une irritation de la peau. Cela n'est pas une raison pour arrêter le traitement, mais les doses doivent être augmentées progressivement en fonction du degré de tolérance. Les produits à base d'hydroquinone ne doivent **pas être utilisés pendant une période prolongée** car ils présentent le **risque de développer une ochronose** (pigmentation bleuâtre/grisâtre permanente de la peau).

L'hydroquinone est généralement considérée comme un agent éclaircissant qui ne présente aucun risque. En l'an 2000, l'Union européenne a interdit son utilisation dans les produits cosmétiques éclaircissants disponibles en vente libre.

Cela s'explique par le fait qu'elle était utilisée sur des zones de peau plus importantes et pendant des périodes plus longues que celles considérées comme sans danger. Cet agent ne devrait pouvoir être délivré que sur ordonnance. Toutefois, une recherche rapide sur Internet montre qu'il est possible de s'en procurer en ligne.

> *Je vous recommande vivement d'éviter cette pratique risquée, car la pureté du produit n'est pas garantie.*

B) PRINCIPES ACTIFS NATURELS

L'ACIDE KOJIQUE : dérivé d'une espèce de **champignon**, cet acide est depuis longtemps **utilisé comme agent éclaircissant en Asie**. Une concentration comprise entre 1 et 4 % est nécessaire pour obtenir des résultats. Les produits doivent être utilisés deux fois par jour, pendant deux mois.

> L'acide kojique est souvent associé à d'autres agents comme l'arbutine, l'acide glycolique, l'extrait de réglisse et la vitamine C.

Les produits qui présentent une utilité incluent le masque blanchissant Mario Badescu et le gel dépigmentant Sesderma Kojicol Plus.

LA GLABRIDINE (EXTRAIT DE RÉGLISSE) : le principal principe actif de l'extrait de réglisse est la glabridine **concentrée à 10-40 %**. La glabridine est également associée à d'autres agents éclaircissants comme l'arbutine, l'acide kojique, la vitamine C et l'extrait de mûre. Plusieurs produits à base de glabridine sont disponibles sur le marché, notamment le sérum Radiance Perfection de REN et le gel dépigmentant NeoStrata.

L'ARBUTINE : l'arbutine est extraite de la **busserole**. Pour obtenir des effets éclaircissants, sa concentration dans les produits doit être de **1 % minimum**. Vous pouvez essayer le complexe White Lightening d'iS Clinical et le sérum anti-hyperpigmentation de The Ordinary.

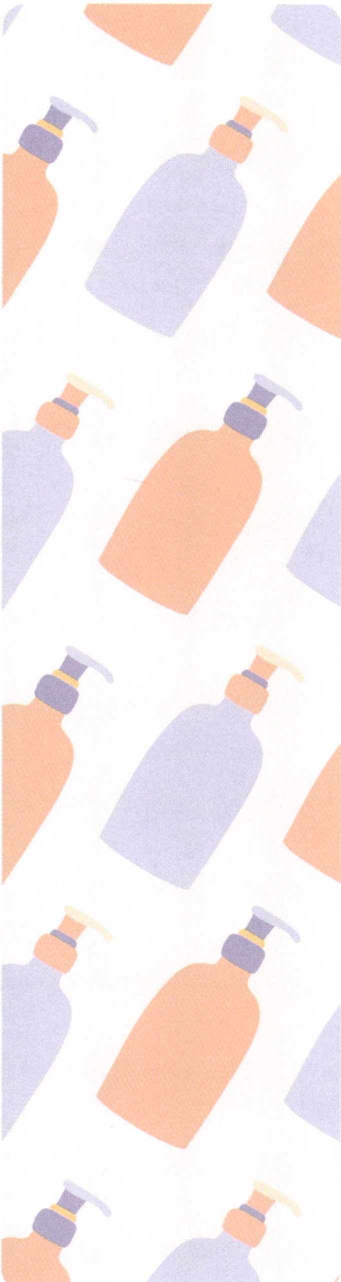

LE NIACINAMIDE : quand il est utilisé dans les **crèmes** et les **gels**, le niacinamide (vitamine B3) a différents effets.

> *Il régule la production de sébum, agit comme agent anti-inflammatoire et permet d'éclaircir la peau.*

Mes produits préférés sont le soin Niacinamide 10% + Zinc 1% de The Ordinary et le soin Booster 10% Niacinamide de Paula's Choice.

LE SOJA : les germes de soja naturels contiennent une protéine qui interagit avec le processus chimique produisant la **mélatonine**. Ils sont utilisés dans les soins hydratants pour **unifier le teint**. La **pasteurisation** dégrade la protéine active. Par conséquent, ses effets ne sont perceptibles que dans le lait de soja frais.

LA VITAMINE C : lorsqu'elle est appliquée localement, la vitamine C interfère avec la production de pigments. Toutefois, toutes les formes de vitamines (et elles sont nombreuses) ne sont pas efficaces sur le **plan physiologique**. Si possible, choisissez des produits contenant les ingrédients suivants : magnesium ascorbyl phosphate, ascorbyl 6-palmitate, disodium isostearyl 2-O-L-ascorbyl phosphate et ascorbic acid sulphate.

La vitamine C est instable ; elle est souvent associée au soja et à la réglisse pour leurs effets dépigmentants.

Optez pour des produits dont la concentration maximale en vitamine C est de 20 % ; au-delà, ils présentent un **risque d'irritation importante**. Les produits à privilégier sont les suivants : le sérum Professional C d'Obagi, le soin phosphate d'ascorbyle de magnésium 10 % vitamine C de The Ordinary et le sérum C E Ferulic de SkinCeuticals.

L'ACIDE GLYCOLIQUE : issu de la **canne à sucre**, l'acide glycolique possède d'excellentes propriétés éclaircissantes.

Différentes concentrations sont disponibles. Il existe de nombreux produits nettoyants, crèmes et lotions toniques qui contiennent généralement entre 4 et 10 % d'acide glycolique.

C'est notamment le cas de la lotion tonique exfoliante de Pixi Glow, du soin Idéalia Peeling de Vichy, du nettoyant visage Bioglycolic de Jan Marini et de la mousse glycolique nettoyante de NeoStrata.

Lorsqu'il est concentré à 30-70 %, l'acide glycolique peut également être utilisé comme **gommage chimique**. Ce type de gommage est **uniquement réalisé en cabinet médical**. Dans l'idéal, il convient de commencer par une faible concentration avant d'**augmenter progressivement les doses** pour éviter toute irritation de la peau, en particulier des peaux pigmentées.

L'acide glycolique est efficace lorsqu'il est associé à l'hydroquinone, car il améliore la pénétration de cette dernière dans les couches de la peau.

L'ACIDE AZÉLAÏQUE : l'acide azélaïque est utilisé à différentes fins, notamment pour traiter la **rosacée** et l'**acné**. Concentré à 15-20 %, il peut également atténuer la pigmentation lorsqu'il est utilisé deux fois par jour pendant six mois. L'acide azélaïque est disponible **sur ordonnance**. Des préparations moins concentrées sont néanmoins disponibles en vente libre comme la suspension d'acide azélaïque 10 % de The Ordinary et le traitement purifiant Clear de Paula's Choice.

LES RÉTINOÏDES : les rétinoïdes contribuent à réduire la pigmentation associée au mélasma. **Le plus efficace est la trétinoïne.** Celle-ci est souvent associée à l'hydroquinone, mais n'est disponible que sur ordonnance. Certains produits moins concentrés (des crèmes au rétinol, par exemple) sont disponibles en vente libre. Vous pouvez essayer le soin Rétinol 1 % de The Ordinary ou le sérum Rétinol 10TR de Medik8.

> *Les traitements contre le mélasma abordés ci-dessus sont tous des soins à réaliser chez soi. Si vous les utilisez depuis trois mois et ne remarquez aucune amélioration, une intervention médicale peut s'avérer nécessaire.*

La section suivante s'intéresse aux traitements professionnels.

C) TRAITEMENTS PROFESSIONNELS

LES GOMMAGES CHIMIQUES : le chapitre 7 (« Les traitements anti-âge ») aborde les gommages chimiques de manière plus détaillée. Ceux-ci sont utilisés à différentes fins, notamment pour **restructurer la peau et traiter la pigmentation**. Chez les personnes de ma génération, les gommages chimiques rappellent la peau rouge et à vif du visage de Samantha dans la série *Sex and the City*. En réalité, c'est un **excellent moyen pour traiter les problèmes de peau**. D'après mon expérience, ils permettent d'obtenir de très bons résultats sur les peaux pigmentées et ne me déçoivent que rarement.

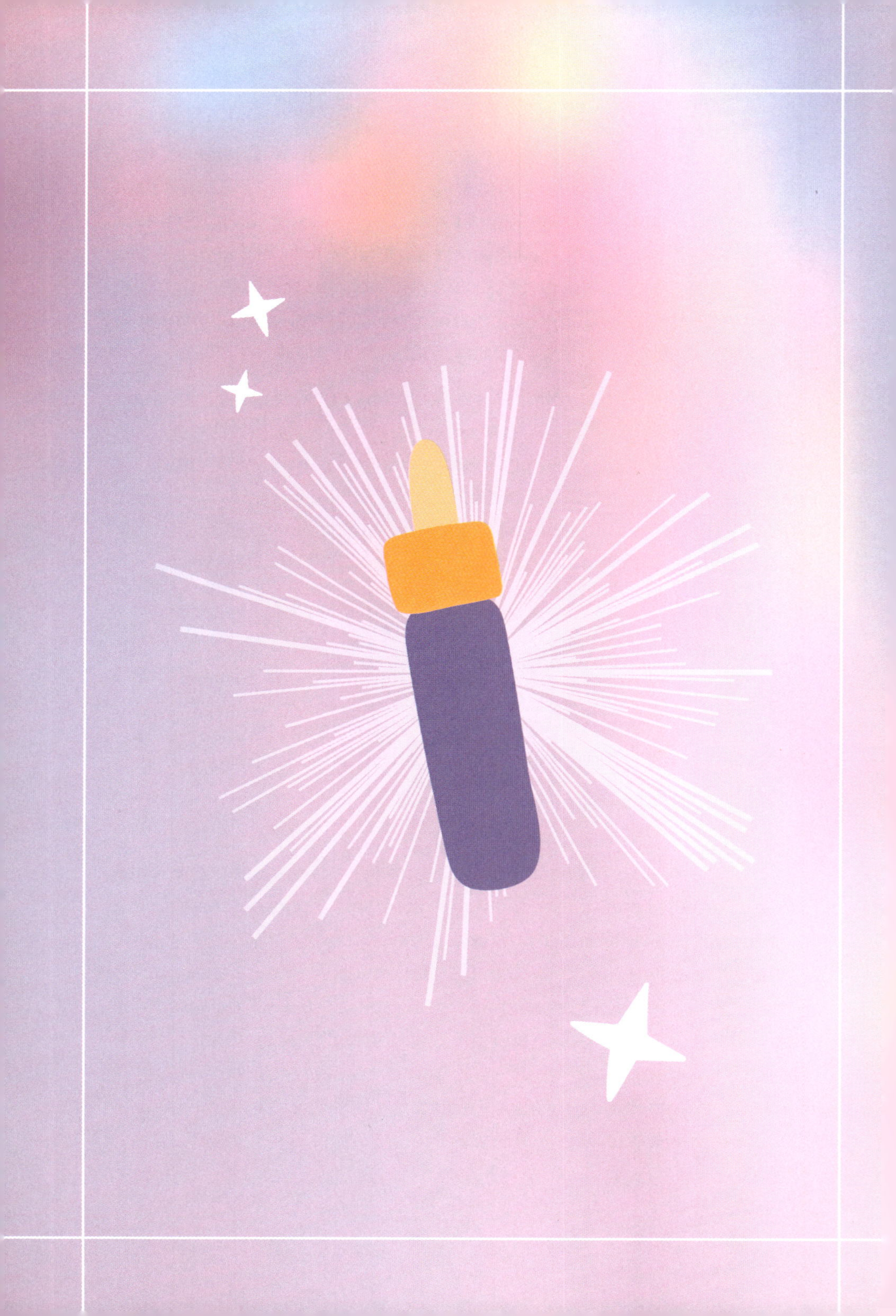

Les gommages chimiques sont un terme générique désignant une grande variété d'ingrédients pouvant être appliqués sur la peau pour l'**exfolier** et la **desquamer**. Le gommage est plus ou moins profond en fonction de la couche de peau ciblée.

> *La procédure dure généralement une vingtaine de minutes. La peau est d'abord nettoyée. Une solution chimique est ensuite appliquée pour éliminer les cellules cutanées et stimuler la croissance de nouvelle peau saine.*

Les patients peuvent ressentir une sensation de contraction ou de piqûre au moment où le gommage est appliqué. Celui-ci reste en contact avec la zone affectée entre quelques minutes et quelques heures, en fonction de l'agent utilisé. En général, la plupart des gommages chimiques utilisés pour traiter le mélasma **provoquent des rougeurs**, une **desquamation** et une **exfoliation** qui peuvent durer jusqu'à **sept jours** avant la production de **nouvelles cellules cutanées**.

Après un gommage, il est vraiment important de se protéger du soleil et d'appliquer une crème solaire (indice 30 minimum, 50 dans l'idéal) pendant quatre semaines au moins.

> *À la suite du gommage, la nouvelle peau est plus vulnérable aux lésions causées par les rayons UV. Si vous ne prenez pas toutes les précautions nécessaires, il existe un risque important que la peau se pigmente à nouveau, parfois plus qu'avant le traitement.*

Les agents habituellement utilisés pour traiter le mélasma sont l'**acide salicylique**, l'**acide glycolique**, l'**acide trichloracétique** (10 à 30 %) et la **trétinoïne**. Certains soins contiennent un mélange d'agents éclaircissants et d'acides afin d'obtenir des résultats optimaux.

Les gommages chimiques présentent différents **risques** : absence de réaction, aggravation potentielle de la pigmentation, infection et cicatrices. Par conséquent, il va sans dire que vous devriez toujours demander les conseils d'un dermatologue qualifié, qui sera en mesure de vous proposer et de réaliser plusieurs types de gommage (ainsi que des traitements au laser, le cas échéant).

LES TRAITEMENTS AU LASER : les traitements au laser restent un **sujet controversé** pour soigner le mélasma, notamment parce que leurs résultats sont imprévisibles et qu'ils peuvent potentiellement aggraver la pigmentation.

> *Pour les personnes que cette thérapie intéresse, plusieurs types de lasers sont utilisés pour traiter le mélasma, notamment le Nd:YAG Q-switched, le Dual Yellow (une fois de plus, n'ayez pas peur de ces noms techniques !), l'Alexandrite 755 nm et le laser fractionné 1550 nm.*

Il faut souvent réduire l'énergie émise par le laser pour éviter toute inflammation de l'épiderme pouvant aggraver la pigmentation. Au-delà des lasers, certains dispositifs de **luminothérapie** comme la **lumière intense pulsée** peuvent également être utilisés.

Les lasers peuvent s'avérer utiles pour traiter le mélasma. Ils sont souvent associés à des **gommages** et des **traitements topiques** pour obtenir les meilleurs résultats possible. Une cure est souvent nécessaire pour atténuer un mélasma récalcitrant.

> *Lorsque vous choisissez un praticien, il est important que celui-ci connaisse toutes les options de traitement disponibles et ait accès à la majorité des méthodes décrites, voire à toutes.*

Si vous avez la peau foncée et souffrez de mélasma, veillez à choisir un praticien qui a l'habitude de traiter les peaux de couleur.

L'ACIDE TRANEXAMIQUE : selon certaines données, l'acide tranexamique pourrait avoir un rôle à jouer dans le traitement du mélasma lorsqu'il est **injecté directement dans la peau** ou **administré par voie orale** (250 mg deux fois par jour). Toutefois, il n'est pas encore considéré comme un traitement standard, car il peut **ralentir la dégradation des caillots sanguins** lorsqu'il est administré par voie orale. Chez certains patients, il peut donc potentiellement entraîner des thromboses et d'autres problèmes de coagulation.

PRÉVENTION

Les crèmes solaires restent le meilleur moyen de prévenir le mélasma.

> *De nombreuses données scientifiques montrent que les rayons ultraviolets du soleil (UVA et UVB) stimulent et aggravent cette affection.*

Plus récemment, certaines données ont montré que la lumière visible était également impliquée dans le développement du mélasma et la pigmentation des peaux foncées.

Par conséquent, la **crème solaire idéale** doit avoir un **facteur de protection élevé (indice 50)** et être efficace contre la lumière visible, les UVA et les UVB. La crème solaire Heliocare 360° Gel constitue un bon choix. Vous pouvez également opter pour une crème solaire minérale contenant de l'**oxyde de titane** ou de l'**oxyde de zinc**, avec un indice de protection de 50. Les patients souffrant de mélasma doivent appliquer de la crème solaire quotidiennement dans le cadre de leur rituel skincare habituel.

TACHES BRUNES (ÉPHÉLIDES, LENTIGOS SOLAIRES, « TACHES DE VIEILLESSE »)

Les taches brunes et la décoloration cutanée apparaissent généralement chez les personnes qui ont la **peau claire**, sur les **parties du corps exposées au soleil**. Toutefois, elles peuvent également se manifester chez les personnes qui bronzent facilement ou ont la peau plus foncée. Elles apparaissent généralement sur le **visage**, la **poitrine**, les **avant-bras** et le **dos des mains**.

> Consécutives à l'exposition au soleil au fil des ans, elles sont de plus en plus manifestes avec le temps et l'âge. Les zones affectées ne sont pas nécessairement symétriques. Les taches peuvent être éparses et disséminées.

Elles sont parfois associées à d'**autres signes de lésions** dues au soleil comme les **ridules**, les **rides** ou une **peau « fripée »** (semblable à du papier crêpe). En règle générale, les taches brunes ne sont pas considérées comme une maladie chronique et répondent souvent bien aux traitements.

De nombreux

PATIENTS SUIVENT DES SÉANCES D'ENTRETIEN ANNUELLES (GOMMAGE OU LUMIÈRE INTENSE PULSÉE) POUR ÉVITER L'APPARITION DE NOUVELLES TACHES BRUNES.

TRAITEMENTS

Les traitements permettant d'atténuer les taches brunes sont similaires à ceux administrés contre le mélasma.

A) CRÈMES ET GELS

Les crèmes à base de **rétinoïdes** et d'**hydroquinone** sont généralement utilisées pour atténuer les taches. Il faut parfois attendre jusqu'à trois mois avant de remarquer une amélioration.

> *Disponible sur ordonnance, la trétinoïne est le traitement de choix contre les taches brunes. De nombreuses données scientifiques ont prouvé son efficacité.*

Certains produits disponibles en vente libre s'avèrent néanmoins utiles, comme le soin Rétinol 1 % de The Ordinary.

B) CRYOTHÉRAPIE

Lorsqu'elles sont ponctuelles ou peu nombreuses, les taches brunes peuvent être brûlées en quelques secondes grâce à un traitement à base d'azote liquide à -196 °C.

> *Une sensation de froid et d'irritation se ressent au niveau des zones affectées, qui peuvent cloquer dans les jours suivant le traitement et paraître plus pâles par rapport à la peau avoisinante.*

J'insiste sur le fait que **cette procédure doit être exclusivement réalisée par un praticien qualifié**, par exemple par un dermatologue ou un médecin traitant expérimenté. Il s'agit néanmoins d'un traitement courant qui ne présente aucun risque.

C) GOMMAGES CHIMIQUES

Les gommages permettant de traiter le mélasma sont également utilisés pour atténuer les taches brunes.

D) LUMINOTHÉRAPIE ET TRAITEMENTS AU LASER

La lumière intense pulsée est l'un des traitements les plus fréquents. Ce faisceau lumineux de faible intensité permet d'**atténuer les taches brunes au niveau du visage et de la poitrine**. Trois à six séances, espacées de quatre à six semaines, s'avèrent souvent nécessaires en fonction de la réaction cutanée et de la gravité des taches. Il faut environ vingt à trente minutes pour traiter l'ensemble du visage.

Le traitement n'est pas douloureux. Toutefois, les patients ont parfois l'impression de sentir des bandes élastiques chaudes claquer contre leur peau.

Il faut appliquer une **crème solaire** pendant un mois après le traitement. La peau traitée peut être rouge les vingt-quatre heures suivant l'intervention et légèrement tuméfiée pendant quelques jours.

Les **traitements au laser** permettent également de traiter les taches brunes. Les lasers utilisés sont notamment le Nd:YAG, le laser à rubis Q-switched, le laser 1550 nm/1927 nm (également connu sous le nom de laser Fraxel Dual) ou les lasers ablatifs comme le laser Erbium-Yag ou les lasers au dioxyde de carbone. Renseignez-vous toujours sur le type de laser recommandé par votre dermatologue, ainsi que sur les raisons pour lesquelles il a fait ce choix.

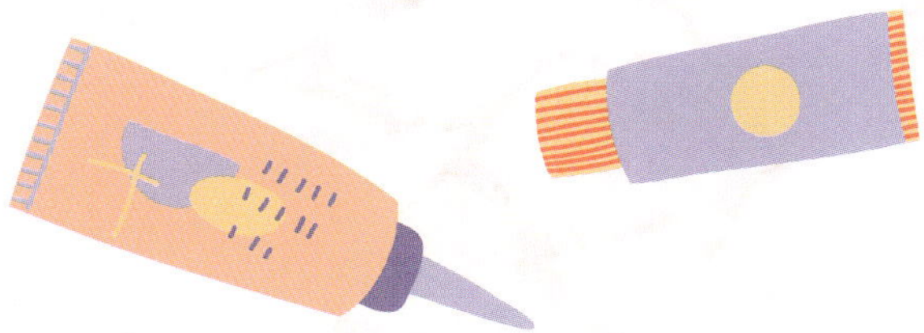

PRÉVENTION

Les taches brunes sont principalement dues à l'exposition au soleil. Par conséquent, il va sans dire que l'application d'une crème solaire est indispensable pour les prévenir. Après un traitement, il est important d'appliquer une **crème solaire ayant un indice de protection de 30 ou de 50** – comme c'est le cas après un traitement contre le mélasma.

> *De nombreux patients suivent des séances d'entretien annuelles (gommage ou lumière intense pulsée) pour éviter l'apparition de nouvelles taches brunes.*

CERNES

Les cernes (hypermélanose périorbitaire ou hyperpigmentation périorbitaire) sont l'un des autres motifs de consultation chez les dermatologues.

> Ils affectent les deux yeux et plus généralement la peau de la paupière inférieure. Les personnes qui en souffrent ont souvent l'impression d'avoir l'air fatigué, triste ou d'avoir la gueule de bois.

CAUSES

Les cernes apparaissent pour différentes raisons. Ils ont tendance à affecter davantage les **peaux foncées**, les individus ayant une **prédisposition génétique** et les **personnes âgées**. Ils peuvent

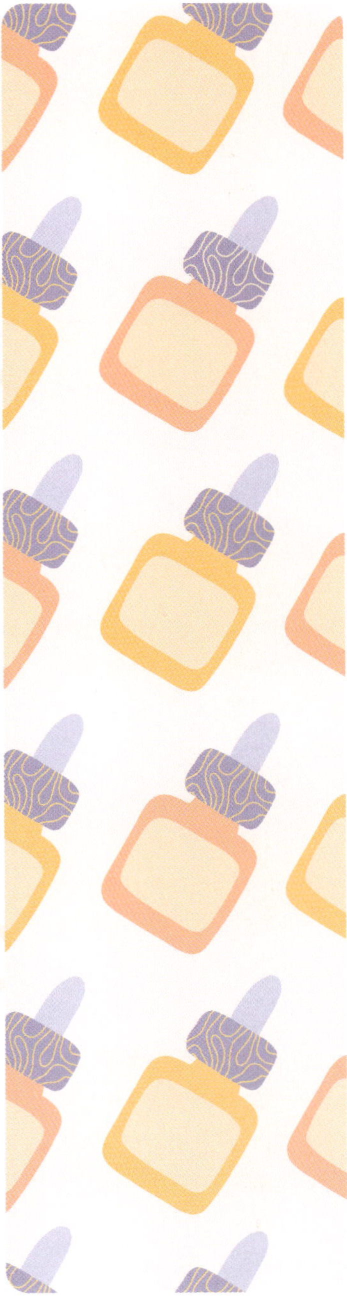

néanmoins être la conséquence d'autres **troubles cutanés** (allergie, eczéma, mélasma) ou **problèmes de santé** (maladie thyroïdienne, rhinite allergique saisonnière).

Ces cercles proéminents peuvent être le résultat d'une **pigmentation excessive** de la peau, d'une **perte de tissu graisseux** au niveau des paupières ou du contour de l'œil, d'un **gonflement** des paupières, d'un **affinement** et d'un **relâchement** de la peau.

> *Si certains de ces facteurs sont en partie génétiques, d'autres comme l'âge, le tabagisme, la fatigue, la déshydratation et les menstruations jouent un rôle dans l'apparition des cernes.*

TRAITEMENTS

Comme les cernes sont dus à différents facteurs, il est préférable de commencer par consulter votre médecin traitant ou un dermatologue afin qu'il écarte d'autres causes médicales.

Plusieurs méthodes sont disponibles pour traiter les cernes. Toutefois, pour être honnête, cela peut être compliqué et un seul traitement ne suffit souvent pas ; une cure peut s'avérer indispensable. En outre, plusieurs types de traitements sont généralement nécessaires chez une même personne pour obtenir des résultats significatifs.

MODE DE VIE

Avant de vous ruer sur les traitements médicaux, sachez que plusieurs **facteurs liés au mode de vie** peuvent être impliqués dans l'apparition des cernes.

- **Veillez à dormir suffisamment** ; la plupart des gens ont besoin d'environ huit heures de sommeil chaque nuit. Un sommeil de mauvaise qualité ou le manque de sommeil peuvent accentuer les cernes.

- **Veillez à avoir une alimentation saine**, à ne pas consommer trop d'alcool ni d'aliments salés. Ceux-ci peuvent entraîner une déshydratation et des gonflements qui rendent les cernes encore plus visibles.
- Les **rayons ultraviolets** (toujours les mêmes coupables !) peuvent aggraver les cernes préexistants. Par conséquent, il est indispensable d'appliquer quotidiennement une **crème solaire** ayant un indice de protection élevé, spécialement formulée pour le contour de l'œil (la crème Mineral Eye UV Defense SPF30 de SkinCeuticals, par exemple).
- Il est tout aussi important d'investir dans des **lunettes de soleil de bonne qualité estampillées CE** (ce qui signifie qu'elles répondent aux normes de qualité européennes). Votre opticien ou un bon détaillant sera en mesure de vous conseiller si vous ignorez quelles lunettes acheter.

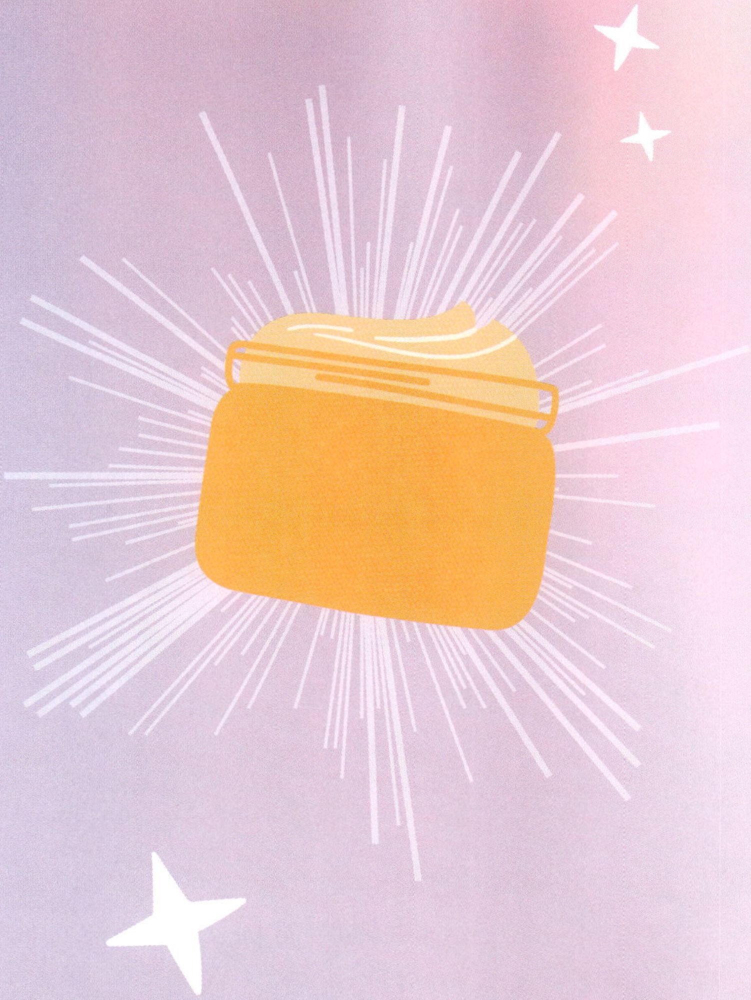

MÉTHODES POUR DISSIMULER LES CERNES

Tout le monde n'a pas envie de suivre des **traitements médicaux invasifs**. Chez certaines personnes, le simple fait de dissimuler les cernes suffit.

> Les produits appliqués doivent être waterproof, avoir une bonne tenue et être couvrants. Un correcteur de couleur peut s'avérer utile avant de se maquiller.

Sur les peaux claires, les **tons rosés et pêche** permettent de neutraliser la couleur sombre des cernes et les veines visibles ; sur les peaux foncées, utilisez des **tons orangés et rouges**.

> *Mélangez les teintes pour obtenir un résultat naturel. De nombreux anticernes de qualité sont disponibles sur le marché. Votre choix dépendra essentiellement de vos préférences personnelles.*

Pour ma part, je recommande le soin anticernes Studio SPF 35 de Mac et le soin Radiant Creamy Concealer de NARS.

TRAITEMENTS MÉDICAUX

A) CRÈMES ET GELS

Chez la majorité des gens, le moyen le plus simple de traiter les cernes est l'application d'**agents** ou de **crèmes topiques**. Peu d'entre eux ont fait l'objet d'essais cliniques. Toutefois, d'après mon expérience, je dirais qu'ils contribuent à **réduire le nombre de pigments** ou la quantité de mélanine, ainsi qu'à atténuer la pigmentation et l'aspect sombre des cernes. Plusieurs agents (souvent associés) peuvent être utilisés.

Quand vous achetez des **agents illuminateurs** disponibles en vente libre, optez pour les produits contenant les ingrédients suivants :

- vitamin C (magnesium ascorbyl phosphate, sodium ascorbate)
- arbutin
- kojic acid
- soy
- liquorice extract
- mulberry extract
- aloesin
- niacinamide
- azelaic acid
- retinol

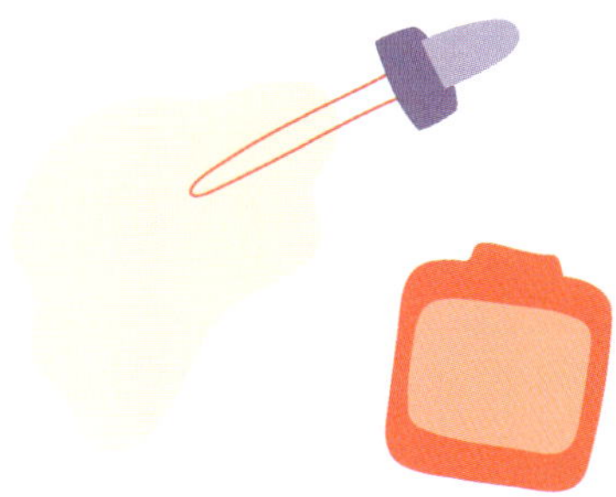

Les produits disponibles sur ordonnance peuvent contenir de l'**hydroquinone** (2 à 4 %) et des rétinoïdes. Ces ingrédients peuvent irriter la peau délicate du contour de l'œil. Par conséquent, il convient d'augmenter progressivement leur dose sous la supervision d'un dermatologue.

B) GOMMAGES CHIMIQUES

Comme indiqué précédemment, les gommages chimiques sont souvent utilisés pour traiter différents **problèmes de pigmentation au niveau du visage**, notamment le mélasma et les taches brunes. Les gommages profonds sont déconseillés au niveau du contour de l'œil car ils risquent d'aggraver la pigmentation ou d'entraîner des cicatrices. Toutefois, plusieurs séances de **gommages légers** peuvent atténuer les cernes au fil du temps. Les gommages généralement réalisés pour traiter cette zone contiennent entre 3 et 6 % d'**acide trichloracétique**, de l'acide lactique, de l'acide mandélique et de l'acide glycolique. Même s'ils provoquent une **légère desquamation** les jours suivant le traitement, ils vous permettent néanmoins de reprendre rapidement vos activités habituelles.

C) *MICRONEEDLING*

Le *microneedling* est un **traitement cutané peu invasif**. Un dispositif doté de petites aiguilles est utilisé pour réaliser de minuscules perforations dans la peau. La procédure est **indolore** car une crème anesthésiante est appliquée au préalable.

> Le *microneedling* est souvent associé aux gommages chimiques, car il améliore la pénétration et par conséquent leurs effets.

Des **rougeurs** et une **tuméfaction** apparaissent après le traitement. Comme la peau du contour de l'œil est **très fine**, il faut parfois plusieurs jours avant que celles-ci disparaissent.

Le microneedling est de plus en plus associé à une autre procédure appelée « PRP » (plasma riche en plaquettes) pour traiter les cernes.

Les **données scientifiques** concernant son utilisation restent néanmoins limitées. Le PRP a fait la une des médias quand Kim Kardashian a publié des photos de son « visage de vampire » sur les réseaux sociaux après avoir suivi un traitement de rajeunissement.

> Un échantillon de sang est prélevé et placé dans une centrifugeuse. Le plasma, riche en plaquettes et en facteurs de croissance, en est extrait, puis est appliqué sur la peau après le *microneedling*.

Plusieurs séances sont souvent nécessaires et les résultats sont variables.

D) TRAITEMENTS AU LASER

Les lasers qui ciblent les pigments (les lasers QS-Ruby, QS-Alexandrite et Nd:YAG 1064 nm, par exemple) peuvent être utilisés, ainsi que le laser Fraxel 1550 nm. Les traitements au laser donnent des **résultats variables** et plusieurs séances sont souvent nécessaires. L'œil est sensible aux lésions causées par les lasers ; le traitement doit donc être réalisé par un **praticien expérimenté**.

Le port d'un dispositif de protection des yeux (des cache-yeux, par exemple) est indispensable.

E) PRODUITS DE COMBLEMENT

Si les cernes sont dus au processus de vieillissement naturel (qui entraîne une perte de graisse sous les yeux), de faibles quantités de produit de comblement, contenant généralement de l'**acide hyaluronique**, peuvent être injectées sous les yeux au moyen d'un dispositif appelé **canule**.

Les canules sont de plus en plus utilisées pour injecter des produits de comblement dans cette zone du visage, car elles sont considérées comme plus sûres que les aiguilles. Le produit de comblement peut lisser la peau, lui redonner du volume et par conséquent améliorer son aspect. Il s'agit d'une procédure courante pour traiter les dépressions du creux lacrymal.

Le traitement présente un risque de **tuméfaction**, d'**hématomes** et d'**irrégularités**, ainsi qu'un risque théorique de **cécité**. Toutefois, cette dernière complication est extrêmement rare et la procédure ne présente aucun danger lorsqu'elle est réalisée correctement par un praticien expérimenté. Le traitement n'est pas permanent. Ses effets restent visibles douze mois environ, en fonction du produit de comblement utilisé.

Avant de prendre rendez-vous, veillez à demander à la personne qui réalisera l'injection quelle est sa formation, ainsi que le nombre de procédures qu'elle a réalisées.

F) LIPOFILLING

Si les cernes sont dus à une **perte importante de graisse** sous les yeux et qu'ils sont creux, le lipofilling peut être une option (même s'il n'atténue pas directement la pigmentation). De la graisse est prélevée sur une autre partie du corps du patient avant d'être implantée ou injectée sous les yeux.

> *Cette procédure doit être exclusivement réalisée par un chirurgien esthétique.*

Le traitement des cernes est complexe et demande de la patience. **Plusieurs séances et traitements sont nécessaires.** Il faut souvent en essayer plusieurs pour savoir lequel est le plus efficace. L'essentiel, c'est de consulter un dermatologue cosmétique expérimenté, ayant accès à plusieurs traitements, qui pourra déterminer la **cause sous-jacente** des cernes avant de définir un **plan de traitement**.

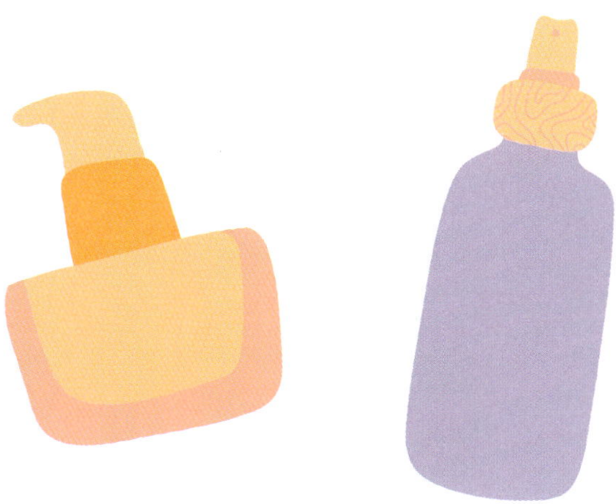

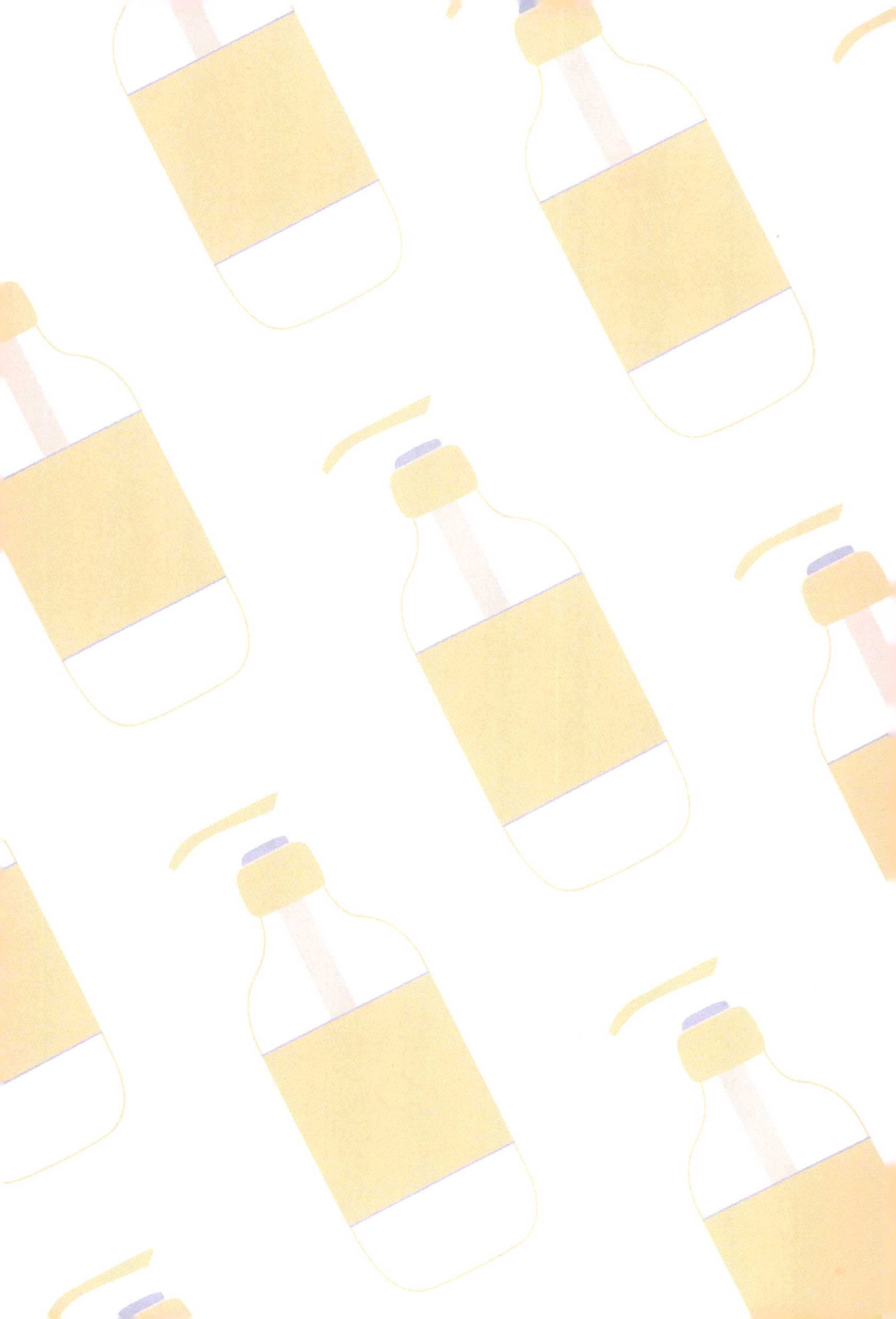

6

LE MODE DE VIE

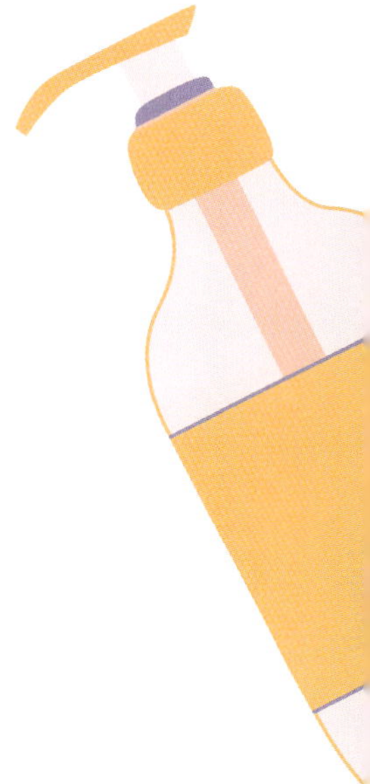

La vie

EST UNE QUESTION D'ÉQUILIBRE ; NOUS DEVONS PRENDRE SOIN DE NOUS PENDANT NOTRE BREF PASSAGE SUR TERRE.

LE SOMMEIL

Une peau saine va de pair avec un corps et un esprit sains. Même si nous ne pouvons pas modifier nos gènes ni tout recommencer à zéro, nous avons le pouvoir de contrôler les **facteurs environnementaux** et notre **mode de vie**. La vie est une question d'équilibre ; nous devons prendre soin de nous pendant notre bref passage sur Terre.

> *En ce qui concerne notre peau, l'une des règles de base est de dormir suffisamment. C'est ce que nos parents, les magazines et les blogueurs ne cessent de nous répéter depuis des années. Ils ont absolument raison.*

Chez l'être humain, le sommeil est un besoin fondamental. Quand j'avais une vingtaine d'années, j'ai sans aucun doute malmené mes **cycles de veille et de**

sommeil. Maintenant que j'approche la quarantaine, je m'accorde huit heures de sommeil presque toutes les nuits. Je me rends compte que j'ai la chance de pouvoir le faire. Cela serait beaucoup plus difficile si je travaillais encore par roulement ou tard le soir, ou si j'avais des enfants en bas âge.

> Le concept de « sommeil réparateur » n'a rien de nouveau. Des études expérimentales ont montré que les gens qui manquent de sommeil paraissent en moins bonne santé, plus fatigués et moins attirants.

Abstraction faite des études, il n'y a pas besoin d'être un génie pour comprendre que le manque de sommeil peut **aggraver les cernes** et donner à la peau un aspect terne et cireux.

> *La peau est un organe vivant qui sert d'interface entre le corps et l'environnement extérieur. Elle n'endure pas les mêmes choses la nuit que le jour.*

Pensez-y. Le jour, nous avons **plus de chances** de nous blesser, d'être exposés aux rayons UV, aux microbes, aux températures extrêmes, etc. Par conséquent, il est normal que la peau fonctionne différemment selon les moments de la journée.

Nous savons depuis longtemps que notre corps possède une **horloge biologique** au niveau de l'**hypothalamus** (une région du cerveau).

> *Cette horloge contrôle notre rythme circadien, c'est-à-dire le cycle interne de vingt-quatre heures coïncidant avec le jour et la nuit.*

Le cycle circadien s'est développé au fur et à mesure de l'évolution de la vie sur Terre. Cela était **vital pour nous protéger**, sinon nous aurions pu dormir le jour et être vulnérables aux attaques. Notre cycle circadien

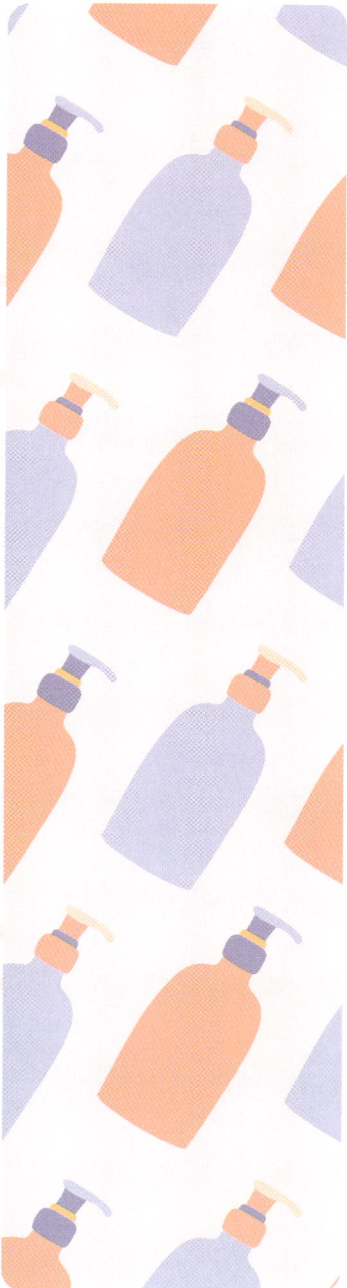

contrôle les variations rythmiques de nos activités physiologiques et psychologiques. De nombreuses fonctions organiques ont un **rythme circadien**.

Des travaux scientifiques fascinants menés depuis l'an 2000 ont montré que les cellules cutanées possèdent leur **propre horloge interne** – en plus de l'horloge principale du cerveau.

> *Cela inclut de nombreux types de cellules : les cellules souches ainsi que les cellules qui produisent du collagène (fibroblastes) et des pigments (mélanocytes).*

Ces cellules œuvrent de concert avec le cerveau pour contrôler les variations rythmiques de l'activité cutanée.

Le rythme circadien de la peau affecte presque toutes ses fonctions, notamment l'**hydratation** et la **perte d'eau**, la **production de sébum**, le **débit sanguin**, la **division des cellules cutanées** et la **fonction de barrière**. Ces processus n'ont pas lieu au même rythme le jour et connaissent des pointes et des creux d'activité. Il est extrêmement important de bien le comprendre, et ce, pour deux raisons. Pour commencer, le **rythme circadien** de la peau dicte à quels moments il convient d'utiliser

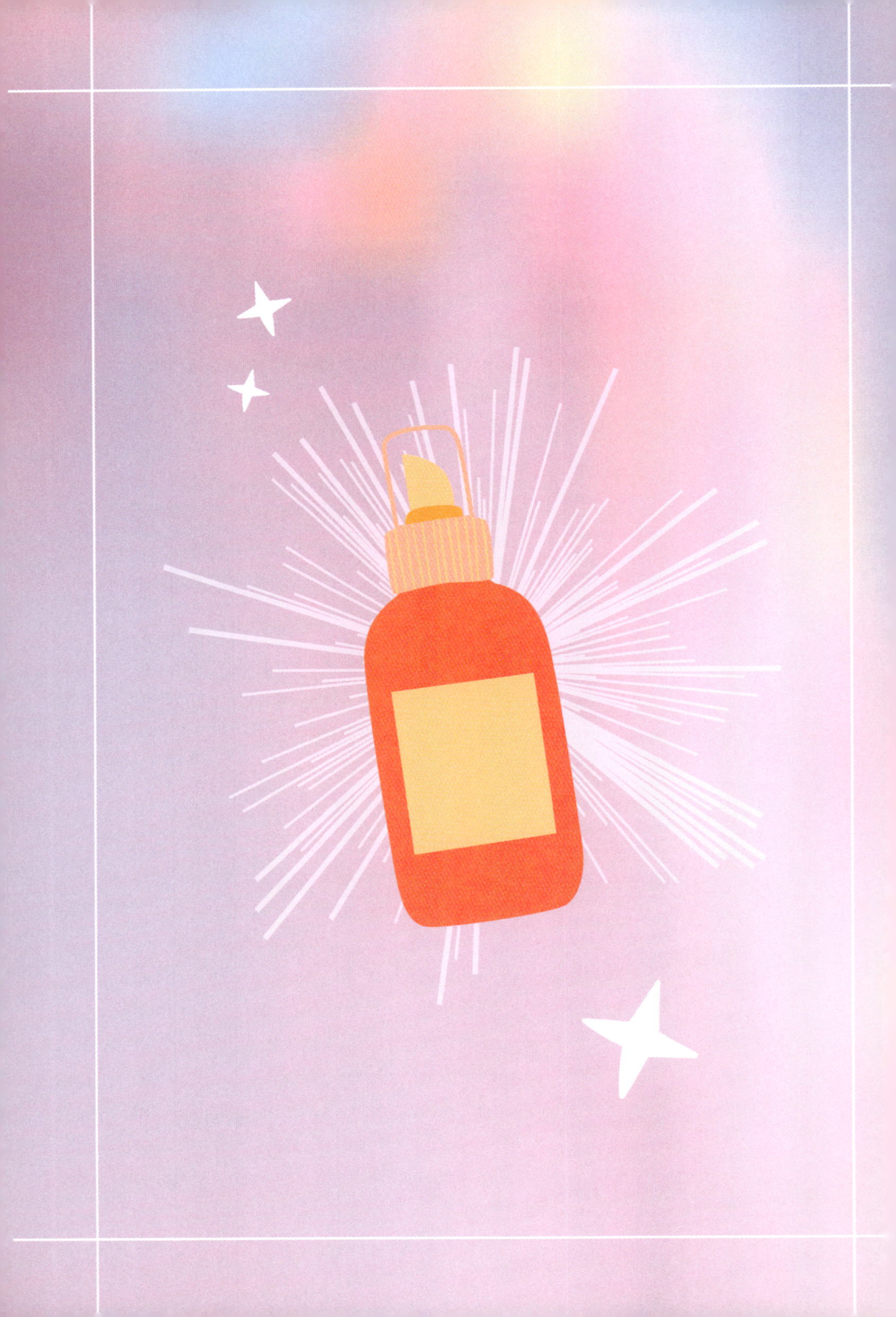

certains types de soins pour obtenir des résultats optimaux. Ensuite, le **manque chronique de sommeil** perturbe le rythme circadien naturel de l'organisme, probablement *via* la génération de radicaux libres due à une activité du métabolisme à des heures inopinées.

> *Cela peut diminuer la fonction de barrière de la peau et entraîner des signes de vieillissement cutané prématuré.*

Quels sont donc les principaux changements qui s'opèrent au niveau de la peau au fil de la journée ?

- La production de sébum est maximale en début d'après-midi et minimale la nuit.
- La perte insensible d'eau (évaporation depuis les couches supérieures de la peau) est plus importante la nuit.
- La barrière cutanée est plus perméable la nuit.
- De nombreux types de cellules cutanées se divisent plus rapidement la nuit.

Sachant tout cela, vous comprenez désormais pourquoi les femmes qui ont la peau grasse comme moi doivent **retoucher leur maquillage** en début d'après-midi. Même les personnes ayant une peau normale remarquent que **la zone T est plus brillante** après le déjeuner, faisant des mouchoirs en papier un accessoire indispensable.

> *La peau perd plus d'eau quand nous dormons que quand nous sommes éveillés.*

Cela peut être un souci pour les personnes qui ont la peau sèche ou normale. Si vous avez une peau mature ou sèche, il est préférable d'appliquer une crème de nuit après avoir nettoyé votre peau. C'est à ce moment que celle-ci a le plus besoin d'être hydratée. Chez les personnes qui souffrent de troubles cutanés comme l'**eczéma** et le **psoriasis**, il est encore plus important de bien hydrater la peau avant d'aller dormir.

> Comme la barrière cutanée est plus perméable la nuit et quand nous dormons, il s'agit du moment idéal pour appliquer des traitements ciblés : traitement contre les boutons tenaces, agents éclaircissants contre la pigmentation, et rétinoïdes pour leurs effets anti-âge.

À l'inverse, les personnes qui ont la peau sensible doivent être **prudentes**, car les produits peuvent pénétrer la peau plus profondément.

La nuit, les cellules cutanées se divisent. Certaines études ont montré que la prolifération des cellules était **trente fois plus importante** la nuit qu'à la mi-journée.

Vous pouvez faciliter ce processus en ajoutant des acides alpha-hydroxy (acide glycolique, acide lactique) et des rétinoïdes à votre soin cutané afin de favoriser le renouvellement cellulaire.

N'hésitez pas à envisager cette solution si votre teint n'est pas uniforme ou si le vieillissement cutané est pour vous une source de préoccupation.

Il ne fait aucun doute que la peau se répare et se régénère lorsque nous dormons. Au-delà d'optimiser votre rituel skincare, il est important que vous dormiez suffisamment pour que ces processus puissent avoir lieu.

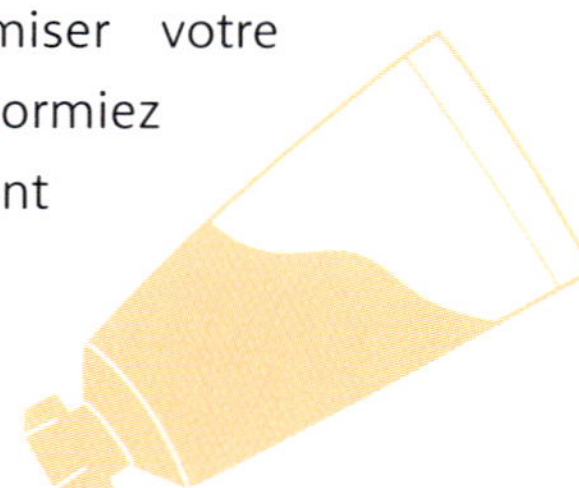

Le nombre d'heures de sommeil dont chacun a besoin **varie d'une personne à l'autre**. Ce nombre évolue également avec l'âge, les jeunes enfants ayant besoin de plus de sommeil que les adultes.

> Les experts s'accordent à dire que les adultes ont besoin de sept à neuf heures de sommeil par nuit en moyenne pour que le corps puisse se reposer et fonctionner correctement. Le sommeil doit être de bonne qualité, sans réveils fréquents.

Il est important que vous ayez une bonne hygiène de sommeil si vous voulez agir sur les facteurs qui peuvent impacter votre peau. Voici quelques conseils qui vous permettront de bien dormir.

GESTION DU STRESS : les troubles du sommeil sont souvent dus au stress et à l'anxiété. Même s'il est illusoire de penser pouvoir se débarrasser du stress induit par la vie moderne, **il est important de connaître les mécanismes qui permettent de le gérer**.

> *Trouvez la méthode qui vous convient. La méditation, le yoga et le sport peuvent s'avérer utiles.*

ACTIVITÉ PHYSIQUE RÉGULIÈRE : une activité physique régulière peut améliorer la qualité et la durée du sommeil. Chez certaines personnes (mais pas toutes), **une activité physique intense pratiquée une à trois heures avant d'aller dormir peut perturber le sommeil**. Toutefois, cela varie d'un individu à l'autre. Si vous remarquez que vous restez éveillé quand vous faites du sport le soir, il est préférable que vous fassiez de l'exercice le matin. Les activités douces comme le yoga et le stretching peuvent néanmoins être utiles avant d'aller dormir.

DORMIR À DES HORAIRES RÉGULIERS : essayez de vous endormir et de vous réveiller à la même heure tous les jours, **y compris le week-end**

et pendant les vacances. Cela permet de régler votre horloge interne et d'optimiser la qualité du sommeil.

BOIRE DE L'ALCOOL ET DU CAFÉ AVEC MODÉRATION : chez les personnes sensibles, la caféine peut interférer avec le sommeil pendant **dix à douze heures** après consommation. J'ai toujours suspecté que je faisais partie de cette catégorie, ce qui m'a été confirmé par un test génétique ayant montré que **je métabolise lentement la caféine**. Sachant cela, je ne bois plus de café après midi.

> *Nous savons tous que la caféine est un stimulant. Mieux vaut privilégier les tisanes. Si vous aimez le thé vert, n'oubliez pas que celui-ci contient aussi de la caféine !*

La consommation excessive d'alcool peut nuire à la qualité et à la quantité de sommeil. Même si l'alcool aide à s'endormir plus vite et plus profondément, **il réduit le nombre d'heures de sommeil paradoxal**. Le sommeil paradoxal est une partie essentielle du cycle naturel du sommeil. Sa réduction peut perturber le rythme circadien.

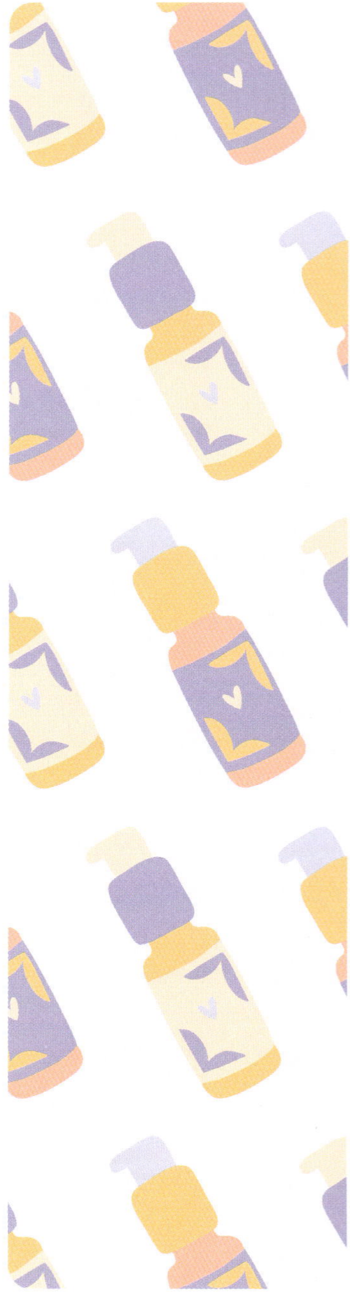

ÉVITER LES ÉCRANS UNE HEURE AVANT D'ALLER DORMIR : les **ondes lumineuses bleues** émises par les écrans des smartphones, par exemple, peuvent entraîner toutes sortes de troubles du sommeil. Même s'il est tentant de consulter une dernière fois vos **réseaux sociaux** avant d'aller dormir, il est préférable pour votre santé que vous évitiez les écrans au moins une heure avant de vous coucher.

La lumière bleue augmente la vigilance et prolonge la durée d'endormissement. Cela affecte votre sommeil paradoxal et votre rythme circadien naturel par le biais de divers mécanismes. Pour vous endormir, échangez votre téléphone contre un bon vieux bouquin.

Le sommeil reste un besoin fondamental. **Il ne s'agit pas d'un état où tout est « éteint » et à l'arrêt**, mais plutôt d'un processus particulièrement actif, à la biologie extrêmement complexe. Votre peau a besoin d'un sommeil de bonne qualité pour paraître saine et reposée, **quel que soit votre âge**.

LE MICROBIOME CUTANÉ

Le microbiome humain est un domaine fascinant qui fait l'objet de nombreuses recherches et suscite l'intérêt du public. Il s'agit d'un domaine dont nous savions relativement peu de choses jusqu'aux avancées récentes des technologies de séquençage nouvelle génération, qui permettent d'analyser rapidement d'importants **volumes d'ADN dans les cellules**. Cela a révolutionné nos connaissances sur la peau et ses hôtes naturels.

La peau sert d'interface entre le corps et son environnement. *In utero*, elle est stérile. Après la naissance, des microbes commencent rapidement à **colonise notre peau**, formant un **écosystème complexe** avec lequel nous cohabitons. Cet écosystème inclut des bactéries, des virus et des champignons.

> *On dit souvent que, dans et sur notre corps, les cellules microbiennes sont dix fois plus nombreuses que les cellules humaines ; nous nous apparentons donc davantage à des microbes qu'à des humains !*

Cet ensemble de microbes et leur matériel génétique constituent notre « microbiome ».

Le microbiome humain est **hétérogène** et **varie d'un individu à l'autre** ; sa composition unique n'est pas la même sur ma peau que sur la vôtre. Certains facteurs comme l'âge, le sexe, le mode de vie, la partie du corps, la profession et la maladie peuvent également influencer le microbiome.

> Son entretien est bon pour notre santé. Ces « bons » microbes peuvent empêcher les microbes pathogènes (ou « mauvais » microbes) d'envahir la peau. Ils contribuent également à optimiser la fonction immunitaire de la peau et influencent les processus métaboliques.

Sans grande surprise, les recherches montrent que c'est sur la barrière de protection extérieure (couche cornée) que l'on trouve le plus de bactéries par rapport à d'autres couches cutanées.

Plusieurs bactéries vivent en permanence sur notre peau. Certaines parties du corps favorisent la croissance d'un type de bactéries plutôt qu'un autre. Par exemple, les **zones sébacées ou grasses** comme le

MÊME S'IL EST TENTANT DE CONSULTER UNE DERNIÈRE FOIS VOS RÉSEAUX SOCIAUX AVANT D'ALLER DORMIR, IL EST PRÉFÉRABLE POUR VOTRE SANTÉ QUE VOUS ÉVITIEZ LES ÉCRANS AU MOINS UNE HEURE *avant de vous coucher.*

visage et le dos ont un microbiome différent de celui des **zones humides** (aisselles, par exemple) **et sèches**.

> Les recherches sur le microbiome cutané suscitent de plus en plus d'intérêt, car son rôle dans la préservation de la santé et la manifestation de maladies est désormais reconnu.

Le déséquilibre du microbiome contribue à la manifestation de certaines affections cutanées comme l'**acné** et l'**eczéma**. La capacité à manipuler le microbiome pourrait nous donner accès à de nouvelles méthodes pour traiter les problèmes de peau.

L'ACNÉ

Les zones sébacées comme le visage contiennent un nombre important de bactéries appelées *Propionibacterium acnes* (*P. acnes*). Elles sont notamment liées au développement de l'acné.

On les retrouve sur la peau de tout le monde. Toutefois, chez les personnes acnéiques, certaines souches de *P. acnes* sont **plus fréquentes** que chez le reste de la population.

> *Ces nouvelles données offrent le potentiel d'enrichir la peau de « bonnes » bactéries afin de contrer les bactéries responsables des boutons.*

Il ne fait aucun doute que les traitements ciblés sont préférables aux antibiotiques classiques, qui tuent simplement toutes les bactéries, bonnes comme mauvaises.

L'ECZÉMA

L'eczéma est une maladie extrêmement fréquente. On pense qu'elle touche près de **20 % des enfants en Occident**. Sa progression depuis plusieurs années est probablement due à un **facteur environnemental**. D'après les hypothèses, cela s'expliquerait par la taille réduite des familles, et par l'amélioration de l'hygiène corporelle et des conditions sanitaires.

> *Nous ne sommes plus autant exposés à la saleté et aux microbes qu'auparavant, ce qui pourrait avoir eu une incidence sur notre microbiome cutané.*

La bactérie *Staphylococcus aureus* est présente sur la peau de nombreuses personnes souffrant d'eczéma. Les recherches ont montré que le nombre de bactéries *Staphylococcus aureus* augmentait lors d'une poussée d'eczéma. Par contre, on remarque curieusement une diminution des autres bactéries présentes sur la peau, c'est-à-dire une **diminution de la diversité bactérienne**. Cela est très intéressant et nous invite à nous demander si le fait d'enrichir la peau avec le microbiome « normal » d'une personne saine pourrait prévenir les poussées d'eczéma.

Les recherches sur le microbiome cutané en sont à leurs prémices.

> *Nous ne disposons pas encore de données solides qui nous permettent de comprendre comment nous pourrions manipuler le microbiome pour prévenir ou traiter les problèmes de peau.*

Toutefois, le secteur de la beauté identifie toujours rapidement les **traitements potentiels**, et l'on trouve de plus en plus de soins aux probiotiques sur le marché.

LES SOINS AUX PROBIOTIQUES

L'Organisation mondiale de la santé (OMS) définit les probiotiques comme des « micro-organismes vivants qui, lorsqu'ils sont administrés en quantités adéquates, sont bons pour la santé de l'hôte ».

Les probiotiques oraux permettant de renforcer la flore intestinale existent depuis quelque temps déjà. Les bactéries *Lactobacillus* et *Bifidobacterium* comptent parmi les bactéries probiotiques les plus connues.

On ignore encore si les probiotiques oraux présentent des avantages dans le domaine du skincare. Le microbiome des intestins est très différent de la flore naturelle de la peau. **Ce qui convient à la flore intestinale ne convient pas nécessairement à la peau**, même si l'on pense que les probiotiques pénètrent la peau en quantités suffisantes lorsqu'ils sont digérés.

Malgré tout, les soins aux probiotiques suscitent de plus en plus d'intérêt et font l'objet d'un matraquage publicitaire. Plusieurs gammes cosmétiques intègrent des ingrédients probiotiques à leurs produits.

Celles-ci prétendent adopter une approche « naturelle » ou holistique en essayant de **corriger la peau de l'intérieur**. Les probiotiques sont désormais à la mode dans l'univers du skincare. Toutefois, la véritable question est : fonctionnent-ils vraiment ?

Très peu d'études montrent que les agents probiotiques contribuent à atténuer l'acné, les rougeurs et la sécheresse cutanée quand ils sont appliqués sur la peau.

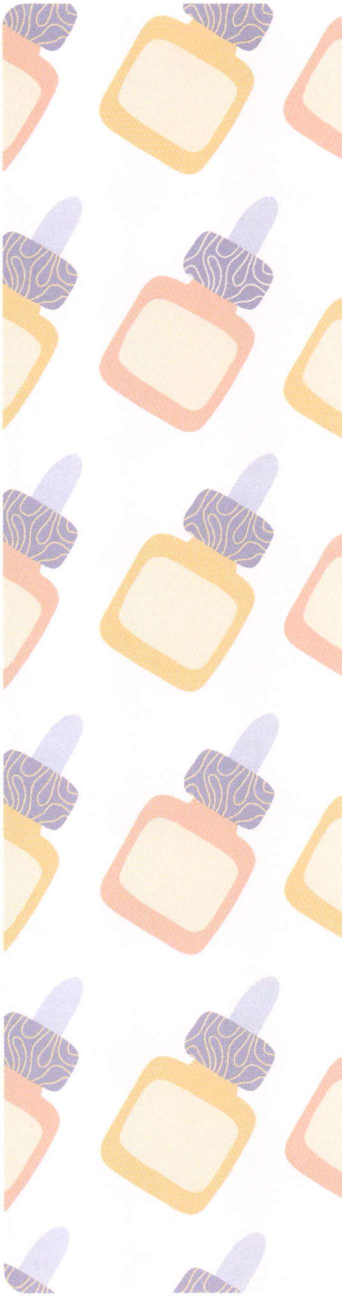

Ces études sont peu nombreuses et les résultats ne sont pas toujours reproductibles. Toutefois, cela n'arrête pas le marché du skincare. Si vous le souhaitez, vous trouverez facilement des soins aux probiotiques, y compris dans **les plus grandes enseignes cosmétiques**.

Ces soins partent du principe que les cultures bactériennes actives présentes dans les produits peuvent modifier le microbiome de la peau.

> *Tout d'abord, ces produits cosmétiques (les crèmes, par exemple) créeraient une barrière de protection à la surface de la peau et empêcheraient les « mauvaises » bactéries d'interagir avec celle-ci.*

Ensuite, certains probiotiques produiraient des substances susceptibles de **dégrader les « mauvaises » bactéries** et donc de **réduire l'inflammation**.

Quoi qu'il en soit, il ne s'agit que d'hypothèses. **La durée de vie des cultures bactériennes actives n'est que de quelques jours** avant qu'elles manquent de nourriture et meurent. Elles sont donc rarement utilisées dans les soins cosmétiques pour la peau. Ce

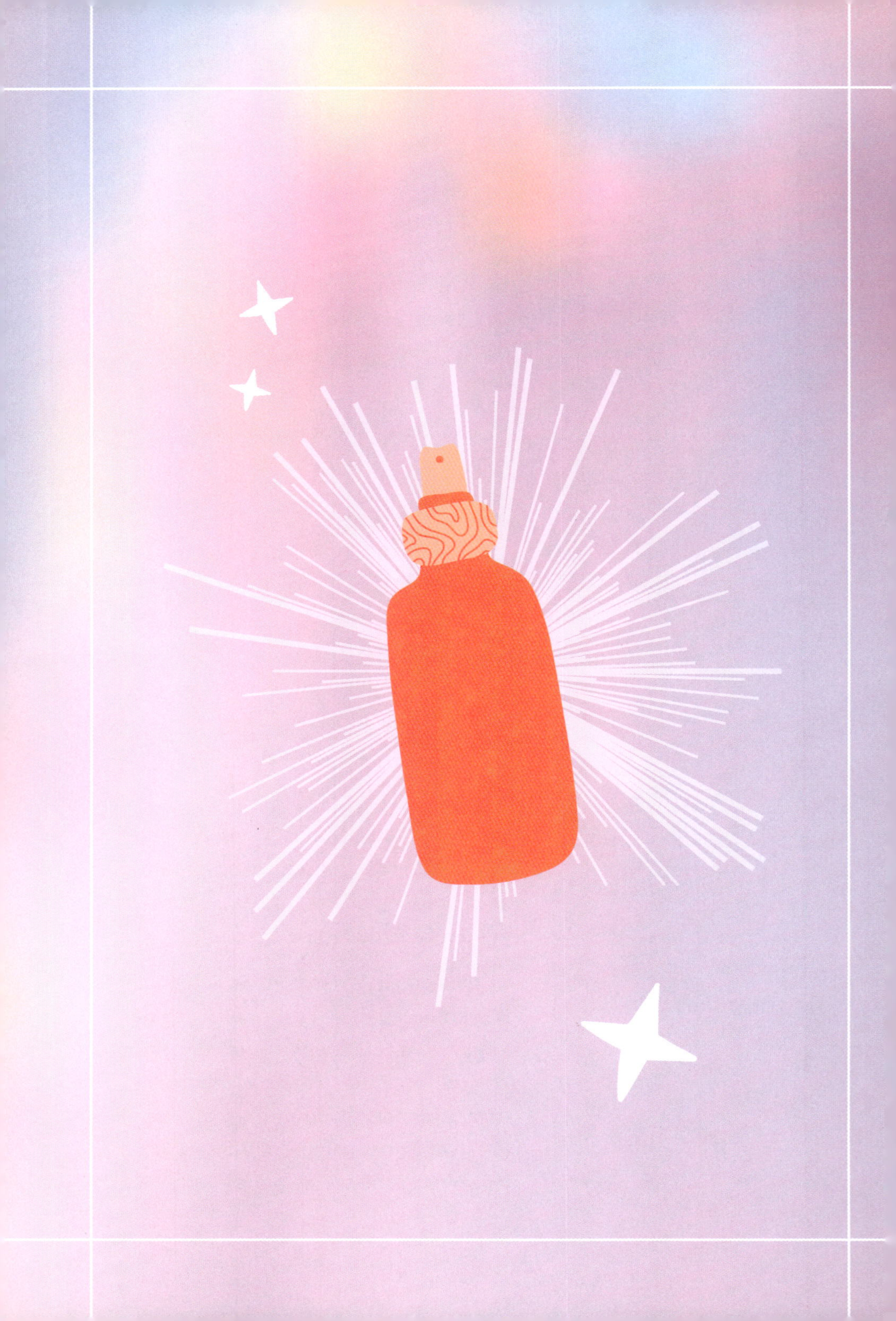

que l'on utilise plus souvent, c'est le **lysat**. Il s'agit de matériel cellulaire bactérien purifié (paroi cellulaire de bactéries, métabolites et bactéries mortes, par exemple).

> *Certains pensent que le lysat utilisé dans les soins cutanés a les mêmes effets biologiques que les cultures actives.*

Même si les probiotiques sont promis à un bel avenir dans les industries de la santé et de la beauté, il convient d'être **prudent** lorsque l'on commercialise une science que l'on n'appréhende pas encore pleinement. Nous avons besoin de **données supplémentaires** sur les souches bactériennes susceptibles de présenter des avantages pour le microbiome cutané. Il est faux de penser que les produits utilisés pour la flore intestinale sont **automatiquement bénéfiques pour la peau quand ils sont intégrés à un soin cosmétique**. Je reste sceptique, mais garde néanmoins l'esprit ouvert. Après m'être entretenue avec plusieurs scientifiques et avoir analysé les données, je pense que nous manquons encore de preuves pour l'instant.

Toutefois, les recherches sur le microbiome pourraient un jour (pas trop lointain, je l'espère) permettre à chacun d'adopter une approche personnalisée du skincare.

L'ALIMENTATION

Depuis une dizaine d'années, on assiste à une tendance visant à prendre soin de sa peau de manière plus holistique. L'intérêt du public s'est porté vers les **stratégies préventives**. La prévention des éventuels futurs problèmes de peau est devenue tout aussi importante que leur traitement.

Il ne fait aucun doute que le fait de **manger sainement** et d'avoir une alimentation équilibrée est essentiel pour notre bien-être général, mais aussi pour la santé de la peau. De nombreuses femmes souhaitent avoir une **peau rayonnante et sans rides**. Elles ont peu de chances d'atteindre cet objectif en ayant uniquement recours aux soins skincare. Nous devons porter autant d'attention à ce que nous mangeons qu'à ce que nous appliquons sur notre peau.

> *Les régimes d'exclusion sont devenus tendance ces derniers temps. Certains de mes patients ne consomment pas de produits laitiers, de gluten ou de sucre pour différentes raisons : santé intestinale ou cutanée, inspiration de leur célébrité ou influenceuse préférée, ou conseils d'un naturopathe.*

Je ne dis pas que les régimes d'exclusion sont inutiles ; ils sont nécessaires chez les personnes souffrant d'**intolérances alimentaires** ou d'**allergies**, par exemple. Néanmoins, je pense que de nombreuses personnes n'ont simplement pas besoin de se priver de nutriments essentiels. Je suis préoccupée quand je reçois des patients qui ont été mal conseillés et à qui l'on a dit d'éviter pratiquement tous les aliments dans l'intérêt de leur peau.

Je suis fermement convaincue qu'**une alimentation saine doit être équilibrée**. Personnellement, je ne suis pas pour le fait d'écarter totalement certains groupes d'aliments et ne fais aucun régime, quel qu'il soit.

> L'idée est de consommer les aliments avec modération et de s'autoriser sans remords des écarts de temps en temps. L'excès nuit en tout ; ce principe s'applique également à la nourriture.

À quoi ressemble une alimentation saine bonne pour la peau ? Le régime idéal a pour objectif de réduire l'inflammation et les dégâts provoqués par les **radicaux libres**. Les **antioxydants**, les **minéraux** et d'autres nutriments sont nécessaires pour préserver l'intégrité cutanée. Ils contribuent en outre au bon fonctionnement des processus biochimiques de l'organisme.

> *Quand cela est possible, il est préférable de les consommer sous forme d'aliments plutôt que sous forme de compléments alimentaires.*

ALIMENTS RECOMMANDÉS POUR AVOIR UNE PEAU SAINE

A) LES POISSONS GRAS

En plus d'être naturellement riches en **protéines** et en **zinc**, le **saumon**, le **maquereau** et le **hareng** sont des sources importantes d'acides gras oméga-3. Ces acides gras contribuent à réduire l'inflammation des cellules cutanées et peuvent rendre votre peau moins sensible aux lésions causées par les rayons UV du soleil.

B) LES FRUITS ET LES LÉGUMES

Les **antioxydants** présents dans les fruits et les légumes neutralisent les méfaits des radicaux libres au niveau de la peau.

> *La vitamine C, la vitamine E, le bêtacarotène, le lycopène et la lutéine offrent une certaine protection contre les lésions causées par les rayons UV.*

Les agrumes sont une bonne source de vitamines C. On trouve notamment du lycopène dans les **tomates**, et du bêtacarotène dans les **patates douces**. Les légumes à feuilles de couleur vert foncé contiennent de la lutéine, tandis que les **épinards** et les **avocats** sont une source de vitamines E.

C) LES FRUITS À COQUE ET LES GRAINES

Les graines de tournesol sont riches en vitamines E et en **acide linoléique**, un type de lipide qui favorise l'**hydratation de la peau**. Les noix contiennent des antioxydants comme la vitamine E, des acides gras essentiels (que l'organisme est incapable de produire) et des minéraux comme le **zinc** et le **sélénium**. Ces aliments doivent être consommés avec modération en raison de leur forte teneur en calories.

D) LE THÉ VERT

Le thé vert contient des composés connus sous le nom de **polyphénols** qui, lorsqu'ils sont consommés régulièrement, contribuent à **protéger la peau contre les méfaits du soleil**. Ils contribuent également à réduire les ridules et les vaisseaux sanguins visibles. Évitez de consommer votre thé vert avec du lait.

E) LE CHOCOLAT NOIR

Le cacao est riche en antioxydants comme les **polyphénols** et les **flavonoïdes**. Ceux-ci peuvent potentiellement **améliorer la circulation sanguine** au niveau de la peau et limiter les dégâts causés par le soleil. Privilégiez le chocolat contenant **au moins 70 % de cacao** ; en deçà, il est riche en sucre. Une fois de plus, il convient de le consommer **avec modération**.

Par conséquent, une alimentation équilibrée est riche en poisson, en huile d'olive, en antioxydants, en fruits et légumes frais, en fruits à coque et en graines.

À l'inverse, certains aliments sont à éviter. Les **sucres** et les **hydrates de carbone raffinés** ont notamment été associés à l'acné et au vieillissement prématuré de la peau. Le chapitre 5 (« Les différents problèmes de peau ») s'intéresse à l'acné et à l'alimentation.

LE SUCRE ET LE VIEILLISSEMENT CUTANÉ

De plus en plus d'éléments prouvent que le sucre contribue au vieillissement prématuré et à l'inflammation de la peau *via* un processus désigné sous le nom de « glycation ».

> *Les sucres présents dans les aliments se lient aux protéines, entraînant la formation de nouvelles molécules néfastes appelées « produits de glycation avancée » (AGE).*

Comme ces molécules s'accumulent au fil du temps, elles endommagent directement le **collagène** et l'**élastine** qui soutiennent la peau. Ce processus, qui commence au milieu de la trentaine, a plusieurs effets négatifs sur la peau. Il entraîne une perte d'élasticité, des changements de texture, des rides et un affaissement cutané. Le processus qui produit les AGE entraîne également la **production de radicaux libres** qui peuvent endommager les cellules et augmenter l'inflammation.

Les probiotiques

SONT DÉSORMAIS À LA MODE DANS L'UNIVERS DU SKINCARE. TOUTEFOIS, LA VÉRITABLE QUESTION EST : FONCTIONNENT-ILS VRAIMENT ?

Même si la science de l'alimentation et les effets de cette dernière sur la peau doivent encore faire l'objet de nombreuses recherches, certains principes de base permettent de préserver la santé cutanée. De nombreux nutriments sont bons pour la peau ou **ralentissent le vieillissement cutané** grâce à leurs **propriétés antioxydantes**, mais aussi en participant aux principaux processus métaboliques.

> *Il est important que nous prenions de bonnes habitudes alimentaires pour améliorer notre santé et notre aspect général.*

L'EXERCICE PHYSIQUE

Nous savons tous que l'exercice physique est bon pour nous. Ce n'est pas un scoop : la pratique régulière d'une activité physique est bonne pour notre cœur, nos poumons et notre santé mentale.

> *Toutefois, l'exercice physique et ses effets sur la peau (qu'ils soient positifs ou négatifs) sont souvent négligés.*

Le plus grand mythe qui revient souvent à mes oreilles (souvent après un cours de yoga), c'est que l'exercice physique et la transpiration permettent d'éliminer les toxines de l'organisme. Malheureusement, cette idée fausse fait long feu.

Elle est souvent soutenue par certains médecins qui, en toute honnêteté, devraient mieux se renseigner. **Aucune preuve scientifique n'a démontré que l'exercice physique permettait de détoxifier la peau.** Notre incroyable corps est parfaitement capable d'éliminer tout ce dont il n'a pas besoin. C'est là le rôle de notre **foie** – et de nos **reins**, dans une moindre mesure.

L'exercice physique a néanmoins plusieurs effets positifs sur la peau. La pratique régulière d'une activité physique **améliore la circulation sanguine** au niveau des cellules cutanées.

> *En plus de transporter l'oxygène et les nutriments essentiels dont nous avons besoin, le sang élimine les déchets comme les radicaux libres qui endommagent la peau.*

Il a également été prouvé que l'exercice physique réduisait le stress. De plus en plus de preuves indiquent que **le stress aggrave de nombreux troubles cutanés inflammatoires** (l'acné, l'eczéma et le psoriasis, par exemple). Le traitement ou la stratégie d'adaptation peuvent notamment inclure la pratique d'une activité physique régulière afin de réduire les tensions.

L'exercice physique permet également de lutter contre certains problèmes cutanés comme la cellulite. Même si celle-ci ne présente aucun danger pour l'organisme, elle est une grande source de préoccupation chez mes patientes.

Le fait de **maintenir son poids de forme** et d'**augmenter sa masse musculaire** peut rendre la peau visiblement plus lisse et plus ferme, et ainsi atténuer la cellulite. L'association de séances d'entraînement intensives et de séances de renforcement musculaire permet d'obtenir de très bons résultats.

La pratique régulière d'une activité physique peut néanmoins engendrer des problèmes cutanés ainsi que certains troubles qui nécessitent l'avis médical d'un dermatologue.

L'ACNÉ CORPORELLE

L'acné corporelle, qui affecte souvent le **dos**, la **poitrine** et parfois les **fesses**, est fréquente chez les personnes qui font régulièrement du sport.

> *La chaleur, la transpiration et les vêtements moulants peuvent obstruer les pores. Les bactéries entrent alors en jeu pour produire des boutons.*

Une forme d'acné, connue sous le nom d'*acne mechanica*, peut également se développer chez les personnes qui pratiquent un sport impliquant le port d'un **casque** ou d'un **sac à dos**. Les frottements, l'occlusion, la transpiration et l'augmentation de la température corporelle favorisent l'apparition de boutons.

Pour remédier à ces problèmes, la solution idéale consiste à prendre une douche directement après le sport. Même s'il est tentant de se détendre dans ses vêtements de sport en buvant un jus de fruit, cela n'est **pas bon pour la peau**. La mode récente des vêtements de loisirs peut **accentuer le problème**.

Si l'acné corporelle est tenace, optez pour des gels douche et des produits nettoyants pour le corps qui contiennent de l'acide salicylique, de l'acide glycolique ou de l'huile essentielle de tea tree.

Je vous recommande les produits suivants : le soin Acne Body Wash de Murad, le gel douche purifiant Arbre à Thé de The Body Shop et le savon corporel aux AHA de Mario Badescu. Si vous avez des **cicatrices** ou souffrez de **boutons** récurrents, permanents, douloureux ou profonds, consultez un médecin, car il est possible que vous ayez besoin d'un traitement plus puissant.

Si vous ne pouvez pas vous doucher immédiatement, prenez l'habitude de glisser des **lingettes pour le visage** formulées pour les peaux acnéiques dans votre sac de sport. Utilisez-les pour nettoyer votre peau avant de pouvoir prendre une douche. Bien que ce ne soit pas la solution idéale, il s'agit probablement de la meilleure chose à faire.

LES MÉFAITS DU SOLEIL

Le soleil vous expose au risque de développer toute une série de **problèmes d'ordre médical et esthétique**. Ceux-ci incluent notamment le vieillissement cutané prématuré (lentigos solaires, rides, ridules) et des cancers de la peau comme le mélanome.

> *Même si la pratique d'un sport en extérieur présente de nombreux avantages pour la santé, la plus grande erreur que commettent les femmes, c'est de ne pas appliquer de crème solaire pour protéger leur peau.*

Les plus vigilantes se rappellent qu'elles doivent appliquer de la crème sur leur visage, mais **négligent les autres parties de leur corps exposées au soleil**. Par exemple, nombreuses sont celles qui portent un short quand elles s'entraînent à l'extérieur, mais qui oublient d'appliquer de la crème solaire sur leurs jambes. Sachant que les jambes sont la zone la plus vulnérable aux mélanomes chez les femmes, il faut absolument les protéger.

Les femmes pour qui le vieillissement cutané est une source de préoccupation devraient également appliquer une protection solaire régulièrement. Les rayons UV sont néfastes pour la peau et entraînent une pigmentation, un changement de texture et des rides.

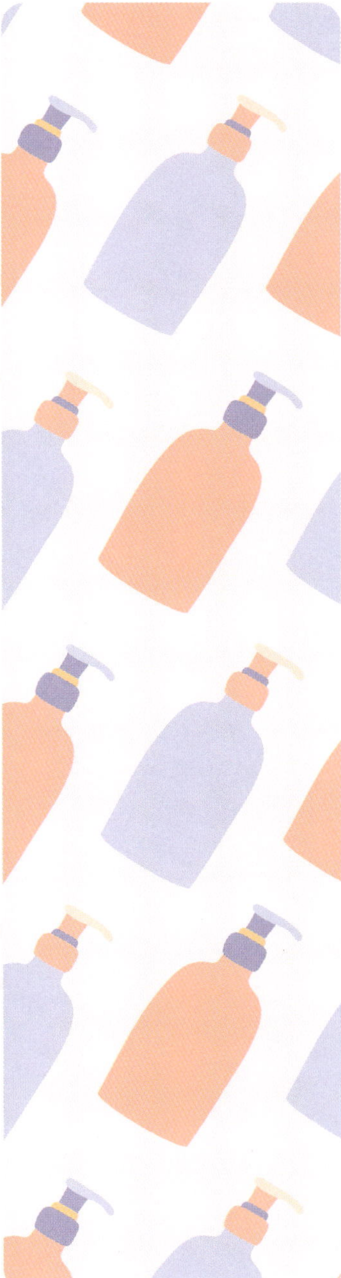

Si vous prévoyez de faire du sport dehors, utilisez une **crème solaire à large spectre** offrant une protection contre les UVA et les UVB. Un **indice 30** est recommandé chez la plupart des gens.

LES INFECTIONS

Les douches communes, les machines et le matériel collectifs recouverts de sueur constituent l'environnement idéal pour exposer votre peau à des infections cutanées mineures.

> *Les verrues sont dues à certaines souches du virus du papillome humain (VPH).*

Celui-ci se trouve sur les surfaces humides et peut facilement pénétrer la peau *via* de **petites coupures** ou **égratignures**. Il en va de même pour les spores fongiques responsables du pied d'athlète. Portez toujours des claquettes quand vous vous douchez et évitez de vous promener pieds nus pour **minimiser les risques d'infection**.

Quand cela est possible, nettoyez toujours le matériel avant de l'utiliser ; ne partez pas du principe que cela a déjà été fait. Accordez de l'attention aux détails. N'exposez pas vos coupures ou blessures ouvertes, et portez un pansement pour protéger votre peau si nécessaire. Si vous contractez une infection malgré ces mesures préventives, sachez que la plupart d'entre elles se soignent grâce à des **traitements disponibles en vente libre**. Si le problème persiste, n'hésitez pas à consulter votre médecin traitant ou un dermatologue afin qu'il vous prescrive un traitement.

LES IRRITATIONS

Quand vous courez ou marchez, les **zones de friction** (souvent au niveau des plis cutanés) peuvent s'enflammer ou s'irriter. Cela est très fréquent, en particulier chez les personnes légèrement en surpoids.

> *Dans ce cas, il est préférable d'opter pour des vêtements correctement ajustés qui limitent les frottements.*

L'application de vaseline ou d'autres lubrifiants sur les zones sujettes aux irritations peut s'avérer utile, même si, en réalité, celles-ci sont souvent inévitables.

> *Dès lors qu'elle est irritée, la peau doit recevoir des soins appropriés. Nettoyez-la en douceur, séchez-la bien, puis appliquez de la vaseline. Si la zone est douloureuse, rouge, enflée ou couverte de croûtes, consultez un médecin, car une crème antibiotique peut s'avérer nécessaire.*

Il ne faut toutefois pas que ces problèmes de peau fréquents vous empêchent de faire du sport. L'activité physique quotidienne **stimule la circulation sanguine** au niveau de la peau et **réduit le stress**. N'hésitez pas à intégrer le sport à votre mode de vie pour assurer le bon fonctionnement de vos organes, y compris de la peau.

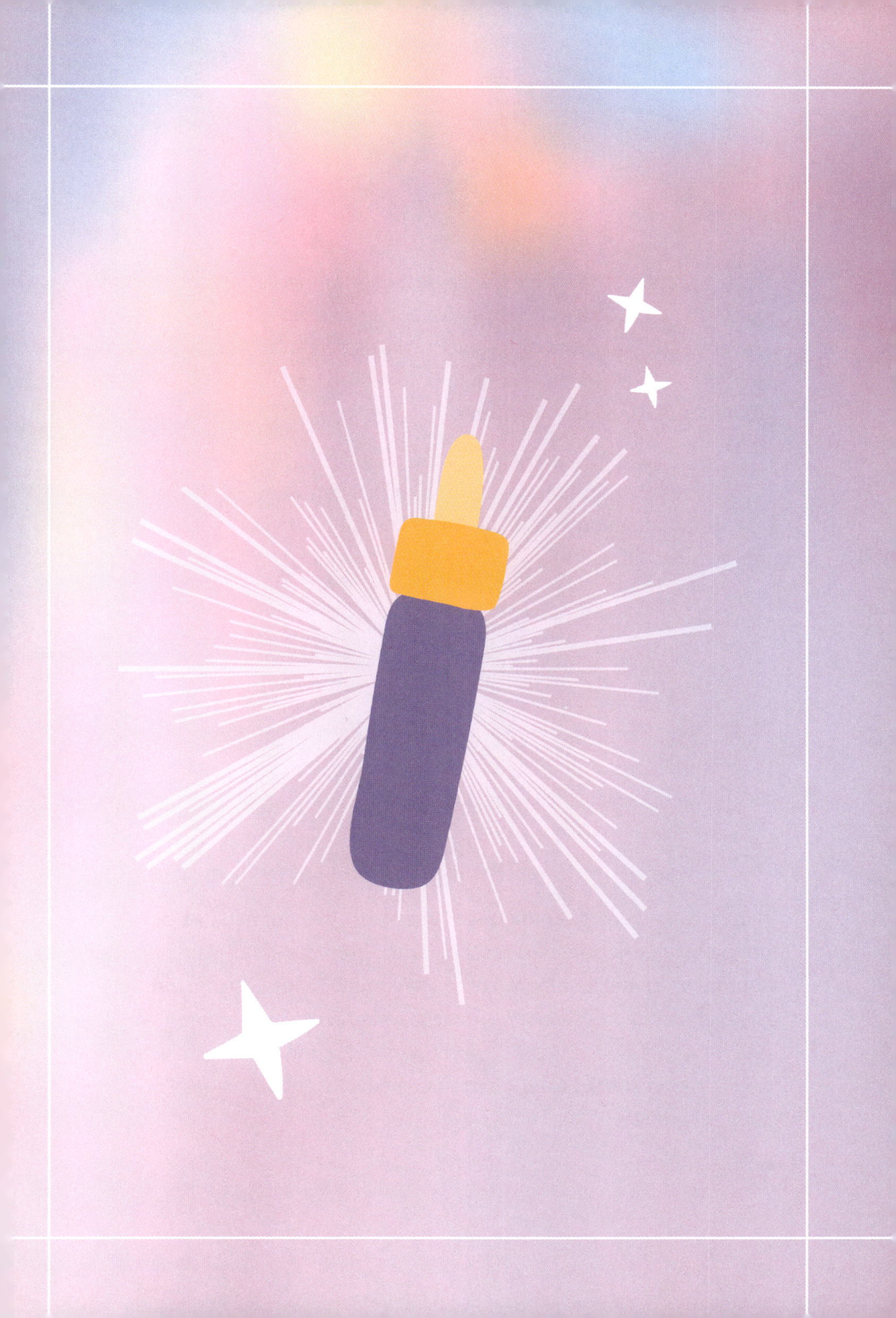

LA POLLUTION

Au Royaume-Uni et en France, la pollution de l'air est un **véritable problème**. Chez celles et ceux qui vivent en ville, les niveaux de pollution peuvent entraîner toute une série de soucis de santé. Nous connaissons déjà leurs effets sur le cœur et les poumons depuis quelque temps. Aujourd'hui, il paraît évident que **notre peau aussi est vulnérable à la pollution**.

Comme la peau est une barrière contre le monde extérieur, elle est l'un des premiers organes ciblés par la pollution de l'air. Voyons de plus près ce qu'est la pollution atmosphérique.

Les polluants de l'air incluent des hydrocarbures aromatiques polycycliques (HAP), des composés organiques volatils (COV), des oxydes, des particules, de l'ozone et de la fumée de cigarette. Une exposition prolongée et répétée à ces agents peut avoir des effets négatifs sur la peau.

Des recherches scientifiques menées sur des animaux et des sujets humains ont montré que les polluants présents dans l'air pouvaient contribuer au vieillissement cutané prématuré (rides, taches brunes) et aggraver certaines affections cutanées inflammatoires comme l'**eczéma**, le **psoriasis** et l'**acné**. L'un de leurs principaux mécanismes d'action est la génération de radicaux libres, qui peuvent endommager l'ADN des cellules cutanées.

À moins de quitter la ville pour s'installer à la campagne, que pouvez-vous faire pour limiter les dégâts ?

- Nettoyez votre peau tous les soirs pour éliminer les impuretés et les toxines.
- Réalisez un gommage une fois par semaine (moins souvent si vous avez la peau sèche ou sensible) pour nettoyer votre peau plus en profondeur. Cela permet également de mieux faire pénétrer les produits que vous appliquez par la suite.
- Utilisez un sérum antioxydant. Les antioxydants comme la vitamine C et le resvératrol neutralisent les dégâts causés par les radicaux libres générés par la pollution.
- Appliquez régulièrement de la crème solaire (indice 30 minimum). N'oubliez pas que votre peau doit également être protégée contre les rayons UV pour réduire le risque de cancer de la peau et les signes de vieillissement prématuré.
- Hydratez votre peau tous les jours, en particulier si vous avez tendance à avoir la peau sèche ou enflammée (si vous souffrez d'eczéma ou de psoriasis, par exemple). Cela permettra de la maintenir hydratée et de préserver sa fonction de barrière.

Étant donné que la qualité de l'air dans les villes se dégrade, **de plus en plus de crèmes sont estampillées « antipollution »** depuis quelques années. Si vous vivez en ville, cela vaut la peine de prendre des mesures de précaution supplémentaires pour vous protéger contre les produits chimiques toxiques auxquels vous êtes exposé tous les jours. Nous ne sommes pas toujours en mesure de contrôler les facteurs environnementaux qui entraînent l'**inflammation** et le **vieillissement de la peau**. Toutefois, nous avons les clés en main pour essayer d'en limiter les effets.

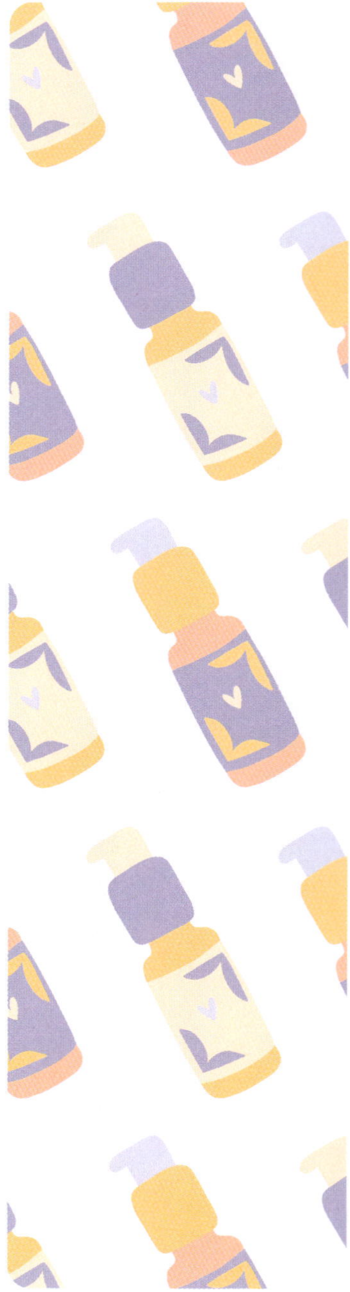

LE TABAGISME

Dès le plus jeune âge, on nous parle des méfaits du tabac et de son lien avec le **cancer du poumon**. La consommation de tabac affecte presque tous les organes du corps, et la peau ne fait pas exception.

> *Le tabagisme est associé aux rides et au vieillissement cutané prématuré, à une mauvaise cicatrisation et à l'aggravation de plusieurs maladies de peau.*

VIEILLISSEMENT CUTANÉ PRÉMATURÉ

Cela fait maintenant plusieurs années que l'on sait qu'il existe un lien entre la consommation de tabac et les rides. De manière assez intéressante, les femmes semblent davantage concernées que les hommes.

> Le tabagisme est associé aux ridules présentes autour de l'œil (« pattes d'oie ») et de la bouche (« rides du fumeur »), qui apparaissent plus tôt chez les fumeurs que les non-fumeurs.

Au-delà de l'apparition prématurée de rides, le tabac entraîne également plusieurs modifications au niveau du visage, notamment un **affinement de la peau**, des **rougeurs** et une **proéminence des contours osseux**.

Même si nous ne comprenons pas encore très bien comment le tabac agit sur la peau, plusieurs hypothèses ont été avancées concernant ses mécanismes d'action.

> *Il semblerait que le tabac active des enzymes qui entraînent la rupture des fibres de collagène et d'élastine. Il génère des radicaux libres qui peuvent directement endommager l'ADN des cellules cutanées.*

Le tabagisme provoque également une constriction des vaisseaux sanguins, qui ralentit la circulation sanguine au niveau de la peau ; les toxines peuvent alors s'accumuler et modifier le **tissu conjonctif** qui soutient la peau.

MAUVAISE CICATRISATION

De nombreuses études scientifiques ont montré que le tabagisme **retardait la cicatrisation**, y compris celle des blessures et des incisions pratiquées lors d'une opération. Cet élément doit être pris en compte si vous envisagez de subir une **intervention esthétique** ou toute autre **opération** pour des raisons médicales.

La fumée de cigarette agit de différentes façons.

- Peu de temps après avoir inhalé la fumée, la nicotine entraîne une **diminution du débit sanguin**. Cela a pour effet de réduire l'apport en oxygène et en nutriments dont la peau a besoin pour se régénérer.
- La nicotine rend certaines cellules sanguines (connues sous le nom de « plaquettes ») plus « collantes ». De **minuscules caillots** peuvent se former et obstruer les petits vaisseaux sanguins, empêchant l'oxygène d'atteindre le tissu cicatriciel. Ce manque d'oxygène peut ralentir le processus de cicatrisation.
- Le tabac inhibe l'activité des **fibroblastes** – les cellules responsables de la production de collagène. Or, le collagène est nécessaire pour que la peau cicatrise normalement.

TABAGISME ET MALADIES CUTANÉES

Les fumeurs sont davantage exposés à plusieurs maladies cutanées, notamment à un type de cancer de la peau connu sous le nom de **carcinome spinocellulaire** et à d'autres maladies inflammatoires comme le psoriasis, l'hidradénite suppurée et le lupus érythémateux chronique.

Comme tous les autres organes du corps, la peau est sensible aux dégâts causés par la fumée de cigarette. Si vous fumez, le moment est

COMME LA PEAU EST
UNE BARRIÈRE CONTRE
LE MONDE EXTÉRIEUR,
ELLE EST L'UN DES
PREMIERS ORGANES
CIBLÉS PAR LA
pollution de l'air.

peut-être venu de vous débarrasser de cette habitude et de demander de l'aide, le cas échéant. Cela vaut la peine d'y penser si vous voulez garder une jolie peau !

LA CONSOMMATION D'ALCOOL

Je n'ai personnellement rien contre le fait de boire un verre de vin blanc une ou deux fois par semaine. Par contre, la consommation régulière et excessive d'alcool fait des **ravages sur la peau**. Une fois de plus, la modération est de rigueur.

L'alcool est un diurétique ; par conséquent, il peut déshydrater la peau. Après une soirée arrosée, votre peau paraît pâle, cireuse et moins rebondie que la veille.

La déshydratation pousse également l'organisme à puiser l'eau partout où elle est présente – souvent autour du visage – et peut provoquer des ballonnements.

Au fil du temps, les capillaires et les vaisseaux sanguins dilatés peuvent devenir visibles, et des rougeurs peuvent apparaître. D'après de nombreuses personnes souffrant d'affections cutanées comme la rosacée, l'alcool est l'élément qui favorise le plus l'**apparition de rougeurs**.

Une consommation excessive d'alcool prive l'organisme des vitamines et nutriments essentiels au bon fonctionnement de la peau. Elle le prive notamment de vitamines A, B, C et de zinc.

Les vitamines A et C sont de puissants antioxydants. Elles sont nécessaires pour neutraliser les dégâts causés par les radicaux libres produits par l'organisme, mais aussi par ceux issus de sources extérieures.

La vitamine C est également nécessaire à la production de collagène, qui confère son soutien à la peau.

Consommez les cocktails sucrés avec modération, car **le sucre favorise un processus désigné sous le nom de glycation**.

> La glycation permet au sucre de se fixer à des protéines essentielles (comme le collagène) au niveau des cellules cutanées. Ce processus entraîne la formation de molécules néfastes qui peuvent s'accumuler et favoriser le vieillissement prématuré de la peau.

Chez certaines personnes, le sucre favorise également l'apparition d'**acné**. Par conséquent, cela peut expliquer que vous remarquiez la présence de boutons après une nuit arrosée.

Pour minimiser les effets de l'alcool sur la peau, il est important de boire avec modération et de bien choisir les boissons que l'on consomme.

> *Les boissons alcoolisées incolores comme la vodka, le gin et la tequila sont probablement une meilleure option que la bière ou les cocktails remplis de sucre.*

N'oubliez pas de boire beaucoup d'eau pendant la soirée et avant d'aller vous coucher, et de vous réhydrater le jour suivant. Mangez beaucoup de fruits et de légumes frais pour **pallier la perte de nutriments**. Résistez à la tentation de manger des aliments salés comme des pizzas et des chips, car ceux-ci favorisent la **rétention d'eau** dans les mauvaises parties du corps. Votre peau vous en sera reconnaissante, à court comme à long terme.

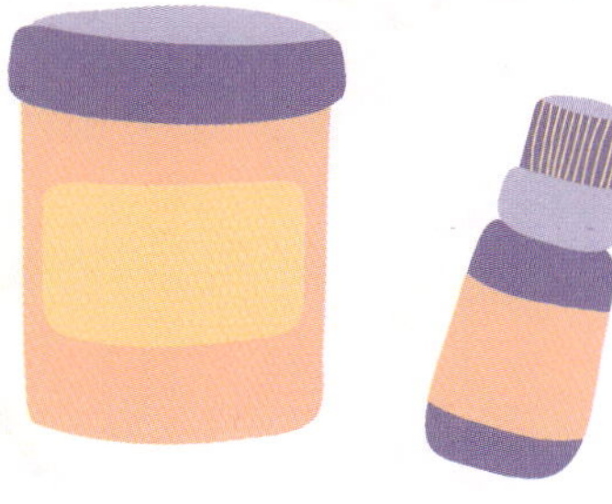

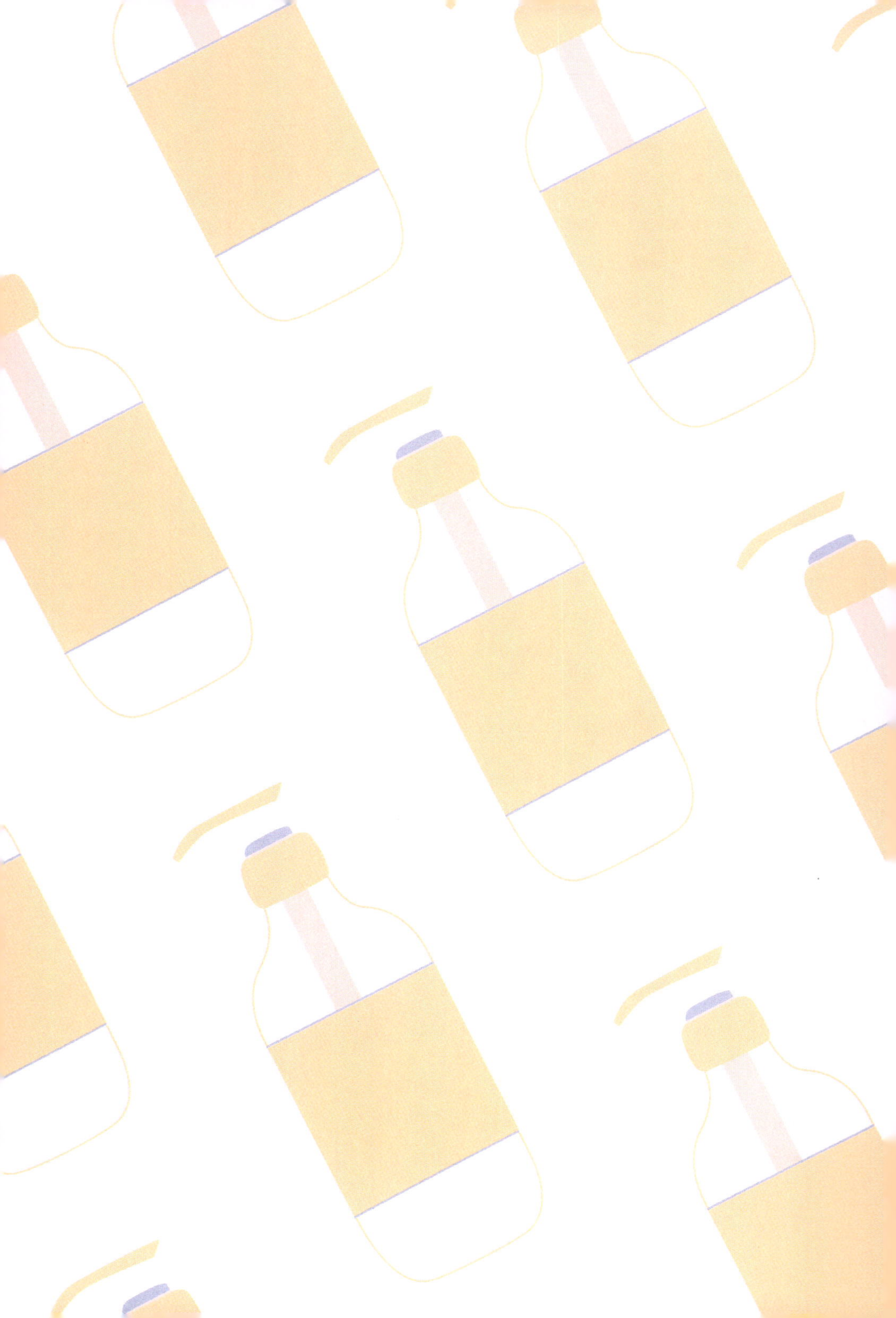

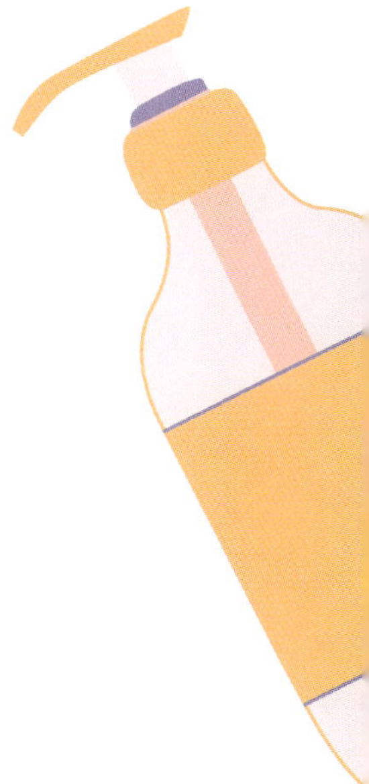

7

LES TRAITEMENTS ANTI-ÂGE

Les médias de masse

ET LA PUBLICITÉ FONT LA PROMOTION D'UN IDÉAL DE BEAUTÉ ET DE JEUNESSE QU'IL EST DIFFICILE, VOIRE IMPOSSIBLE, D'ATTEINDRE SANS UN PETIT COUP DE POUCE.

La jeunesse a toujours été considérée comme un signe de beauté, en particulier chez les femmes.

Au fil du temps, nous commençons tous à nous soucier des effets du vieillissement naturel comme les rides, l'affaissement et le relâchement de la peau, ou encore un teint non uniforme. **De nombreuses personnes acceptent les changements liés à l'âge et ne cherchent pas à en limiter les effets.** Toutefois, je reçois dans mon cabinet de nombreux patients qui ont le sentiment que les signes visibles de l'âge ne correspondent pas à la façon dont ils se perçoivent. Je ne pense pas prendre de risques en affirmant que le marché des traitements anti-âge est **en plein essor** et que cela n'est pas près de s'arrêter.

Nous, les femmes, menons une vie très différente de celle de nos mères et grands-mères. Nous avons une **vie professionnelle**, sommes **indépendantes financièrement** et choisissons souvent d'**avoir des enfants plus tard que les générations précédentes**.

L'espérance de vie de la population augmente également. La notion d' « âge moyen » a évolué, et ces facteurs peuvent expliquer l'écart que l'on ressent entre la façon dont nous nous percevons intérieurement et notre aspect extérieur. Les **médias de masse** et la publicité font la promotion d'un **idéal de beauté et de jeunesse** qu'il est difficile, voire impossible, d'atteindre sans un petit coup de pouce. Tout le monde n'est pas sur un pied d'égalité sur le plan génétique.

Cela ne concerne pas uniquement les femmes âgées d'une quarantaine d'années et plus.

> *De manière assez intéressante, certaines données récentes montrent que les femmes âgées d'une vingtaine et d'une trentaine d'années ont de plus en plus recours aux interventions esthétiques.*

D'après mon expérience personnelle, les demandes des personnes que je reçois dans mon cabinet reflètent cette tendance. Nous vivons à l'**époque des « selfies »**, la génération du millénaire s'inscrit sur les réseaux sociaux dès le plus jeune âge, et **nous n'avons jamais autant eu accès aux informations**. Il est facile de suivre les célébrités sur Instagram et de savoir à quelles procédures elles ont eu recours pour **préserver leur apparence**.

De nombreuses personnes choisissent de **« vieillir avec élégance »** et ne pratiquent aucune intervention.

> La plupart des gens se demandent ce qu'ils pourraient bien faire tout en ayant peur d'obtenir des résultats non naturels (les médias sont obsédés par les procédures « ratées ») et d'être considérés comme des personnes superficielles.

La vérité, c'est que l'envie de modifier son corps et son visage varie d'une personne à l'autre. Chez certaines personnes, l'injection de Botox®

et de produits de comblement est aussi naturelle que de s'épiler les sourcils ou de se colorer les cheveux. D'autres sont plus à l'aise à l'idée de suivre des traitements non invasifs comme les traitements au laser, mais se refusent à recevoir des injections.

Personne n'a tort ou raison, et personne ne doit être jugé ; vous seul pouvez décider où vous vous situez sur ce spectre et ce qui vous convient.

J'aimerais ajouter que les interventions cosmétiques bien réalisées ne doivent pas être considérées comme une **panacée**. Elles existent uniquement pour améliorer l'existant. L'objectif des traitements n'est pas de donner à une femme de cinquante ans l'impression qu'elle en paraît vingt-cinq ; **leur but est qu'elle paraisse belle pour son âge, mais pas nécessairement plus jeune**. Personnellement, je ne suis pas fan des physiques surfaits et artificiels que je vois souvent dans les médias – des **joues ultrarebondies**, des **lèvres trop pulpeuses** et des **fronts figés**.

LES CRÈMES ET GELS

L'élixir de jeunesse n'existe pas encore. Malgré le **marketing intensif** et la publicité faite par les célébrités, très peu de crèmes, gels et sérums sont étayés par des données solides qui prouvent leurs propriétés anti-âge. Je déteste colporter de mauvaises nouvelles, mais les crèmes n'empêchent pas la peau de se relâcher ni de s'affaisser. Ces modifications sont dues à la **diminution du volume de graisse et du volume osseux**. Personne ne peut y échapper avec le temps. Aucune crème topique ne peut lutter contre cela.

Ceci étant dit, la science a montré que les crèmes pouvaient atténuer certains aspects associés au vieillissement.

> *Certains agents permettent de réduire la pigmentation, les rides et ridules, et de ralentir l'apparition des signes associés au vieillissement cutané.*

Il s'agit notamment des **rétinoïdes**, des **antioxydants**, des **extraits végétaux** et de la **crème solaire**. Les stratégies anti-âge se concentrent essentiellement sur la limitation des méfaits du soleil à long terme, ceux-ci étant le principal facteur de vieillissement cutané.

LES RÉTINOÏDES

Les rétinoïdes sont un groupe de composés dérivés de la **vitamine A**.

> *On les trouve dans les soins depuis les années 1970. Ce sont les seuls agents qui ont systématiquement démontré des propriétés anti-âge lors des études scientifiques.*

Les rétinoïdes ont la capacité de minimiser l'aspect des rides, de ralentir la perte de collagène et d'atténuer la pigmentation et les taches brunes. Ils agissent en améliorant le renouvellement des cellules cutanées et en stimulant la production de collagène.

Les rétinoïdes sont les agents préférés des dermatologues et de l'industrie cosmétique. De nombreux rétinoïdes sont disponibles, tous étant **vantés pour leurs propriétés anti-âge**. En réalité, tous n'ont pas les mêmes effets. Compte tenu du nombre d'options disponibles sur le marché, le choix du rétinoïde adapté à votre peau n'est pas une sinécure. **Comment savoir lequel utiliser ?** Les produits obtenus sur ordonnance sont-ils meilleurs que ceux disponibles en vente libre ?

> Commençons par nous intéresser aux ingrédients individuellement. Les esters de rétinol, le rétinol, le rétinaldéhyde, l'adapalène, la trétinoïne, l'isotrétinoïne et le tazarotène font tous partie de la famille des rétinoïdes.

Toutefois, ces composés présentent tous de légères différences. Sachez qu'un rétinoïde doit se présenter sous forme d'acide rétinoïque pour avoir des effets cliniques bénéfiques sur la peau. La **trétinoïne** et l'**isotrétinoïne** disponibles sur ordonnance sont déjà des acides rétinoïques. Par contre, le processus chimique des autres ingrédients a lieu au niveau de la peau.

> *Les esters de rétinol sont d'abord convertis en rétinol, puis en rétinaldéhyde et, enfin, en acide rétinoïque.*

Par conséquent, un produit contenant du rétinol subit une conversion en deux étapes : il est d'abord converti en rétinaldéhyde et ensuite en acide rétinoïque. Les produits qui nécessitent le moins d'étapes de conversion sont généralement les **traitements anti-âge les plus efficaces**.

A) LES RÉTINOÏDES DISPONIBLES EN VENTE LIBRE

- esters de rétinol
- rétinol
- rétinaldéhyde

B) LES RÉTINOÏDES DISPONIBLES SUR ORDONNANCE

- trétinoïne (acide rétinoïque)
- isotrétinoïne (acide rétinoïque synthétique)
- tazarotène
- adapalène

La plupart des premières études scientifiques portant sur le vieillissement cutané et les rétinoïdes ont été réalisées avec de la **trétinoïne (acide rétinoïque)**. Celle-ci s'est avérée vingt fois plus puissante que le rétinol.

Il a toutefois été démontré que le rétinol concentré à 1 % améliorait efficacement les rides et ridules après douze semaines d'utilisation.

Si la trétinoïne disponible sur ordonnance est plus efficace, pourquoi prendre la peine d'utiliser d'autres agents ? En fait, il s'agit essentiellement d'une **question de tolérance**. Plus le rétinoïde est puissant, plus la probabilité qu'il entraîne des problèmes d'irritation de la peau (rougeurs, squames, sensations de brûlure et de piqûre) est importante. Il existe un **compromis entre les avantages cliniques et les effets secondaires éventuels**.

Par conséquent, si vous êtes à la recherche d'un produit à base de rétinoïdes disponible en vente libre, privilégiez les produits contenant du rétinol ou du rétinaldéhyde. Ces agents seront probablement plus efficaces que les **dérivés du rétinol** comme l'acétate de rétinol, le propionate de rétinol et le palmitate de rétinol. De nombreux bons produits sont disponibles en vente libre. Néanmoins, il est important de se renseigner

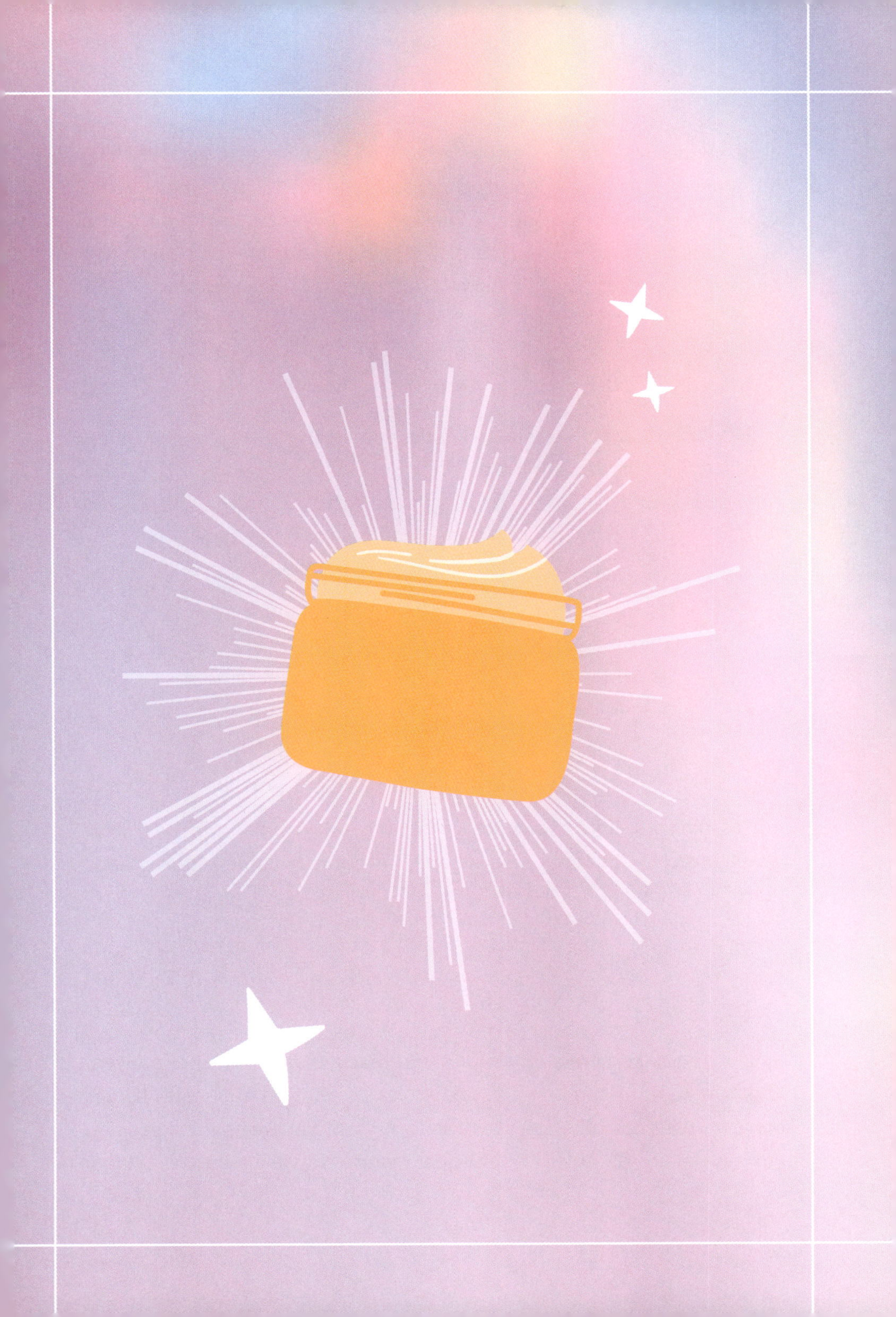

et de vérifier les principes actifs. Le simple fait de savoir qu'il s'agit d'un rétinoïde et par conséquent d'un produit anti-âge ne suffit pas si vous souhaitez obtenir des résultats. Vous pouvez éviter de perdre du temps et de l'argent en vous renseignant. Dès lors que vous aurez trouvé le bon rétinoïde, n'hésitez pas à l'intégrer à votre arsenal anti-âge.

LES ANTIOXYDANTS

Les antioxydants sont à la mode depuis quelques années. Il est difficile d'y échapper, aussi bien dans le **secteur alimentaire** que dans celui du skincare.

> Mais de quoi s'agit-il exactement ? Un antioxydant est simplement une molécule qui empêche les autres molécules de s'oxyder. Les antioxydants présentent l'avantage de prévenir les dégâts causés par les radicaux libres et les dérivés réactifs de l'oxygène.

Les radicaux libres sont des **molécules ou atomes qui possèdent un électron célibataire**, non apparié, ce qui leur confère une grande réactivité chimique.

> *Au-delà des radicaux libres, d'autres dérivés de l'oxygène (peroxyde d'hydrogène, ion hypochlorite) sont également très réactifs.*

Les radicaux libres et les dérivés réactifs de l'oxygène peuvent **endommager de manière irréversible** les protéines, l'ADN et les lipides présents dans les cellules et les tissus. Ils sont générés par l'exposition aux rayons UV du soleil (la principale cause de vieillissement cutané)

VOICI QUELQUES CONSEILS POUR VOUS GUIDER LA PROCHAINE FOIS QUE VOUS VOUS RENDREZ DANS VOTRE MAGASIN DE PRODUITS COSMÉTIQUES PRÉFÉRÉ.

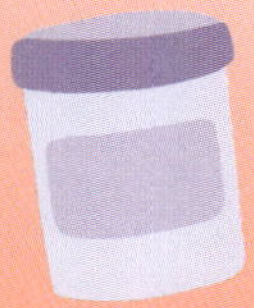

Quel produit acheter ? Les produits disponibles en vente libre contiennent du rétinol ou du rétinaldéhyde. Si vous achetez un produit à base de rétinol, vérifiez que la concentration en rétinol est de 1 % minimum.

À quel moment puis-je commencer à utiliser des rétinoïdes ? Un peu avant l'âge de trente ans.

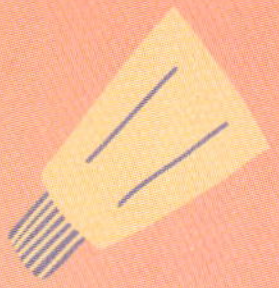

Quelle est la meilleure façon de les utiliser ? Les rétinoïdes sont plus efficaces la nuit, après vous être nettoyé la peau. L'équivalent d'un petit pois devrait suffire. Il faut parfois entre trois et six mois d'utilisation régulière avant de remarquer une amélioration au niveau de la peau. Si vous avez la peau sèche ou qui tiraille, vous pouvez appliquer un soin hydratant vingt à trente minutes plus tard.

Y a-t-il des effets secondaires ? Au début, les rétinoïdes peuvent provoquer des rougeurs et des irritations. Par conséquent, il est conseillé d'augmenter progressivement la dose. Commencez par une application deux à trois fois par semaine avant de passer à une application quotidienne si votre peau le tolère. Les rétinoïdes entraînent une photosensibilité et un risque de coups de soleil ; la lumière du soleil diminue également l'efficacité du produit. Les crèmes de nuit contenant des rétinoïdes doivent être associées à l'application quotidienne d'une crème solaire à large spectre (indice 30 minimum) afin de limiter ces effets.

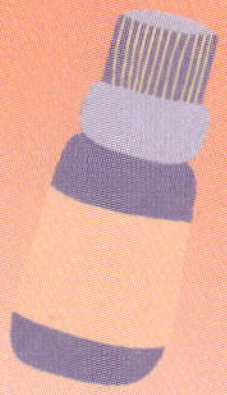

ainsi que par des processus biologiques qui produisent de l'énergie au niveau de l'organisme.

Les soins cosmétiques contiennent de nombreux antioxydants dont le principal rôle est de **prévenir les effets oxydants néfastes pour la peau** – plutôt que de traiter les signes de l'âge après leur apparition.

> *Les antioxydants sont des molécules extrêmement instables qui se brisent – et deviennent donc inactives – facilement.*

Par conséquent, les produits qui en contiennent doivent être formulés avec le plus grand soin pour préserver leur efficacité.

Privilégiez les soins contenant les antioxydants suivants :

- vitamine C
- vitamine E
- resvératrol
- pépins de raisin
- thé vert
- silymarine issue du chardon-marie
- cerise de café

A) LA VITAMINE C

La vitamine C joue plusieurs rôles dans les soins cosmétiques. Il s'agit d'un agent **antioxydant**, **éclaircissant** et **anti-inflammatoire**. Elle est également nécessaire à la synthèse du collagène, qui confère son soutien à la peau.

> *Dans les soins cosmétiques, sa concentration ne doit pas dépasser 20 %. Des concentrations supérieures peuvent éventuellement provoquer des irritations.*

Plusieurs dérivés de la vitamine C sont disponibles sur le marché, dont certains sont plus efficaces que d'autres. Lorsque vous vérifiez la liste des ingrédients, privilégiez les formes de vitamine C suivantes, qui sont plus stables :

- magnesium ascorbyl phosphate
- ascorbyl 6-palmitate
- disodium isostearyl 2-O-L-ascorbyl phosphate
- ascorbic acid sulphate
- tetraisopalmitoyl ascorbic acid

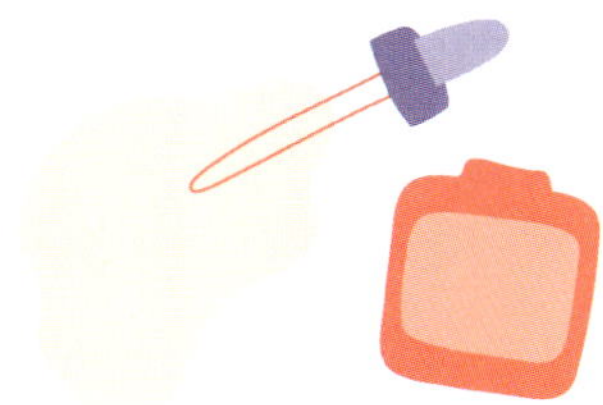

La vitamine C possède un **excellent profil de sécurité**. Elle peut être associée à d'autres traitements anti-âge comme les rétinoïdes, la crème solaire et d'autres agents antioxydants. Il a été démontré qu'elle protégeait la peau contre la lumière du soleil en limitant les effets négatifs des rayons UV. **Elle doit être utilisée le matin, avant d'appliquer votre crème solaire.**

Il existe une idée fausse concernant la vitamine C, à savoir qu'une supplémentation orale serait bénéfique pour la peau. En réalité, lorsque la vitamine C est administrée par voie orale, sa biodisponibilité est relativement faible dans l'organisme (en d'autres termes, seule une faible proportion de vitamines C pénètre la peau après avoir été métabolisée dans les intestins). Par conséquent, son application directe sur la peau s'avère beaucoup plus efficace.

B) LA VITAMINE E

La vitamine E est plus connue sous le nom de **tocophérol**, dont la forme la plus utilisée est l'**alpha-tocophérol acétate**. Le tocophérol et ses différentes formes sont des huiles. Par conséquent, de fortes doses peuvent rendre la peau grasse ou « collante ».

> *Les études ont montré que la vitamine E réduisait le nombre de cellules endommagées par le soleil et limitait les méfaits des rayons UV.*

Les crèmes contenant entre 5 et 8 % de vitamine E contribuent également à atténuer les **signes de l'âge dus au soleil** (réduction des ridules, par exemple). Lorsqu'elles sont utilisées conjointement dans un soin, la vitamine E et la vitamine C sont plus efficaces que lorsqu'elles sont **utilisées seules**.

C) LE RESVÉRATROL

Le **raisin**, les **graines**, les **noix** et le **vin rouge** sont tous des sources de resvératrol (repérez-les dans la liste des ingrédients). D'après certaines études de faible envergure, le resvératrol **limiterait les méfaits des rayons UVB** lorsqu'il est appliqué directement à la surface de la peau. Il a également été démontré que le resvératrol concentré à **1 %** rendait la **peau plus ferme et plus élastique**. Étant donné qu'il n'est pas particulièrement soluble dans l'eau, il est difficile de le contenir dans des crèmes. Par conséquent, celles-ci peuvent être **relativement chères**. Malheureusement, vous n'obtiendrez pas les mêmes effets positifs du resvératrol en augmentant votre consommation de vin rouge !

LES EXTRAITS VÉGÉTAUX

L'industrie du skincare, du bien-être et de la beauté s'intéresse de plus en plus aux produits à base d'extraits végétaux.

> Vous pouvez remarquer que l'on trouve de plus en plus de produits estampillés « naturels », contenant des « huiles naturelles » ou issus de « sources végétales naturelles ».

C'est là ce qu'on entend par « extraits végétaux ». Même si certains semblent prometteurs contre le vieillissement cutané, le souci, c'est que l'on **manque d'essais cliniques** permettant de déterminer leur efficacité réelle.

> *Il n'existe aucune définition universelle des produits cosmétiques dits « naturels ». Au risque de vous surprendre, il n'existe pas non plus de norme industrielle. La signification du terme est très peu réglementée.*

Malheureusement, il est avant tout utilisé de manière abusive par les équipes marketing pour nous faire croire que nous n'appliquons pas de « vilains produits chimiques » sur notre peau. La meilleure chose à faire est encore de **lire la liste des ingrédients plutôt que de se fier à**

l'emballage. Les ingrédients sont répertoriés par ordre décroissant de proportion dans le produit. Par conséquent, si vous cherchez un soin naturel, vérifiez que les agents synthétiques figurent au bas de la liste.

> *Les soins biologiques méritent également une attention particulière. Les indications figurant sur l'emballage ne sont pas particulièrement réglementées par la législation européenne.*

La définition du mot « biologique » varie selon les entreprises, ce qui entraîne beaucoup de confusion et un manque de cohérence. Les produits dits « biologiques » devraient être **formulés à partir d'ingrédients que l'on trouve dans la nature**. Leur mode de culture et de production devrait être exempt de **produits chimiques synthétiques**.

Aux États-Unis, les produits peuvent être labellisés « biologiques » si 95 % de leurs ingrédients sont qualifiés comme tels (ce taux est ramené à 70 % pour les produits dits « issus de l'agriculture biologique »).

Le seul fait qu'un produit soit estampillé comme naturel ou biologique ne signifie pas nécessairement qu'il ne présente aucun risque. Des réactions et une sensibilité cutanées sont **toujours possibles** avec ces ingrédients. Par exemple, des études ont montré que, chez jusqu'à 30 % des sujets, les préparations végétales chinoises pouvaient entraîner des **réactions cutanées** (dermite, par exemple), des **troubles hépatiques** et des **anomalies congénitales** lorsqu'elles étaient appliquées sur la peau.

L'une des difficultés auxquelles se heurtent les études sur les traitements à base de plantes, c'est que ces derniers sont davantage sujets aux variations que leurs homologues synthétiques en termes de qualité. De nombreux facteurs comme la **santé de la plante**, la **période de récolte**, le **transport**, le **traitement** et les **méthodes d'extraction**

LA MEILLEURE CHOSE À FAIRE EST ENCORE DE LIRE LA LISTE DES INGRÉDIENTS PLUTÔT QUE DE SE FIER À L'EMBALLAGE. LES INGRÉDIENTS SONT RÉPERTORIÉS PAR ORDRE DÉCROISSANT DE PROPORTION

dans le produit.

doivent être pris en considération. Même s'il ne fait aucun doute que des recherches approfondies sont nécessaires, nous disposons de plus en plus de données sur certains extraits végétaux.

Toutefois, il est important de ne pas tomber dans le piège des « remèdes de charlatan », dont les résultats s'appuient sur une pseudoscience.

Les extraits végétaux généralement utilisés dans les **produits anti-âge topiques** contiennent de la cerise de café, des noyaux de datte, de l'avoine, du lait de soja et du soja complet, de la glabridine, du thé vert, de la lavande, de la mûre, du goji, du lin et du mangoustan. Ces agents ont été utilisés dans des **essais cliniques** réalisés sur des sujets humains, même si le nombre de participants reste limité. Il en existe de nombreux autres qui sont soit associés, soit utilisés seuls. Le fait est que nous manquons encore de données solides.

Il convient d'être prudent afin de ne pas se laisser abuser par une publicité, un marketing et un étiquetage trompeurs. Si vous préférez les produits à base d'extraits végétaux, je vous recommande de chercher les ingrédients mentionnés ci-dessus. À l'inverse, si vous privilégiez un soin appuyé par des preuves scientifiques, je vous conseille d'opter pour un produit contenant des rétinoïdes.

LES PEPTIDES

Depuis quelques années, de nombreuses crèmes pour le visage que l'on trouve dans les rayons des soins cosmétiques contiennent des peptides. Ceux-ci furent parmi les **premiers ingrédients utilisés dans**

les soins anti-âge de grande consommation et ne semblent pas près de disparaître. Mais de quoi s'agit-il exactement ? Quel est leur mécanisme d'action ?

Permettez-moi de vous donner une petite leçon de chimie.

Les acides aminés sont une composante des peptides et des protéines. L'association de deux acides aminés ou plus sous forme de chaîne permet d'obtenir un peptide. Une chaîne de peptides comprenant plus de cent acides aminés forme une protéine.

Les peptides sont extrêmement importants pour le corps humain. Ils agissent souvent comme des **« messagers »**, qui **transmettent les informations entre les cellules et les tissus**.

On dit souvent que les peptides réparent la matrice extracellulaire de la peau, ce qui a pour effet de restaurer sa structure de soutien et d'**atténuer les rides visibles**. Le peptide utilisé dans les soins cosmétiques ayant fait l'objet du plus grand nombre d'études est un pentapeptide (c'est-à-dire un peptide comportant cinq acides aminés) désigné sous le nom de palmitoyl pentapeptide-4. Voyons cela de plus près.

> *Le palmitoyl pentapeptide-4 est un peptide ayant la faculté de réparer la peau, connu sous le nom de « matrikine ». Il s'agit essentiellement d'un petit fragment de procollagène (un précurseur de la synthèse de collagène dans la peau).*

Des études menées en laboratoire ont montré qu'il **améliorait la synthèse de collagène** dans les cellules cutanées. Certains essais de faible envergure réalisés sur des sujets humains ont montré qu'il rendait la peau plus épaisse, atténuait les rides et les ridules, et augmentait les taux de collagène et d'élastine.

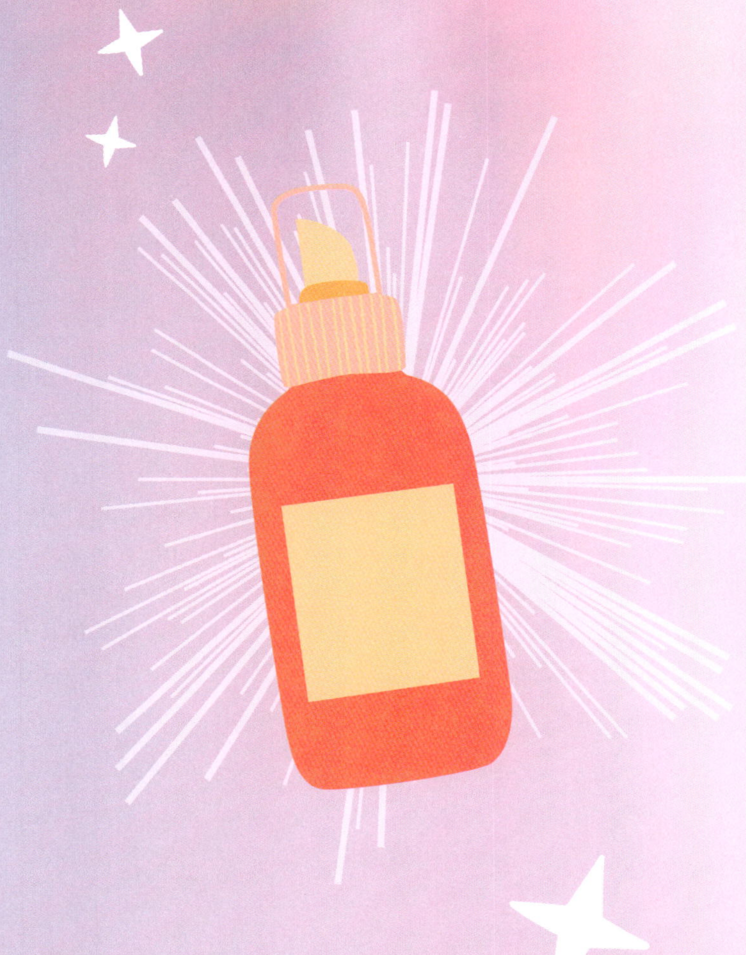

Cela signifie-t-il que nous devrions nous ruer sur les produits contenant des peptides ? En fait, pas vraiment. Certaines données corroborent en effet son efficacité, notamment celles concernant le palmitoyl pentapeptide-4. Toutefois, **les études restent peu nombreuses et de faible envergure**.

Les produits cosmétiques contiennent de nombreux peptides. Il ne fait aucun doute que d'autres peptides seront utilisés dans le futur, au fur et à mesure que nous acquerrons des connaissances en matière de biologie moléculaire des cellules. Il peut très bien s'agir d'un **moyen efficace pour améliorer l'aspect de la peau**.

> Néanmoins, nous avons besoin de données scientifiques impartiales (dans l'idéal, qui ne proviennent pas des fabricants !) et de recherches supplémentaires menées sur des sujets humains.

La plupart de nos connaissances sont issues d'essais portant sur la cicatrisation et de recherches effectuées sur des cultures de cellules – les résultats obtenus ne se traduisent pas toujours par des **effets positifs visibles** lorsqu'il s'agit d'utiliser les peptides sur la peau pour lutter contre le vieillissement cutané.

> *Le palmitoyl pentapeptide-4 est souvent désigné sous le nom de « Matrixyl® » dans la liste des ingrédients d'un produit.*

Les produits disponibles sur le marché qui en contiennent sont les suivants : le soin pour le visage Olay Regenerist avec peptide de collagène, le soin contour des yeux Eye Recovery de Sarah Chapman et le sérum Protect and Perfect Intense Advanced Serum de N°7.

Pour conclure, certaines données viennent corroborer l'utilisation de peptides dans les soins anti-âge ; toutefois, je vous recommande d'être vigilant quand vous choisissez un produit qui en contient. À l'heure actuelle, les données vont dans le sens du Matrixyl®.

LES FACTEURS DE CROISSANCE

Les soins cosmétiques contenant des facteurs de croissance restent controversés. Dans le corps humain, les facteurs de croissance sont des **protéines qui régulent la croissance et la division des cellules**. La plupart des connaissances dont nous disposons à leur sujet concernent leur rôle dans la cicatrisation. Toutefois, ces dernières années, de plus en plus de **crèmes** contenant des facteurs de croissance sont apparues dans le commerce.

Les facteurs de croissance fréquemment utilisés dans les soins cosmétiques sont les suivants :

- le facteur de croissance épidermique (EGF)
- le facteur de croissance endothélial vasculaire (VEGF)
- le facteur de croissance transformant bêta (TGF-ß)
- le facteur de croissance dérivé des plaquettes (PDGF)
- le facteur de croissance des kératinocytes (KGF)
- les interleukines 6 et 8 (IL-6 et IL-8)

D'après les données issues d'études de faible envergure, les facteurs de croissance amélioreraient la production de collagène et les **signes visibles de l'âge** lorsqu'ils sont associés.

Tout cela semble très bien, mais présente néanmoins de potentiels problèmes. Pour commencer, la plupart des connaissances dont nous

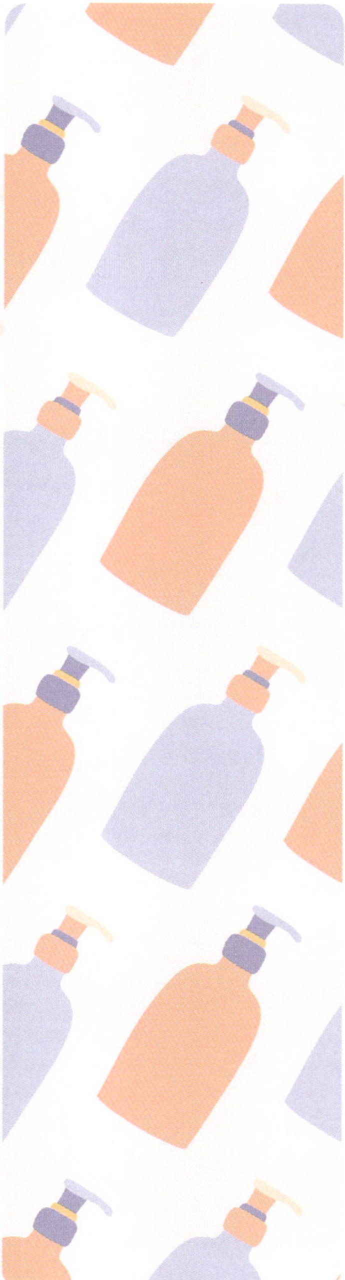

disposons sur les facteurs de croissance sont issues d'études portant sur la cicatrisation ; or, **les rides ne sont pas des blessures**. Ensuite, les facteurs de croissance sont ce qu'ils sont : ils favorisent la croissance cellulaire. La question est de savoir s'ils peuvent être impliqués dans l'apparition de **cancers de la peau** ou la **formation de cicatrices** en cas d'utilisation prolongée. Enfin, les facteurs de croissance œuvrent de concert dans l'organisme – et non de façon isolée, comme c'est le cas dans les soins cosmétiques.

> *Nous ne disposons simplement pas de données de sécurité à long terme ni d'essais cliniques solides pour évaluer leur réelle utilité.*

LES CRÈMES SOLAIRES

Les crèmes solaires seront toujours incontournables en matière de prévention contre le vieillissement cutané. **Le soleil reste la principale cause de vieillissement prématuré et accéléré de la peau.** Ses méfaits provoquent des ridules, des rides, un teint non uniforme, une pigmentation et un changement de texture.

Le rayonnement solaire se compose d'**ondes de différentes longueurs**, notamment de lumière visible, de rayons UV et de rayons infrarouges. La lumière ultraviolette – en particulier les rayons UVA et UVB – est responsable en grande partie du vieillissement de la peau.

Contrairement à ce que l'on pensait, certaines données récentes ont révélé que la lumière visible et les rayons infrarouges pourraient également avoir un rôle à jouer dans le vieillissement de la peau en raison de la génération de radicaux libres dans les cellules cutanées.

Il existe principalement deux types de crèmes solaires : les crèmes chimiques et les crèmes minérales.

Les crèmes solaires chimiques contiennent des ingrédients qui agissent comme des **filtres** et limitent le **taux de rayons UV** qui pénètrent la peau. Il faut environ vingt minutes pour qu'elles soient efficaces après application. Il faut donc appliquer de la crème avant de sortir. Les crèmes solaires minérales sont des produits qui contiennent généralement du **dioxyde de titane** et/ou de l'**oxyde de zinc**. Ceux-ci bloquent physiquement les rayons UV et agissent dès l'application.

Autrefois, les formulations étaient crayeuses et épaisses, mais les nouveaux produits pénètrent la peau plus facilement. Les personnes extrêmement sensibles aux rayons UV et qui ont la peau fragile devraient privilégier les crèmes minérales.

Pour lutter contre le vieillissement cutané, il est préférable d'appliquer de la crème solaire **tous les jours**. En hiver, en particulier dans l'hémisphère Nord, l'utilisation d'un **soin hydratant** ou de **maquillage** avec indice de protection suffit si vous restez à l'intérieur toute la journée (même si l'application d'une crème solaire distincte reste préférable). Au

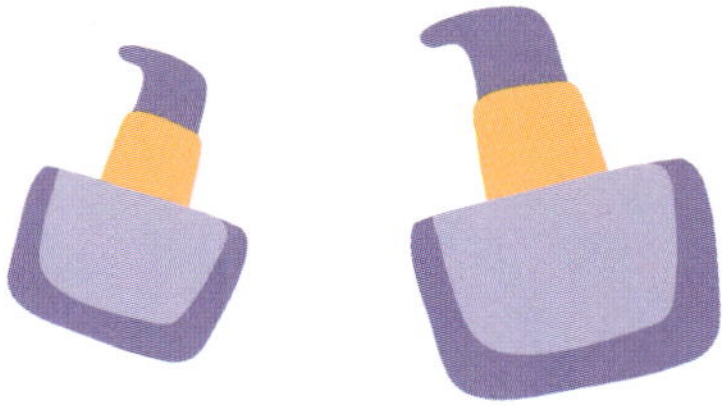

printemps et en été, optez pour une crème solaire à large spectre (c'est-à-dire efficace contre les UVA et les UVB) ayant un indice de protection compris entre **15 et 30 minimum**.

> Vous n'avez pas nécessairement besoin d'acheter une crème solaire spécifiquement formulée pour le visage. Sachez néanmoins que de nombreuses crèmes solaires pour le corps sont relativement épaisses et qu'elles ne sont pas particulièrement adaptées aux peaux du visage sujettes aux imperfections.

Les crèmes solaires pour le visage peuvent également contenir des **ingrédients bénéfiques supplémentaires** que l'on ne trouve pas dans les crèmes pour le corps.

Les crèmes solaires qui offrent une protection contre la **lumière visible** et les **rayons infrarouges** sont encore plus efficaces. La lumière visible et les rayons infrarouges génèrent des radicaux libres qui participent au vieillissement cutané.

> *Le souci, c'est qu'il n'existe aucun système d'étiquetage universel pour ce type de crème. Il peut donc s'avérer utile d'associer une crème solaire classique à un sérum antioxydant afin de neutraliser les radicaux libres générés par les rayons du soleil.*

Certains produits offrant une protection complète sont disponibles sur le marché. Ceux-ci intègrent souvent des **antioxydants** à leur formulation. Ces produits sont notamment les suivants :

- le gel sans huile Heliocare 360°
- la crème Broad-Spectrum SPF 30+ d'EltaMD
- la crème solaire visage anti-âge SPF 30 de Solero

Pour ce qui est de la quantité, appliquez environ une demi-cuillère à café de crème solaire sur le visage et le cou. La plupart des gens n'utilisent pas suffisamment de crème solaire pour obtenir le **facteur de protection affiché sur le flacon**. Pour qu'elle soit efficace, il est important que vous appliquiez la crème correctement.

Les crèmes solaires sont généralement **conçues pour être conservées trois ans**. Néanmoins, si la crème a été exposée à des températures extrêmement élevées, si sa couleur ou sa consistance ont changé, ou si la date d'expiration est dépassée, jetez-la.

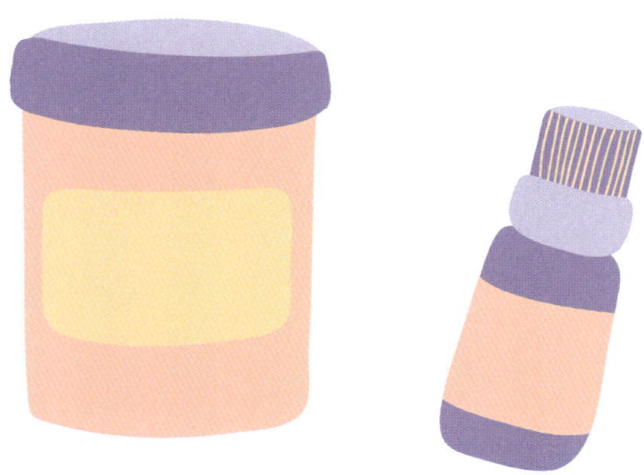

LES IDÉES REÇUES SUR LES CRÈMES SOLAIRES

L'utilisation d'un indice 30 offre-t-elle deux fois plus de protection qu'un indice 15 ?

1

Pas du tout. Pour commencer, le facteur de protection solaire sert uniquement à **mesurer le degré de protection contre les rayons UVB**. Un indice 15 filtre environ 93 % des rayons UVB, tandis qu'un indice 30 en filtre 97 %. Un indice 50 est plus intéressant et filtre 98 % des rayons UVB. Par conséquent, vous pouvez voir qu'il existe peu de différences entre un indice 30 et un indice 50. **Un facteur de protection solaire compris entre 15 et 30 convient à la plupart des gens**, sauf à ceux qui ont des antécédents de cancer ou sont sensibles à la lumière. Au Royaume-Uni et en Europe, la protection contre les UVA est normalement signalée par les lettres « UVA » entourées d'un cercle sur l'emballage du produit.

Ma peau est-elle davantage protégée si j'utilise plusieurs produits avec un indice de protection ?

2

Malheureusement non. Si vous utilisez un soin hydratant avec un indice de protection suivi d'une crème solaire et d'un fond de teint protecteur, vous n'obtiendrez pas une meilleure protection. **La protection correspondra à celle du produit ayant l'indice le plus élevé.**

Les crèmes solaires provoquent-elles des cancers ?

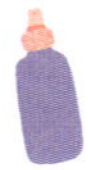

3

D’après les dermatologues, l’utilisation de crèmes solaires ne présente **aucun danger** et **n’augmente pas le risque de cancer**. La sécurité des crèmes solaires reste néanmoins un sujet fréquemment abordé par mes patients lors de mes consultations. J’ai également vu de nombreuses conversations en ligne concernant certains ingrédients utilisés dans les crèmes solaires comme le **palmitate de rétinol**, l’**oxybenzone** et les **nanoparticules**.

Le PALMITATE DE RÉTINOL est un dérivé de la vitamine A naturellement présent dans la peau. D’après certaines études, il générerait des **radicaux libres** lorsqu’il est exposé aux rayons UV. Ceux-ci pourraient favoriser l’inflammation et le développement de cancers. Toutefois, l’étude souvent mentionnée pour étayer ces propos a été menée sur des **souris sans poils** (qui présentent déjà un risque plus élevé de cancer) et portait sur le palmitate de rétinol utilisé de manière isolée. Dans la réalité, quand vous appliquez une crème solaire contenant du palmitate de rétinol, les antioxydants présents dans l’organisme (la vitamine C, par exemple) **neutralisent les radicaux libres** qui sont générés. À l’heure actuelle, les dermatologues estiment qu’il n’existe **aucune preuve** que le palmitate de rétinol provoque des cancers de la peau chez les êtres humains.

L’OXYBENZONE est un **filtre chimique similaire aux œstrogènes**, que l’on trouve dans les crèmes solaires. On s’est demandé s’il pouvait interférer avec le taux d’hormones chez les êtres humains. Cette question a principalement été soulevée lors d’une étude menée il y a près de quinze ans sur des rats auxquels de fortes doses d’oxybenzone avaient été administrées. Il existe une grosse différence entre l'application d'oxybenzone **sur la peau humaine** et son administration **par voie orale chez les rats**. Même si l'oxybenzone peut être absorbé par le corps humain, il ne s'accumule pas et est excrété. Aucun élément ne prouve que l'oxybenzone présent dans les crèmes solaires est dangereux pour les êtres humains aux concentrations utilisées.

Les NANOPARTICULES sont de minuscules particules (de la taille d'un nanomètre, soit un milliardième de mètre). Les filtres solaires minéraux comme le **dioxyde de titane** et l'**oxyde de zinc** peuvent se transformer en nanoparticules ; celles-ci permettent d'obtenir un produit final plus lisse que les crèmes épaisses et blanches à base de **minéraux plus granuleux**. Certaines personnes craignent que les nanoparticules puissent être absorbées par la peau et provoquer des lésions. En réalité, les études montrent que les nanoparticules ne sont **absorbées que par la couche supérieure de cellules mortes**, et non par le tissu vivant. En outre, les particules ont tendance à se regrouper d'elles-mêmes. Par conséquent, le taux d'absorption est plus faible qu'on pourrait le croire. Les preuves suggèrent donc que l'utilisation de nanoparticules ne présente aucun danger.

Les crèmes solaires sont-elles waterproof ?

4

On ne peut pas dire des crèmes solaires qu'elles sont waterproof ; en revanche, on peut dire qu'elles résistent à l'eau. En réalité, pour être considérée comme « résistante à l'eau », une crème solaire doit pouvoir **rester efficace après quarante à quatre-vingts minutes d'exposition à l'humidité**. En d'autres termes, il est très important de renouveler l'application après avoir nagé ou beaucoup transpiré.

RITUELS ANTI-ÂGE POUR FEMMES PRESSÉES

Tout le monde n'a pas l'envie ou l'argent nécessaire pour consacrer du temps à son rituel anti-âge. La bonne nouvelle, c'est que, parmi la pléthore de produits disponibles, la science a prouvé que certains étaient efficaces. Les crèmes solaires et les rétinoïdes constituent la **base d'un bon rituel anti-âge**.

Rituel du matin

- Nettoyage
- Application d'un sérum antioxydant
- Soin hydratant
- Application d'une crème solaire

Rituel du soir

- Nettoyage
- Application d'un rétinoïde

LES TRAITEMENTS PAR INJECTION

Même si elles prennent correctement soin de leur peau, certaines personnes ont l'impression d'être rattrapées par les signes de l'âge. D'autres, qui n'ont jamais fait de leur peau une idée fixe, sont néanmoins **intriguées** par les options qui s'offrent à elles au-delà de la seule utilisation de crèmes et de lotions (dont les mérites sont souvent exagérés et qui promettent des résultats qui sont simplement impossibles à atteindre).

Il est possible d'atténuer les signes visibles de l'âge au moyen de traitements injectables, notamment *via* l'injection de toxine botulinique (plus connue sous le nom de Botox®) et de produits de comblement.

LA TOXINE BOTULINIQUE (BOTOX®)

Lorsqu'on parle de toxine botulinique, on emploie donc souvent le terme « Botox® ».

> *En fait, le Botox® est une marque désignant le principe actif commercialisé par l'entreprise Allergan.*

D'autres marques de toxine botulinique sont disponibles au Royaume-Uni, notamment **Azzalure®** et **Bocouture®**. Le Botox® est le produit le plus connu et le plus souvent utilisé. Par conséquent, c'est à lui que je ferai référence pour des raisons purement pratiques.

> *Le Botox® est devenu de plus en plus populaire au fil des ans, et le nombre de traitements injectables ne cesse d'augmenter chaque année.*

Je reçois aujourd'hui beaucoup plus de personnes qui viennent me consulter pour une injection de Botox® qu'il y a quelques années.

L'histoire du Botox® est intéressante, son utilisation à des fins cosmétiques ayant été découverte de manière totalement fortuite.

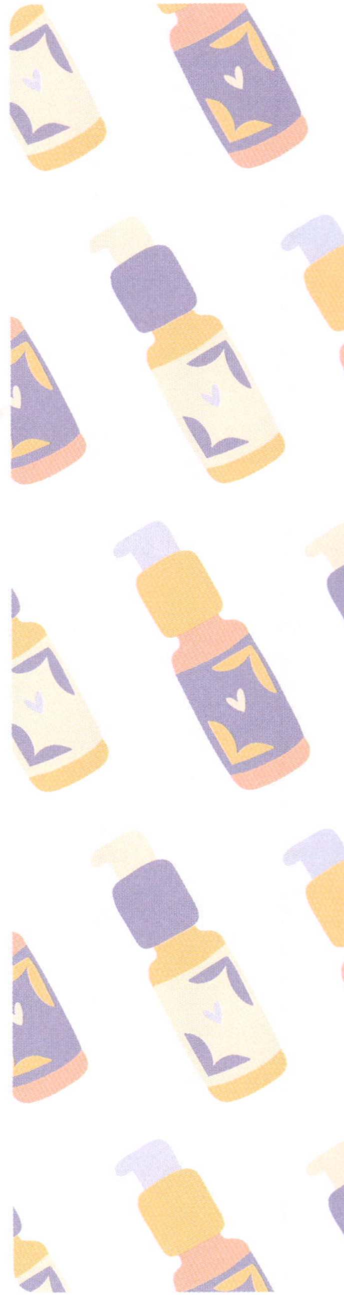

> Le Botox® était utilisé par les ophtalmologistes depuis le début des années 1980 pour traiter les troubles musculaires de l'œil. Ceux-ci ont remarqué que les rides du contour de l'œil disparaissaient également après le traitement. À la fin des années 1980, le Botox® était utilisé pour ses propriétés cosmétiques.

C'est une protéine synthétique que l'on injecte généralement au niveau du **front**, des **yeux** et de la **zone intersourcilière** pour traiter les rides et ridules. Il agit principalement en bloquant l'information transmise par les nerfs aux muscles, entraînant une faiblesse provisoire. Les rides et ridules deviennent alors **plus lisses ou disparaissent**.

On peut avoir recours au Botox® pour traiter les rides ou ridules à différents niveaux du visage. Il permet d'obtenir des résultats que l'on ne peut tout simplement **pas obtenir au moyen de crèmes**. J'ai moi-même eu recours à ce traitement pour traiter mes rides du lion (ce qui fut extrêmement efficace). En tant que patiente, j'ai trouvé la **procédure rapide et indolore**.

Les zones et rides habituellement traitées sont les suivantes.

LES RIDES DU FRONT : ces rides, qui apparaissent au fil du temps, sont souvent dues à des haussements de sourcils répétés. Le muscle affecté, appelé **« muscle occipito-frontal »**, est sollicité excessivement et des rides horizontales apparaissent au niveau du front. Celles-ci peuvent être visibles dès la vingtaine. Lorsqu'il est injecté dans des endroits ciblés, le Botox® permet de les **atténuer**.

LES RIDES DU LION : les rides du lion, aussi appelées **« rides de la glabelle »** ou **« rides numéro 11 »**, sont des plis verticaux qui apparaissent entre les sourcils. Elles sont consécutives à une contraction répétée des muscles connus sous les noms latins de *procerus* et de *corrugator supercilii*. Trois à cinq injections de Botox® au niveau de la **zone intersourcilière** permettent souvent de les atténuer.

LES PATTES-D'OIE : les pattes-d'oie se forment au fil du temps avec les expressions du visage régulières et constantes, **quand vous riez ou souriez**. Elles sont dues à la **contraction répétée du muscle orbiculaire de l'œil**. Elles commencent à apparaître vers la fin de la vingtaine ou au début de la trentaine, et peuvent être traitées efficacement au moyen de Botox®.

Celui-ci peut également être utilisé pour atténuer les **« rides du fumeur » autour de la bouche**, affiner la mâchoire, lisser les contours du visage, traiter le bruxisme (grincement des dents) ou l'hyperhidrose (transpiration excessive).

Le Botox®

PEUT ÉGALEMENT ÊTRE UTILISÉ POUR ATTÉNUER LES « RIDES DU FUMEUR » AUTOUR DE LA BOUCHE, AFFINER LA MÂCHOIRE, LISSER LES CONTOURS DU VISAGE, TRAITER LE BRUXISME (GRINCEMENT DES DENTS) OU L'HYPERHIDROSE (TRANSPIRATION EXCESSIVE).

Les effets d'une injection de Botox® ne sont **pas immédiats**. Les premiers se font remarquer entre quarante-huit et soixante-douze heures après injection. Les résultats optimaux sont obtenus environ dix jours plus tard, et les effets durent en moyenne trois à quatre mois.

Le traitement doit être répété à intervalles réguliers pour que les résultats restent visibles. Le Botox® peut également être utilisé de manière préventive.

Lorsque les premières injections sont réalisées avant l'apparition de rides au repos, de nombreuses personnes **perdent l'habitude de froncer les sourcils**, et les rides permanentes mettent plus de temps à apparaître. L'injection préventive de Botox® doit être évaluée au cas par cas, car la prudence s'impose lorsqu'il s'agit de réaliser ce traitement sur des personnes relativement jeunes.

Le Botox® peut avoir des effets secondaires. Il est donc important de consulter un praticien expérimenté qui sera en mesure de vous montrer des photos avant et après traitement.

Si vous vivez en France, n'acceptez jamais de vous faire injecter par un praticien qui n'est pas un **médecin diplômé, reconnu et qualifié par le Conseil national de l'Ordre des médecins** (www.conseil-national.medecin.fr).

Les effets secondaires fréquents du Botox® incluent des **hématomes**, une **tuméfaction** et une **sensation de lourdeur**. Lorsqu'il est injecté au niveau du front, il peut parfois entraîner un **affaissement du sourcil**. Ce dernier effet indésirable est néanmoins très rare. Aucun effet secondaire n'est permanent. Tous disparaissent avec le temps.

En réalité, lorsqu'elle est réalisée par un praticien expérimenté, l'injection de Botox® est une procédure simple et sans danger. J'ai de nombreux patients qui ont peur d'avoir l'air figé ou que leur partenaire remarque qu'ils ont suivi un traitement. Il est important de choisir un praticien en qui vous avez confiance et avec qui vous pouvez discuter pour lui expliquer ce que vous attendez de lui exactement.

Choisissez une clinique ayant une bonne réputation et des avis de patients favorables. Évitez les professionnels qui cassent les prix. Pour ma part, je pense que tout est une question de subtilité. Tous mes patients ont la possibilité de revenir me voir deux semaines après les injections pour réaliser de légers ajustements.

D'après mon expérience, il est plus simple de réaliser des injections supplémentaires **deux semaines plus tard** que d'injecter trop de produit dès le départ !

Les injections sont réalisées au moyen de **fines aiguilles** et sont généralement **indolores**. Dans le pire des cas, elles entraînent un léger inconfort. Toutefois, presque tout le monde tolère bien le Botox® sans souci. Cela reste néanmoins une **procédure médicale** qui doit être précédée d'une consultation pour parler notamment de vos antécédents médicaux.

LES PRODUITS DE COMBLEMENT

En vieillissant, le collagène et l'élastine présents dans la peau se dégradent. Dans le même temps, les **réserves de graisse** perdent du volume et s'affinent, en particulier dans la moitié supérieure du visage. Le massif facial osseux se modifie en raison d'une **perte osseuse** à certains endroits stratégiques, comme le milieu du visage et l'os orbital autour des yeux. Lorsqu'ils sont associés, ces facteurs provoquent un **affaissement de la peau** ainsi que des plis cutanés proéminents comme les sillons nasogéniens (entre le nez et la bouche) et les bajoues.

Cette perte de volume ne peut être traitée au moyen de Botox®. Elle nécessite l'injection de produits de comblement pour redonner de la densité aux parties du visage qui se sont affaissées.

Il est préférable de ne pas traiter les zones individuellement (les bajoues seules, par exemple) afin de maintenir un **équilibre** et une **harmonie** au niveau du visage dans son intégralité. Un **bilan esthétique** complet du visage doit donc être réalisé avant tout traitement.

Il existe de nombreux types de produits de comblement sur le marché, y compris des produits contenant de l'**acide hyaluronique** (Juvéderm® et Restylane®, par exemple), de l'**hydroxyapatite de calcium** (Radiesse®), de la **polycaprolactone** (Ellansé®) et de l'**acide poly-L-lactique** (Sculptra®). La grande majorité des produits de comblement utilisés à l'heure actuelle sont des variétés d'acide hyaluronique. Ils sont devenus de plus en plus populaires au fil des ans car ils provoquent peu d'allergies, sont provisoires, mais néanmoins durables. Le produit peut être dissous et ses effets inversés, le cas échéant.

Une consultation chez le médecin s'impose avant toute injection.

Une évaluation complète du visage est nécessaire pour déterminer les zones à combler ou repulper. Le médecin doit au préalable prendre connaissance des antécédents médicaux et des médicaments ou compléments alimentaires pris par le patient.

Une **crème anesthésiante** peut être appliquée vingt à trente minutes avant injection. Il est également possible d'utiliser de la **glace** pour anesthésier la zone avant de réaliser les injections. Les résultats durent généralement entre six et dix-huit mois, en fonction du produit utilisé.

Les effets secondaires incluent une **tuméfaction**, des **saignements** et des **hématomes**.

> *L'administration d'aspirine, d'ibuprofène et de complémentaires alimentaires comme la vitamine E, l'huile de poisson, le ginkgo biloba et le ginseng doit être interrompue, car ceux-ci peuvent favoriser les saignements.*

Les autres problèmes potentiels incluent des protubérances, une inflammation, une infection et la diffusion du produit de comblement dans d'autres parties du visage.

> Certaines zones sont considérées comme « à haut risque », notamment le front, le nez et la peau située sous l'œil. De rares cas de cécité ont été signalés. Par conséquent, il est primordial que la personne que vous choisissez pour réaliser les injections ait suivi une formation approfondie en anatomie du visage.

Même si les risques paraissent effrayants, la procédure ne présente aucun danger quand elle est réalisée par une **personne qualifiée**.

Les produits de comblement sont un excellent moyen de traiter l'affaissement du visage, les ridules et le double menton. Je me suis personnellement fait injecter des produits de comblement au niveau de mes **sillons nasogéniens**, qui étaient devenus **plus visibles vers l'âge de trente-cinq ans** ; la partie inférieure de mon visage commençait à paraître un peu « lourde » et s'affaissait légèrement. J'ai été ravie des résultats obtenus. Même si ce traitement ne convient pas à tout le monde, je suis certaine que j'aurai recours à d'autres injections à l'avenir.

En France, seuls les médecins sont autorisés à injecter de l'**acide hyaluronique** sous la peau.

> *Néanmoins, contrairement au Botox®, les produits de comblement peuvent être obtenus sans prescription médicale, ce qui signifie que n'importe qui peut en théorie acheter et injecter ces produits.*

Cela est particulièrement effrayant quand on connaît les **risques inhérents**, et place l'industrie de la médecine esthétique dans une situation délicate. Sachant cela, les consommateurs doivent absolument choisir un praticien qualifié et expérimenté qui réalisera la procédure en toute sécurité.

Je suis toujours étonnée par le nombre de praticiens qui ont un **air assez étrange après avoir eux-mêmes abusé de traitements injectables** – je pense notamment à ceux qui ont des lèvres trop pulpeuses et des joues de hamster. Selon moi, ces personnes ont perdu toute **notion d'esthétisme** quelque part en chemin, c'est-à-dire qu'elles ne sont plus en mesure de distinguer ce qui est normal pour le visage d'un patient. Ces traitements devraient pouvoir permettre d'obtenir des résultats naturels, et non des traits exagérés ou artificiellement mis en valeur. À mon avis, c'est le genre de visage que ces praticiens voient tous les jours, aussi bien chez leurs collègues que leurs patients.

> Ces dérives peuvent être dues à la pression de paraître « jeune » qui prévaut dans l'industrie, mais aussi malheureusement dans notre société, où les réseaux sociaux nous inondent d'images de corps artificiels et irréels.

Vous devez être certain d'**être bien conseillé** sur les traitements injectables disponibles. Il arrive parfois que ceux-ci ne soient pas ce qui vous convient le mieux. Les praticiens doivent être **sensibles à cette réalité** et **dresser un bilan aussi objectif que possible de votre visage**. Ce n'est pas parce qu'ils sont en mesure d'administrer un traitement qu'ils doivent automatiquement y avoir recours.

Je n'ai pour ma part jamais aucun scrupule à **refuser d'injecter un traitement** si je pense que celui-ci n'est pas approprié.

> *J'ai acquis cette conviction au fil des nombreuses années qu'il m'a fallu pour devenir dermatologue (je n'ai pas peur d'admettre que je suis aujourd'hui un bien meilleur médecin – et une meilleure communicante – qu'il y a dix ans).*

Malheureusement, de nombreux praticiens manquent d'expérience professionnelle et d'assurance pour **dire « non »**. Je vous le dis en toute honnêteté, ce qui est pire encore, ce sont les praticiens cupides qui manquent d'éthique et vous incitent à réaliser des traitements dans leur propre **intérêt financier**.

Si vous envisagez de vous faire injecter des produits de comblement, je pense personnellement que vous serez entre de bonnes mains si vous

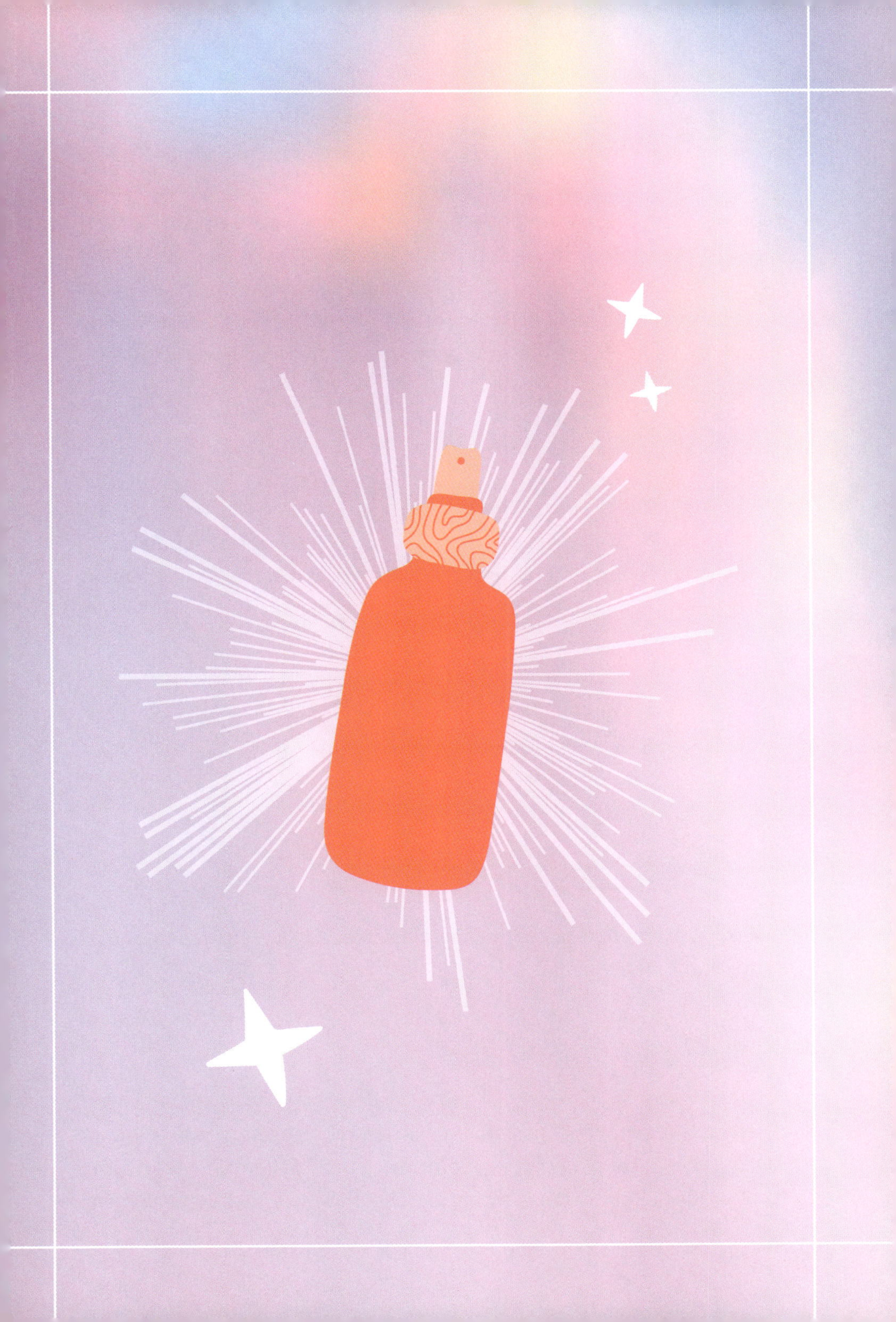

choisissez un dermatologue ou un chirurgien esthétique agréé. Ceux-ci ont suivi une formation approfondie qui leur confère les connaissances requises, et possèdent l'expérience et l'assurance nécessaires pour vous dire en toute franchise ce dont vous avez besoin. Comme ils traitent généralement **différentes pathologies** allant de cancers potentiellement mortels aux rides et ridules, ils restent objectifs et ont conservé une **notion de l'esthétisme** qui vous permettra d'obtenir de bons résultats.

Le chapitre 9 (« Trouver un dermatologue ») vous guidera pour faire le meilleur choix.

AUTRES UTILISATIONS DES PRODUITS DE COMBLEMENT

AUGMENTATION DU VOLUME DES LÈVRES : les produits de comblement peuvent être utilisés chez les patients qui souhaitent augmenter le volume de leurs lèvres.

> Les produits les plus fréquemment utilisés sont ceux qui contiennent de l'acide hyaluronique. Lorsqu'ils sont injectés dans les lèvres, ils permettent d'améliorer leur forme, leur structure ou leur volume. En général, les résultats durent six mois.

Pour que les effets restent visibles, la procédure doit être répétée aussi souvent que nécessaire.

> *Les produits de comblement pour les lèvres ne conviennent pas à toutes les personnes.*

Une **évaluation de la forme du visage** doit être réalisée au préalable ; à défaut, le résultat final ne paraîtra pas naturel. Cette procédure clinique rencontre beaucoup de succès auprès des jeunes patients, en particulier ceux âgés d'une vingtaine d'années. Elle s'avère toutefois également utile chez les patients plus âgés. Le vieillissement des lèvres entraîne un **affaissement de la bouche**. Avec l'âge, les lèvres perdent du volume (en particulier la lèvre inférieure) et ne sont plus aussi bien définies. L'utilisation d'un produit de comblement autour de la bouche permet de les redéfinir.

RAJEUNISSEMENT DES MAINS : on dit souvent que les mains d'une personne **trahissent son âge**. En vieillissant, la perte de volume donne l'impression que les mains sont creusées. Les os, tendons et veines deviennent plus visibles.

> *Des produits de comblement contenant de l'hydroxyapatite de calcium sont généralement injectés dans le dos des mains avant de réaliser un massage.*

Les mains peuvent rester enflées quelques jours. Les effets du produit de comblement durent environ six mois. Les injections dans les mains sont relativement sûres et **entraînent peu d'effets secondaires**.

TECHNIQUES DE RESTRUCTURATION DE LA PEAU

Le Botox® permet donc d'atténuer les rides, tandis que les produits de comblement traitent l'affaissement et la perte de volume. Mais qu'en est-il de la **texture de la peau** ? Le vieillissement cutané entraîne de nombreuses ridules, un teint non uniforme, des rougeurs et une pigmentation. Les techniques de **restructuration** de la peau permettent de traiter tous ces changements.

LES GOMMAGES CHIMIQUES

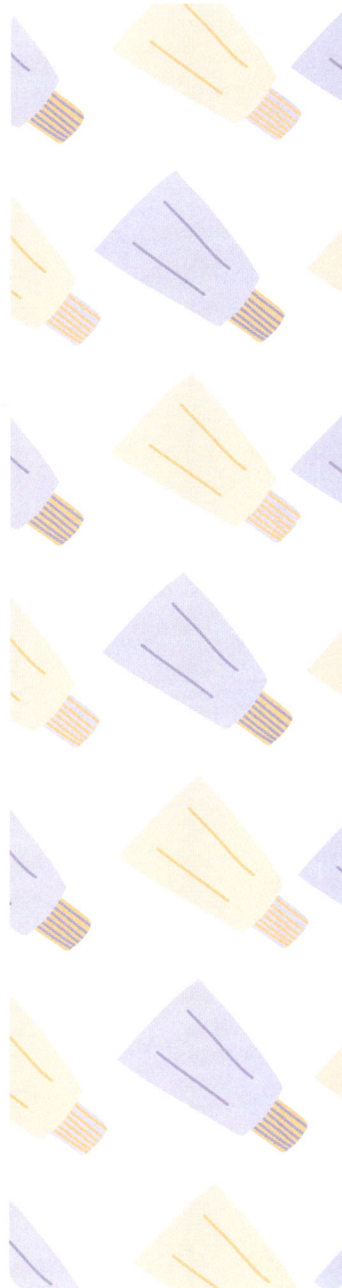

Un gommage chimique est une procédure médicale qui consiste à appliquer une solution chimique sur la peau pour accélérer l'exfoliation et le gommage.

La nouvelle peau est souvent **plus lisse** et **moins pigmentée** que la peau éliminée. Les gommages chimiques peuvent être utilisés pour traiter les signes de l'âge comme les rides et la pigmentation, mais aussi d'autres affections cutanées comme l'acné.

> *Il existe principalement trois types de gommages chimiques : superficiels, moyens et profonds.*

Les gommages superficiels sont plus doux et affectent uniquement la **couche supérieure** de la peau (l'**épiderme**). Les gommages moyens agissent sur les **couches supérieure et moyenne** de la peau, tandis que les gommages profonds **pénètrent la peau plus en profondeur**.

Le processus commence par un **nettoyage de la peau**. Une solution chimique est ensuite appliquée sur le visage (ou les autres zones à traiter) pendant cinq à dix minutes.

> *Il est possible de ressentir une sensation de brûlure ou des démangeaisons au moment de l'application.*

Les gommages superficiels entraînent des rougeurs mineures, et la peau peut **paraître tendue** pendant quelques heures. La peau peut se desquamer un peu pendant quelques jours. Le délai de rétablissement suite à un gommage moyen ou profond est plus long ; des **rougeurs**, une **tuméfaction** et une **desquamation** sont possibles pendant sept à quatorze jours.

Après un gommage, la peau est plus sensible aux rayons du soleil. Il faut donc veiller à la protéger en appliquant une **crème solaire** (indice 30 minimum) pendant au moins quatre semaines.

Les gommages peuvent être réalisés à intervalles réguliers. Ils sont extrêmement utiles pour traiter les changements au niveau du teint et de la texture de la peau.

A) LES GOMMAGES CHIMIQUES SUPERFICIELS

Ces gommages sont généralement ceux qui présentent le moins de risques. Ils sont habituellement **réalisés sur tous les types de peaux**, y compris les peaux foncées. Plusieurs séances sont souvent nécessaires pour obtenir des résultats optimaux. Les agents habituellement utilisés sont des **acides alpha-hydroxylés (AHA)** comme l'acide glycolique, l'acide lactique, l'acide mandélique, l'acide pyruvique et l'acide citrique. On retrouve également ces produits dans les soins anti-âge. Toutefois, les concentrations présentes dans les produits disponibles en vente libre que vous appliquez à la maison sont en général **largement inférieures** à celles utilisées dans les gommages réalisés en cabinet médical. Par conséquent, les résultats ne sont pas les mêmes.

> *Les autres agents utilisés pour les gommages superficiels incluent des acides bêta-hydroxylés et l'acide salicylique.*

Ceux-ci sont particulièrement efficaces contre l'acné. Toutefois, leur utilisation est **déconseillée pendant la grossesse**. D'autres agents sont également utilisés pour les gommages superficiels, notamment la trétinoïne, l'acide trichloracétique (10 à 25 %) et la solution de Jessner (14 % de résorcinol, 14 % d'acide lactique et 14 % d'acide salicylique).

B) LES GOMMAGES CHIMIQUES MOYENS ET PROFONDS

Ces gommages utilisent généralement de l'acide trichloracétique fortement concentré ou un agent connu sous le nom de « phénol ». Les gommages en profondeur peuvent être réalisés pour traiter différents problèmes de **vieillissement cutané**. Néanmoins, la durée de rétablissement est plus longue.

> Tous les gommages chimiques présentent un risque de réactivation de l'herpès labial, de changement de pigmentation et, plus rarement, de cicatrisation (souvent au niveau de la partie inférieure du visage).

Il est extrêmement important que le type de gommage soit adapté au type de peau et de problème.

LA LUMINOTHÉRAPIE ET LES TRAITEMENTS AU LASER

La luminothérapie et les traitements au laser sont des techniques particulièrement efficaces pour redonner un coup de jeune à la peau et traiter la pigmentation, les rides et les ridules – en d'autres termes, pour **restructurer la peau**.

Même si de nombreux établissements proposent des traitements au laser, tous les praticiens n'ont pas reçu la même formation et il est toujours préférable de s'adresser à un médecin ou dermatologue expérimenté.

> *Les dermatologues présentent l'avantage d'avoir de l'expérience en la matière. Ceux-ci ont reçu la formation nécessaire pour diagnostiquer et traiter toutes les affections cutanées.*

Si vous souhaitez **faire traiter vos taches de rousseur**, par exemple, il est impératif que votre praticien dispose des compétences nécessaires pour distinguer ces dernières des signes précurseurs d'un cancer de la peau connu sous le nom de **lentigo malin**. J'ai personnellement vu, en clinique, les conséquences d'une telle erreur. Renseignez-vous sur la réputation de la clinique et du médecin.

A) LA LUMIÈRE INTENSE PULSÉE

La lumière intense pulsée utilise des impulsions de lumière à haute intensité pour **cibler les vaisseaux sanguins** et les **pigments de la peau**.

Elle améliore l'aspect des taches de rousseur, des rougeurs, des taches brunes, et des rides et ridules du visage.
Elle est généralement utilisée pour traiter le visage, le cou et le décolleté.

Le traitement dure environ **vingt à trente minutes**. Quatre à six séances espacées d'un mois environ sont nécessaires. Le praticien et le patient doivent porter des lunettes de protection.

> *Le traitement n'est pas douloureux. Toutefois, les patients ont parfois l'impression de sentir des bandes élastiques chaudes claquer contre leur peau.*

Après le traitement, la peau est rouge et peut être sensible. Une légère tuméfaction ou de légers hématomes sont possibles. Veillez à vous protéger du soleil les quatre semaines suivant le traitement. Cette technique **ne convient pas aux peaux foncées**.

B) LES DISPOSITIFS À LED

Les dispositifs à LED et les traitements du visage ayant recours à la technologie à LED (généralement de la lumière rouge ou bleue) sont devenus populaires ces dernières années.

Il s'agit de traitements non invasifs et relativement sûrs, avec un minimum d'effets secondaires.

D'après les données, ils joueraient un rôle en **stimulant la production de collagène**, en améliorant la texture de la peau et en ayant une action anti-inflammatoire (dans le traitement de l'acné, par exemple).

C) LES TRAITEMENTS AU LASER

Les traitements au laser restent l'un des moyens les plus efficaces d'**inverser les effets du vieillissement** comme le changement de texture et la pigmentation. Ces traitements ont fait beaucoup de progrès ces dernières années. La technologie progresse rapidement et les options disponibles sont désormais plus nombreuses.

Un gommage

CHIMIQUE EST UNE PROCÉDURE MÉDICALE QUI CONSISTE À APPLIQUER UNE SOLUTION CHIMIQUE SUR LA PEAU POUR ACCÉLÉRER L'EXFOLIATION ET LE GOMMAGE.

Dans les années 1980 et 1990, on avait largement recours aux lasers au **dioxyde de carbone** pour restructurer la peau. Ceux-ci enlèvent ou vaporisent littéralement les tissus pour permettre la croissance de nouvelle peau saine.

> *Ils sont associés à un délai de rétablissement assez long et entraînent une tuméfaction, des rougeurs et une desquamation. Bien que le temps de récupération soit compris entre deux et quatre semaines, ils permettent d'obtenir les meilleurs résultats sur le plan esthétique.*

Au fur et à mesure que la technologie a évolué, **l'utilisation de lasers « non ablatifs » a été privilégiée**. Ces lasers laissent l'épiderme (c'est-à-dire la couche supérieure de la peau) intact, mais ciblent la couche inférieure de la peau (le derme). Bien que le délai de rétablissement soit moins long, **ces lasers sont moins efficaces que les lasers « ablatifs » traditionnels** comme le laser KTP 532 nm ou le laser Nd:YAG 1320 nm, par exemple.

> Apparus au début des années 2000, les lasers fractionnés ont modifié le mode d'utilisation des lasers dans le domaine du skincare. Ceux-ci agissent en ciblant à la fois le derme et l'épiderme au moyen d'un faisceau laser divisé en plusieurs petites colonnes de traitement profondes désignées sous le terme de « zones de traitement microthermiques » (MTZ).

Ces zones produisent du nouveau collagène, tandis que les zones intermédiaires non traitées **accélèrent la cicatrisation**. Le délai de rétablissement est alors moins long que si le tissu avait été traité dans son intégralité. Les lasers fractionnés peuvent être **ablatifs ou non ablatifs**. Le temps de récupération est habituellement de quelques jours.

Les lasers sont un domaine complexe. Ils doivent être utilisés avec prudence, en particulier sur les peaux foncées, car ils peuvent entraîner des **problèmes de pigmentation**.

> *Ils restent l'un des moyens les plus efficaces de traiter les rides et ridules du visage, les lésions causées par le soleil, la pigmentation et les cicatrices d'acné.*

Cette méthode peut également être plus coûteuse que les autres techniques abordées dans ce chapitre. Une consultation avec un dermatologue ou un spécialiste des traitements au laser est nécessaire avant toute intervention. Un **test épicutané** est souvent requis avant le traitement.

AUTRES TECHNIQUES DE RAJEUNISSEMENT DE LA PEAU

DISPOSITIFS RADIOFRÉQUENCE

Il s'agit de dispositifs non invasifs (Thermage®, Pellevé® et Accent®, par exemple) qui diffusent de l'**énergie en radiofréquence** dans la peau. Ils génèrent de la chaleur dans les couches profondes de la peau, ce qui a pour effet de désintégrer le collagène existant et d'entraîner la formation de nouveau collagène pour un effet liftant.

> *Ce traitement est généralement utilisé pour traiter les bajoues, le menton, le cou et les rides du contour de l'œil. Il peut s'avérer utile chez les patients ayant entre trente et cinquante ans, chez qui l'on remarque un affaissement de la peau.*

Il peut être utilisé en toute sécurité sur tous les types de peaux. Comme cette procédure a principalement pour but de **retendre la peau**, elle n'agit pas sur les changements de texture ni la pigmentation. Des **rougeurs** peuvent apparaître après le traitement. Celles-ci disparaissent généralement au bout d'une heure. Les patients peuvent reprendre leurs activités habituelles pour ainsi dire immédiatement.

ULTRASONS FOCALISÉS DE HAUTE INTENSITÉ (HIFU)

Ulthera® fut le **premier dispositif** permettant de **lifter** et de retendre la peau disponible sur le marché.

Un dispositif manuel diffuse de l'énergie concentrée sous forme d'ultrasons dans les couches profondes de la peau, ce qui a pour effet de stimuler la production de collagène.

Le traitement est adapté aux personnes âgées de trente à cinquante ans, et à celles qui ne souhaitent pas avoir recours à la chirurgie. Il est généralement utilisé pour traiter l'affaissement du visage et du cou, et pour lifter le menton.

Comme l'intervention est désagréable, des antidouleurs sont souvent administrés au préalable. La technique donne des résultats efficaces qui durent un an.

Néanmoins, il faut parfois patienter trois mois ou plus après le traitement pour que les résultats soient complètement visibles. Des **rougeurs** apparaissent tout de suite après la procédure. Celles-ci disparaissent rapidement, et les patients peuvent reprendre leurs activités habituelles immédiatement. Cette technique doit être réalisée par un professionnel de santé.

MICRONEEDLING

Le *microneedling* est une technique proposée par différents praticiens, notamment par les esthéticiennes, les infirmières et les médecins. Cette procédure **très peu invasive** est parfois désignée sous le nom de **thérapie d'induction au collagène**.

> *Elle est principalement utilisée pour redonner un coup de jeune au visage et traiter les cicatrices d'acné légères. Elle a un effet très limité sur les vergetures (striae).*

La peau est anesthésiée au moyen d'une **crème topique** environ trente minutes avant l'intervention. Un dispositif doté de fines aiguilles est ensuite utilisé pour réaliser plusieurs **petites perforations** au niveau de la peau. Ces lésions contrôlées stimulent le corps à produire du nouveau collagène. La procédure est bien tolérée, mais **plusieurs séances sont souvent nécessaires**. Elle n'est pas aussi efficace que les traitements au laser.

PLASMA RICHE EN PLAQUETTES (PRP)

La thérapie PRP s'est fait connaître grâce à la publicité faite par les célébrités. Toutefois, les médecins (notamment les **orthopédistes** et les **médecins du sport**) l'utilisaient déjà depuis quelque temps avant qu'elle ne devienne populaire dans le domaine de l'esthétisme.

Le sang contient plusieurs types de cellules, notamment des plaquettes. Celles-ci jouent un rôle dans la **coagulation du sang**. Elles contiennent également plusieurs facteurs de croissance et produits chimiques connus sous le nom de « cytokines », qui stimulent la cicatrisation (facteur de croissance épidermique, facteur de croissance dérivé des plaquettes, facteur de croissance transformant bêta).

Lors d'une thérapie PRP, du sang est prélevé et traité afin de l'enrichir en plaquettes. Celles-ci sont ensuite activées et réinjectées dans la peau dans le but d'atténuer les rides et les lésions causées par le soleil.

Nous manquons encore de données scientifiques concernant cette technique. Toutefois, celle-ci semble prometteuse dans les domaines de la **cicatrisation**, de la **perte des cheveux** et du **rajeunissement cutané**. Elle peut être associée à d'autres traitements comme le *microneedling* et les traitements au laser.

De toute évidence, une approche exhaustive des traitements anti-âge nécessite de disposer des connaissances et compétences requises pour prescrire plusieurs techniques et associer différentes formes de traitements.

Je recommande vivement de choisir un médecin qui dispose d'un champ de compétences élargi.

Il est **bien trop facile de vanter les mérites** d'un traitement précis, simplement parce que c'est le seul que propose une clinique (le *microneedling* en l'absence d'accès aux traitements au laser, par exemple).

> *Pour obtenir des résultats optimaux, il est nécessaire de procéder à une évaluation approfondie de vos besoins afin que vous puissiez choisir l'option qui vous convient le mieux en termes de temps et de budget.*

C'est la démarche que j'effectue personnellement quand je choisis un praticien pour réaliser mes traitements anti-âge. **Je n'ai pas honte** de dire que j'ai fait des injections de Botox® et de produits de comblement, eu recours à l'Ulthera®, aux gommages chimiques et aux traitements au laser à différentes époques de ma vie. J'ai suivi certains traitements pour **satisfaire ma curiosité** (le Botox®, par exemple), tandis que d'autres avaient pour but de **traiter des problèmes de peau précis** (le laser pour soigner mes cicatrices d'acné, notamment). Au fil des ans, j'ai suivi plusieurs de ces traitements et en suivrai sans aucun doute d'autres dans les années à venir ; **c'est un choix personnel que j'assume pleinement**. Le fait est que je peux désormais me mettre à la place du patient, et plus uniquement à celle du dermatologue !

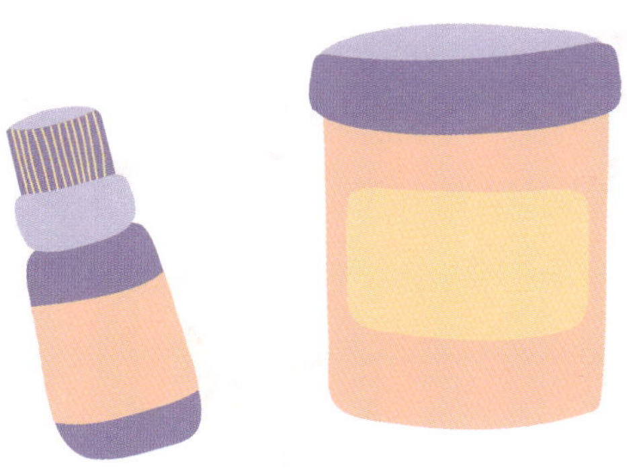

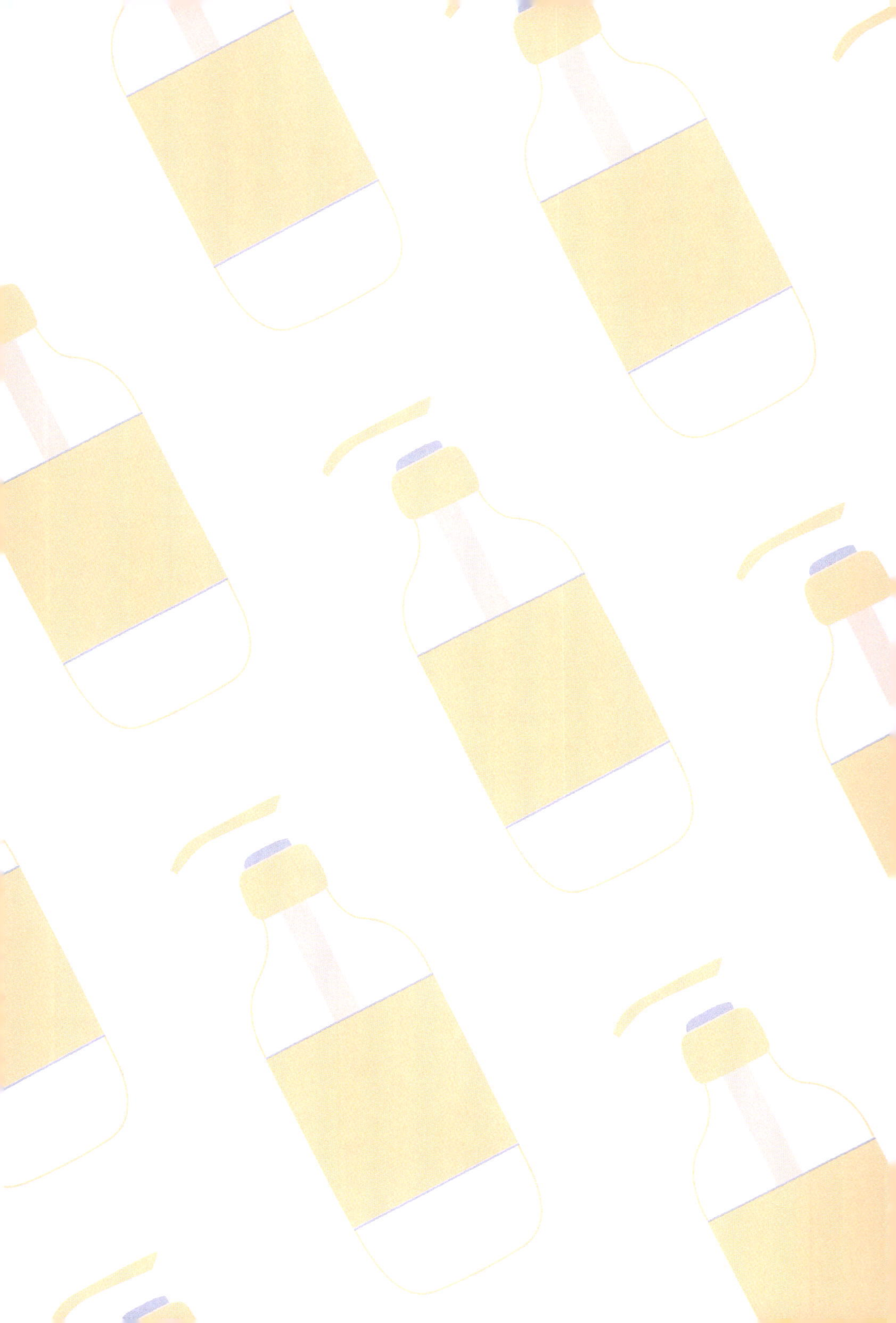

8

GRAINS DE BEAUTÉ ET CANCERS DE LA PEAU

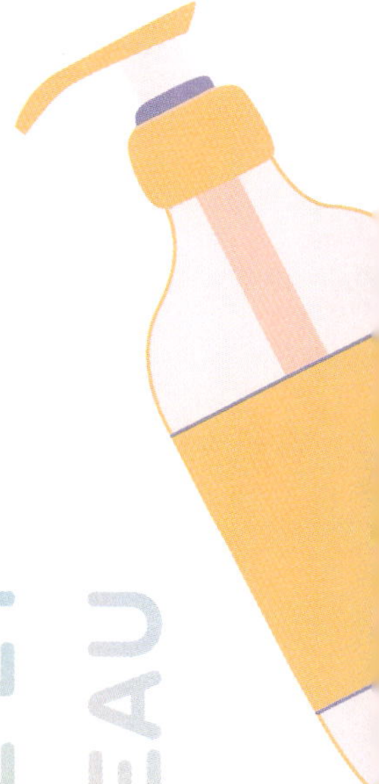

Il existe

TROIS PRINCIPAUX TYPES DE CANCERS CUTANÉS : LE MÉLANOME, LE CARCINOME BASOCELLULAIRE ET LE CARCINOME SPINOCELLULAIRE.

Les dermatologues adorent parler de cancers de la peau. C'est l'un des domaines de la santé cutanée que nous ne pouvons ignorer. Au Royaume-Uni, le taux de cancers cutanés a considérablement **augmenté depuis les années 1970** – de l'ordre de 360 % selon les estimations.

À quoi cela est-il dû ? Depuis les années 1970, les voyages à l'étranger et les vacances au soleil sont devenus plus accessibles. Les gens ont envie d'être bronzés et les cabines de bronzage se sont multipliées.

Si l'on ajoute à cela la réduction de la couche d'ozone à certains endroits du globe, on comprend aisément comment le problème a pris de l'ampleur. Il faut savoir que l'une des meilleures façons de prévenir les cancers de la peau consiste à **limiter son exposition aux rayons UV**.

Il existe trois principaux types de cancers cutanés : le mélanome, le carcinome basocellulaire et le carcinome spinocellulaire.

LE MÉLANOME

Il s'agit de la cinquième forme de cancer la plus fréquente au Royaume-Uni. Le mélanome se développe à partir des **mélanocytes**, c'est-à-dire des cellules cutanées qui produisent les pigments. Il peut se manifester sous la forme d'un **nouveau grain de beauté** (dans la majorité des cas) ou se développer à partir d'un grain de beauté existant.

QUELS SONT LES FACTEURS DE RISQUE ?

Les principaux coupables sont les **rayons UV** émis par le soleil et les cabines de bronzage. Les autres facteurs de risque sont une peau claire, des antécédents de coups de soleil, des **antécédents familiaux** de mélanome chez un parent proche, les maladies qui entraînent un affaiblissement du système immunitaire et la présence d'un nombre important de grains de beauté.

LE MÉLANOME EST-IL DANGEREUX ?

L'une des raisons pour lesquelles le mélanome est préoccupant, c'est parce qu'il a la **faculté de métastaser**, c'est-à-dire de se diffuser dans d'autres organes comme le foie, les poumons, les os et le cerveau, et donc d'être potentiellement mortel.

> *La bonne nouvelle, c'est que la plupart des mélanomes sont diagnostiqués à un stade précoce, bien avant de métastaser.*

COMMENT RÉDUIRE LE RISQUE DE DÉVELOPPER UN MÉLANOME ?

Au Royaume-Uni, il n'existe aucun programme de **dépistage national** du mélanome. La meilleure façon de le diagnostiquer précocement, c'est d'en connaître les symptômes et de savoir quand consulter un médecin. Je ne dirai jamais assez à quel point cela est important.

> *Certaines personnes choisissent volontairement de passer une visite de contrôle annuelle chez un dermatologue à titre préventif.*

Une bonne information est essentielle pour réduire le taux de mélanomes. La peau est un organe que l'on peut facilement **contrôler à l'œil nu**. En théorie, tout changement au niveau de la peau est plus simple à déceler qu'au niveau d'autres organes, qui nécessitent de passer un **scanner**.

COMMENT RECONNAÎTRE UN GRAIN DE BEAUTÉ SUSPECT ?

La **méthode ABCDE** est fréquemment utilisée pour évaluer les grains de beauté. Si un grain de beauté présente l'une des caractéristiques suivantes, n'hésitez pas à le faire contrôler par un dermatologue.

- **A COMME « ASYMÉTRIE » :** une moitié du grain de beauté est différente de l'autre.
- **B COMME « BORDS IRRÉGULIERS » :** les contours du grain de beauté sont irréguliers, ondulent ou sont mal délimités.

- **C COMME « COULEUR » :** le grain de beauté présente une couleur non uniforme ou plusieurs couleurs variables.
- **D COMME « DIAMÈTRE » :** le grain de beauté fait plus de 6 mm de diamètre.
- **E COMME « ÉVOLUTION » :** le grain de beauté a changé de taille, de forme ou de couleur.

Les autres signes auxquels il faut être vigilant sont notamment l'apparition de **nouveaux grains de beauté** ou des grains de beauté dont l'aspect est différent de celui des autres (un signe connu sous le nom de « vilain petit canard »).

> *La partie du corps la plus fréquemment affectée par le mélanome est le dos chez les hommes, et les jambes chez les femmes.*

La **difficulté**, c'est que tous les grains de beauté qui évoluent n'indiquent pas nécessairement la présence d'un cancer de la peau. En réalité, la plupart des grains de beauté ne présentent **aucun danger**. Il arrive souvent que leur nombre et leur aspect évoluent, certains pouvant même disparaître au

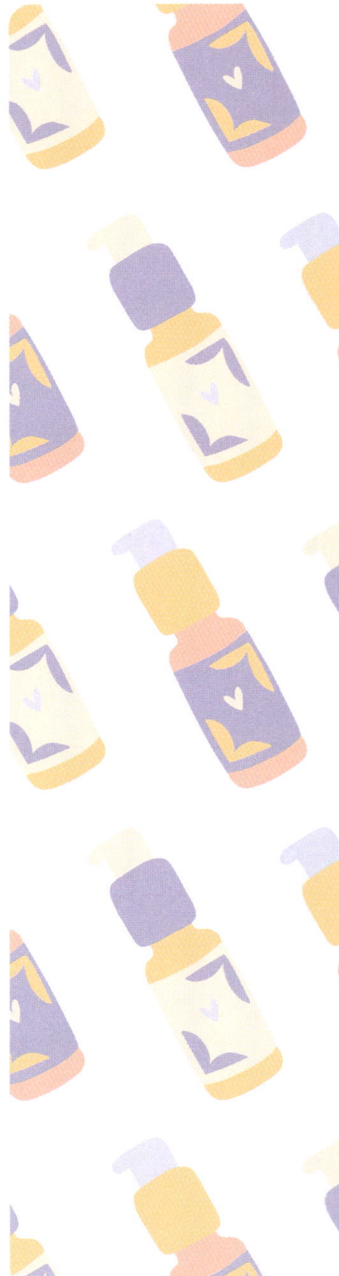

fil du temps. Les **changements hormonaux** qui s'opèrent pendant la puberté et la grossesse peuvent également entraîner une augmentation du nombre de grains de beauté et les rendre plus foncés.

COMMENT CONTRÔLER MA PEAU ?

La plupart des dermatologues conseillent de procéder à un **autoexamen tous les mois**. Le moment idéal est probablement après le bain ou la douche, dans une pièce bien éclairée, devant un miroir de plain-pied.

> Examinez-vous par exemple de la tête aux pieds, en commençant par l'avant et ensuite par l'arrière, pour vous assurer de n'oublier aucune partie du corps.

Vous pouvez également **vous faire aider par une personne** en qui vous avez confiance, qui examinera votre dos et d'autres zones difficiles d'accès.

> *N'oubliez pas les zones telles que les fesses, les parties génitales, la paume des mains et la plante des pieds.*

Certaines personnes trouvent utile de **prendre des photos** une fois par an pour garder une trace de leur peau. Au début, l'exercice consistera à vous habituer à l'emplacement de vos grains de beauté et de vos imperfections, et à repérer ce qui est normal. **Il deviendra plus facile au fil du temps**, même s'il est parfois compliqué chez les personnes présentant de nombreux grains de beauté.

QUE FAIRE SI UN GRAIN DE BEAUTÉ ME PARAÎT SUSPECT ?

Si l'évolution d'un grain de beauté vous préoccupe, il est important que vous consultiez un médecin. Rendez-vous chez votre médecin traitant afin qu'il vous rassure ou vous oriente vers un **dermatologue**. Vous pouvez également consulter directement un dermatologue. Sachez néanmoins qu'en France, vous serez moins bien remboursé si vous ne respectez pas le parcours de soins coordonnés.

COMMENT SE PASSE LA CONSULTATION CHEZ LE DERMATOLOGUE ?

Le dermatologue procède généralement à l'**examen complet** de votre corps à l'aide d'un **dermatoscope**.

> Il s'agit d'un dispositif composé d'une lentille grossissante et d'une lumière, qui permet de visualiser clairement les détails des grains de beauté pour pouvoir les évaluer.

En cas de souci, le grain de beauté suspect est éliminé sous anesthésie locale et envoyé au laboratoire pour analyse, où l'on vérifie s'il est malin ou bénin. L'ablation d'un grain de beauté est une **procédure rapide** qui dure entre vingt et trente minutes. Des **points de suture** sont généralement réalisés pour refermer l'incision.

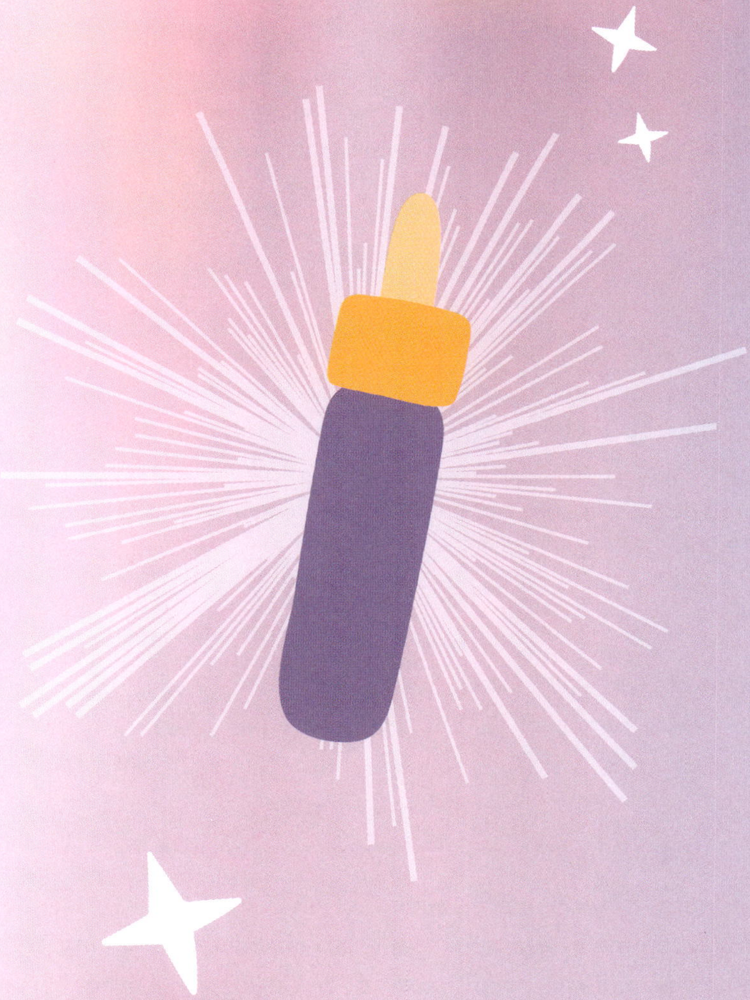

QUE SE PASSE-T-IL SI LES RÉSULTATS DU LABORATOIRE MONTRENT QUE MON GRAIN DE BEAUTÉ EST MALIN ?

La majorité des gens qui se font enlever un mélanome n'ont pas d'autres problèmes par la suite. Il faut néanmoins qu'il soit **retiré précocement**. L'idée, c'est que plus un mélanome est diagnostiqué tôt, plus les risques de complication diminuent.

LES AUTRES CANCERS DE LA PEAU

Au-delà du mélanome, il existe deux principaux types de cancers cutanés : le **carcinome basocellulaire** et le **carcinome spinocellulaire**. Une fois de plus, ils sont généralement dus aux rayons UV (principalement ceux émis par le soleil).

> Ces types de cancers se présentent sous la forme d'une excroissance de peau ou d'une plaie qui ne guérit pas. Ils peuvent se transformer en croûte et saigner, et sont parfois sensibles au toucher.

Les carcinomes se développent sur les **parties du corps exposées au soleil** comme le visage, le cou, les avant-bras et les mains. Chez les hommes, en particulier ceux souffrant de calvitie, ils peuvent apparaître au niveau du cuir chevelu. Ils sont la conséquence d'une **exposition régulière au soleil** au fil des ans et touchent généralement les personnes âgées de plus de cinquante ans. Toutefois, les carcinomes peuvent apparaître chez les personnes plus jeunes, en particulier si elles se sont beaucoup exposées au soleil. Ces types de cancers ont beaucoup moins tendance à se propager que le mélanome. Le traitement, qui implique généralement une **chirurgie**, suffit souvent à les éliminer.

Si vous remarquez une lésion qui ne guérit pas après quelques semaines, consultez votre médecin traitant afin qu'il vous examine et exclue un carcinome. En cas de doute, il vous orientera vers un dermatologue.

LA PRÉVENTION

Les **crèmes solaires** sont la seule méthode efficace pour réduire le risque de cancer de la peau. Il est particulièrement important que vous appliquiez une protection solaire si vous présentez des **facteurs de risque** (peau claire, antécédents familiaux, nombreux grains de beauté).

SE COUVRIR

Il s'agit de la première chose à faire pour vous protéger du soleil. Quand le temps est chaud et ensoleillé, quand vous êtes en vacances sous les tropiques ou faites du sport à l'extérieur, pensez à vous couvrir.

> *Pour ce faire, portez des vêtements couvrants, un chapeau et des lunettes de soleil.*

RESTER À L'ABRI DU SOLEIL

Dans l'idéal, évitez de vous exposer aux heures les plus chaudes de la journée, quand le risque de coups de soleil est le plus important, c'est-à-dire **entre 11 heures et 15 heures**. Essayez de rester à l'ombre.

APPLIQUER DE LA CRÈME SOLAIRE

Optez pour une crème solaire à large spectre qui offre une protection contre les rayons **UVA** et **UVB** du soleil. L'indice de protection minimum doit être compris entre 15 et 30.

Il existe deux types de crèmes solaires : minérales et chimiques. Les crèmes chimiques doivent être appliquées au moins vingt minutes avant de s'exposer au soleil ; les crèmes minérales, qui contiennent du dioxyde de titane et de l'oxyde de zinc, agissent dès leur application.

Pour obtenir le facteur de protection indiqué sur le flacon, l'application doit être renouvelée **toutes les quatre-vingt-dix minutes**. Nous sommes nombreux à nous sentir coupables de ne pas appliquer de crème aussi souvent que nous le devrions. N'oubliez pas non plus de **renouveler l'application après avoir nagé ou beaucoup transpiré**. Mieux vaut éviter les formules à appliquer une fois par jour, car celles-ci sont souvent moins efficaces.

La plupart des gens n'appliquent pas non plus de crème en quantité suffisante pour garantir leur efficacité. Appliquez-en sur toutes les zones du corps non couvertes par des vêtements. Environ 35 millilitres suffisent pour un adulte de taille moyenne.

La règle de base consiste à appliquer l'équivalent d'une cuillère à café sur chaque zone du corps : une cuillère à café pour le visage, la tête et le cou, une pour chaque bras, une pour chaque jambe, une pour la poitrine et le ventre, et une pour le dos et la nuque. N'oubliez pas vos oreilles et le haut de vos pieds ; ces zones sont souvent négligées.

> *De nombreuses personnes n'appliquent pas de crème solaire par temps nuageux.*

En réalité, c'est à ce moment que l'on remarque que les coups de soleil sont les plus importants, **les gens pensant à tort qu'ils ne courent aucun risque**. Le fait est qu'il faut appliquer de la crème même quand il y a des nuages.

Mes patients me demandent souvent s'il est nécessaire d'appliquer une protection solaire tous les jours, **y compris en hiver**. Au Royaume-Uni et en France, les rayons UVB (les principaux rayons responsables des coups de soleil) sont en effet moins nombreux à cette période de l'année. Toutefois, comme de nombreux cancers de la peau sont dus à l'exposition régulière aux rayons UV au fil des ans, **il est préférable de prendre l'habitude** d'appliquer quotidiennement de la crème sur les zones exposées. Si le vieillissement cutané est une source de préoccupation, sachez que cela permettra également à votre peau de **rester jeune plus longtemps**.

Soyez particulièrement vigilant si vous exposez vos enfants au soleil. Les coups de soleil apparus dans l'enfance peuvent **doubler le risque de développer un mélanome à l'âge adulte**. Les peaux

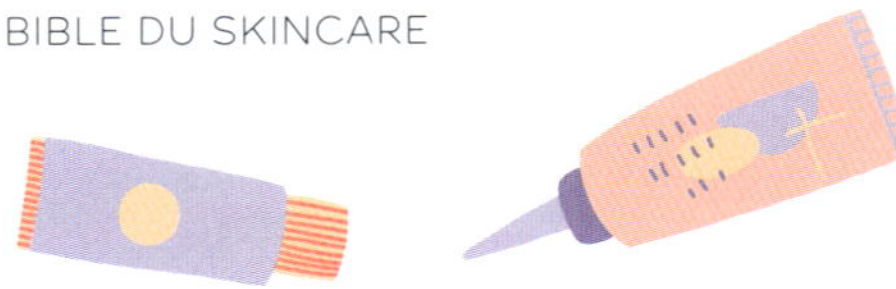

jeunes sont particulièrement sensibles aux effets des rayons UV. La peau des nourrissons âgés de moins de six mois contient **peu de mélanine** et est **beaucoup trop sensible** pour y appliquer de la crème solaire. Par conséquent, il est important de ne pas exposer les enfants en bas âge à la lumière directe du soleil. Après six mois, l'application de crème solaire ne présente aucun risque.

LES COUPS DE SOLEIL

Malgré la plus grande vigilance, les coups de soleil sont toujours possibles. Ceux-ci endommagent l'ADN, entraînant l'**inflammation** et la **mort des cellules cutanées**. La peau peut devenir plus chaude et sensible, rougir, enfler et cloquer.

> *Ce phénomène se produit généralement deux à six heures après l'exposition au soleil, pour atteindre son paroxysme douze à vingt-quatre heures plus tard.*

Cela n'est de toute évidence pas très agréable. Lorsque vous souffrez de coups de soleil, il est important de savoir comment les traiter.

1. ÉVITER LE SOLEIL

Bien que cela soit évident, il s'agit de la chose la plus importante à faire ! Couvrez toutes les parties du corps affectées et évitez le soleil jusqu'à ce que les coups de soleil disparaissent.

> *Portez des vêtements amples en coton qui laissent votre peau respirer.*

2. PRENDRE DES ANALGÉSIQUES (POUR SOULAGER LA DOULEUR)

Prenez des **anti-inflammatoires** disponibles en vente libre (de l'ibuprofène, par exemple) pour soulager la douleur et limiter l'inflammation. Vous pouvez prendre ce traitement pendant quarante-huit heures (sauf en cas d'allergie).

3. RAFRAÎCHIR LA PEAU

Privilégiez les bains aux douches, dont le jet peut potentiellement aggraver les lésions cutanées, en particulier si la peau cloque. L'eau doit être légèrement tiède.

> *Vous pouvez également soulager vos douleurs en appliquant des compresses froides sur la peau (une serviette humidifiée dans de l'eau froide, par exemple).*

4. HYDRATER LA PEAU

Après la douche ou le bain, appliquez une **crème** ou **lotion sans parfum** pour apaiser la peau. Plusieurs applications sont nécessaires pour éviter que la peau ne pèle. Continuez d'hydrater votre peau pendant plusieurs semaines.

> *Les gels et lotions contenant de l'aloe vera et du soja ont des effets apaisants. En plus de rafraîchir la peau, l'aloe vera agit comme un anti-inflammatoire.*

Si possible, évitez d'utiliser des crèmes ou lotions qui contiennent de la vaseline, de la benzocaïne ou de la lidocaïne. Celles-ci peuvent retenir la **chaleur** et **provoquer des irritations**.

LA VITAMINE D EST UNE VITAMINE LIPOSOLUBLE ESSENTIELLE POUR PRÉSERVER LA SANTÉ DES OS. ELLE PERMET DE SE PROTÉGER CONTRE CERTAINS TYPES DE CANCERS, LES MALADIES CARDIAQUES ET DIFFÉRENTES FORMES DE SCLÉROSE

et de diabète.

5. BOIRE DE L'EAU

Comme les coups de soleil favorisent la perte d'eau à travers la peau, il faut veiller à bien **rester hydraté**. Évitez de préférence de boire de l'alcool. **L'alcool est un diurétique** qui favorise d'autant plus la perte d'eau et la déshydratation au moment où vous en avez le moins besoin.

6. APPLIQUER UNE CRÈME STÉROÏDE TOPIQUE LÉGÈRE

L'application d'une crème stéroïde relativement peu concentrée (contenant par exemple 0,5 à 1 % d'hydrocortisone) disponible en vente libre pendant quarante-huit heures permet de réduire l'inflammation et les **démangeaisons** associées aux coups de soleil.

> *L'utilisation de ces produits est déconseillée chez les jeunes enfants sans avis médical.*

7. NE PAS PERCER LES AMPOULES

Le fait de percer les ampoules peut provoquer une infection et des cicatrices. N'y touchez pas ! Après le bain ou la douche, tapotez légèrement la peau pour la sécher. Évitez de la frotter trop fort avec une serviette pour ne pas percer les ampoules.

LA QUESTION DE LA VITAMINE D

Je suis certaine que vous êtes nombreux à lire mes conseils en matière de protection solaire et à vous demander comment vous êtes supposés **produire de la vitamine D** si vous suivez mes recommandations.

> *La vitamine D est un sujet particulièrement délicat. Les médias et la communauté médicale ont fait régner la confusion, tant et si bien que les avis sont aujourd'hui divergents.*

Les données montrent que le fait d'appliquer régulièrement de la crème solaire peut entraîner des **carences** en vitamine D. Toutefois, les personnes telles que moi continuent de penser que les avantages des crèmes l'emportent sur les inconvénients d'une exposition régulière au soleil.

> La vitamine D est une vitamine liposoluble essentielle pour préserver la santé des os. Elle permet de se protéger contre certains types de cancers, les maladies cardiaques et différentes formes de sclérose et de diabète. Elle a également des effets positifs sur l'humeur et le bien-être.

La plupart des gens produisent de la vitamine D en s'exposant au soleil sans protéger leur peau. **La lumière du soleil – les rayons UVB en particulier – est nécessaire pour que la peau synthétise la vitamine D.** La quantité de rayons UVB varie considérablement en fonction des heures de la journée, des saisons et de la latitude. La production de vitamine D **varie** également d'une personne à l'autre, les peaux pigmentées devant s'exposer plus longtemps au soleil pour en produire la même quantité que les peaux claires.

La plupart des dermatologues s'accordent à dire que le temps nécessaire pour que la peau synthétise la vitamine D est relativement court – **inférieur au temps qu'il lui faut pour rougir et brûler**.

> Un fait intéressant que l'on ignore souvent, c'est qu'une exposition permanente au soleil n'entraîne PAS de production constante de vitamine D. Après une exposition prolongée aux UVB, la vitamine D est convertie en substances inactives. Par conséquent, il est vain de prendre de longs bains de soleil pour « booster » votre taux de vitamine D.

Au Royaume-Uni, les recommandations actuelles en matière de dermatologie préconisent de s'exposer quelques minutes **sans crème solaire à la mi-journée** afin d'augmenter le taux de vitamine D. Les gens sont invités à connaître leur type de peau pour avoir une idée du temps qu'ils peuvent passer dehors **sans attraper de coups de soleil**. De toute évidence, les personnes qui ont la peau claire passeront moins de temps à l'extérieur que celles qui ont la peau foncée.

Le souci au Royaume-Uni et en France, c'est que la quantité de rayons UVB émis par le soleil n'est pas suffisante pour produire de la vitamine D **entre octobre et mars**. Par conséquent, il ne faut pas hésiter à essayer d'augmenter l'apport en vitamine D en consommant certains aliments, en particulier en hiver.

> *Les aliments riches en vitamine D sont notamment les poissons gras (maquereau, saumon, sardines), la margarine et les céréales enrichies en vitamine D, et les jaunes d'œufs.*

À défaut, envisagez de prendre de la vitamine D sous forme de **compléments alimentaires**. La dose quotidienne de vitamine D doit être de 800 UI.

> D'après les données dont nous disposons à l'heure actuelle, il existe des moyens plus sûrs d'augmenter son taux de vitamine D que de s'exposer longtemps au soleil.

Il est cependant **inutile de surconsommer** des aliments riches en vitamine D et de prendre plus de compléments alimentaires que nécessaire, car certains problèmes de santé ont été associés à un taux élevé de vitamine D.

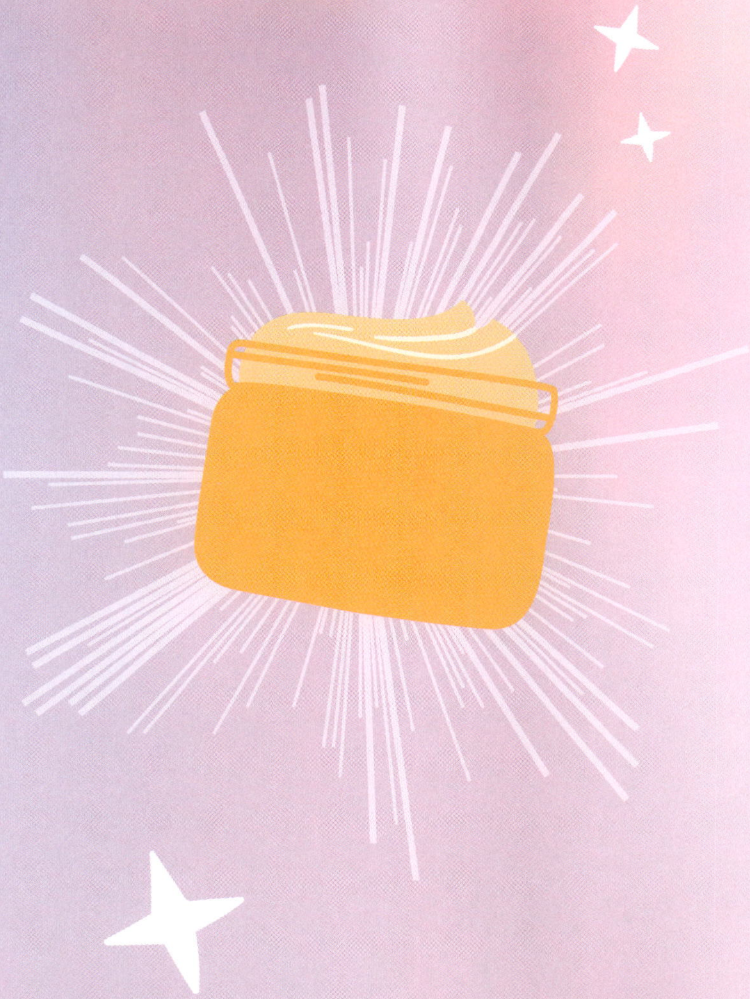

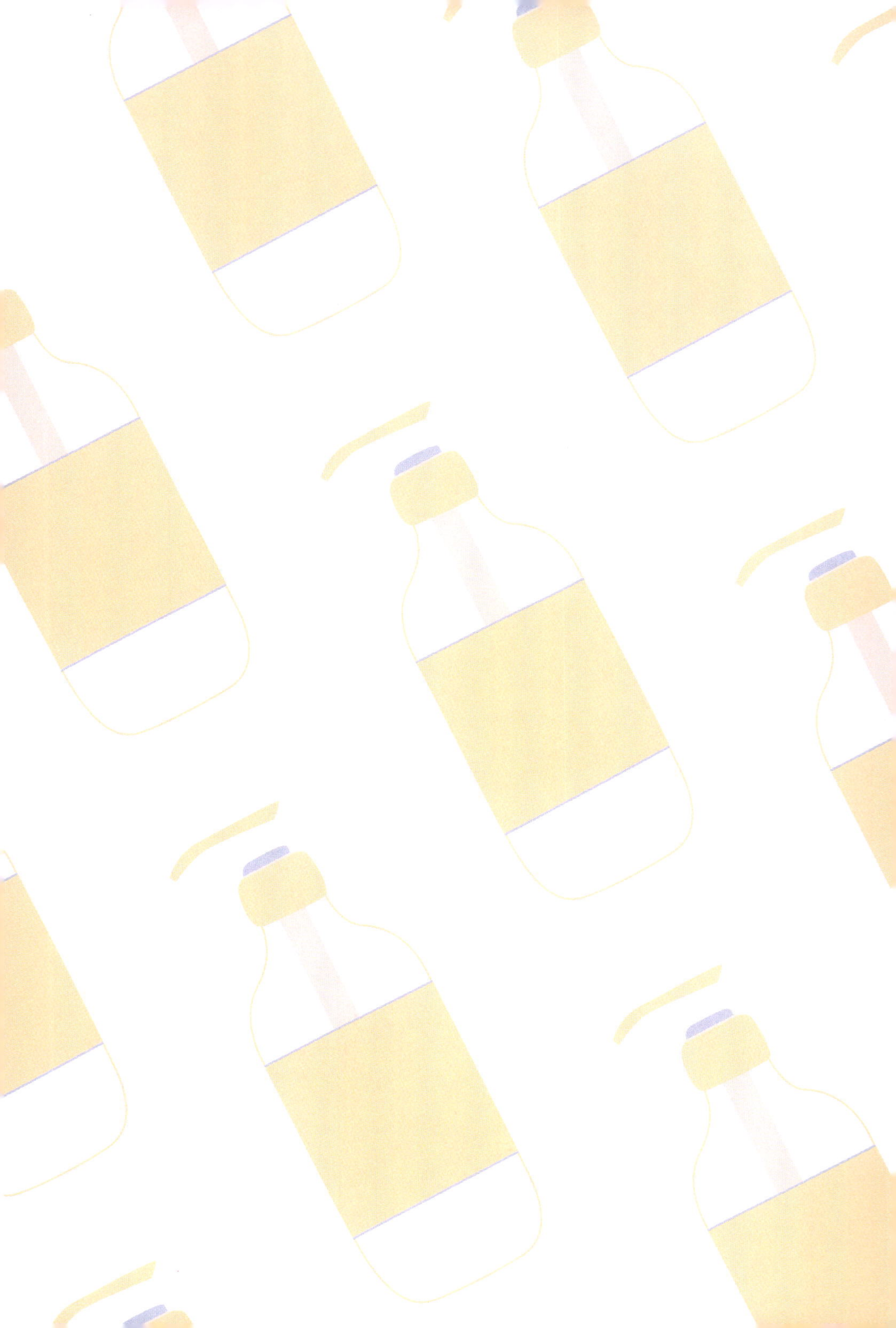

9

TROUVER UN DERMATOLOGUE

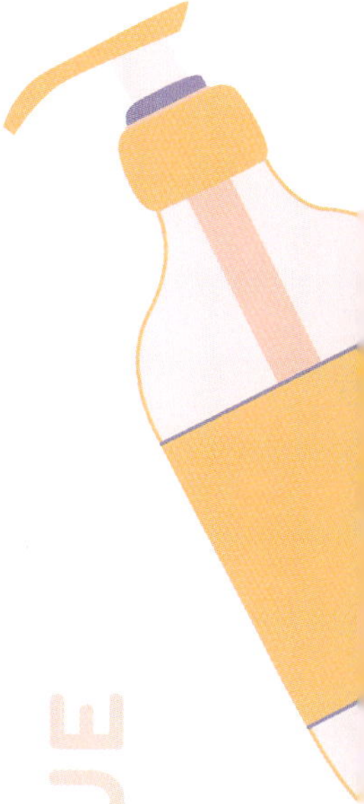

LE MARKETING
ET LE MATRAQUAGE
PUBLICITAIRE
NE SE LIMITENT
MALHEUREUSEMENT
PAS AUX PRODUITS DE
BEAUTÉ ; LES MÉDECINS
SONT ÉGALEMENT
concernés.

Au risque de vous choquer (personnellement, cela me choque), au Royaume-Uni où j'exerce, les termes « dermatologue », « médecin de la peau » et « spécialiste de la peau » sont très peu réglementés.

Tous les jours, je rencontre des gens qui se présentent comme des dermatologues ou des experts de la peau alors qu'ils n'ont pas suivi de **formation appropriée**. Il est sidérant de voir le nombre d'experts cités dans les magazines et journaux sérieux que l'on présente comme des dermatologues alors qu'ils ne disposent pas des qualifications requises. Le marketing et le matraquage publicitaire ne se limitent malheureusement pas aux **produits de beauté** ; les médecins sont également concernés.

Au Royaume-Uni, après être sortis de l'école de médecine, les dermatologues passent plusieurs années à travailler comme internes, au cours desquelles leurs connaissances sont sanctionnées par toute une série d'examens. Pendant ce temps, ils acquièrent de l'expérience dans d'autres disciplines. En tant qu'interne à Cardiff, j'ai personnellement travaillé en **cardiologie**, en **néphrologie**, en **angiologie** et en **médecine aiguë**. Suite à cela, les jeunes médecins choisissent un domaine de spécialisation. La dermatologie est une **spécialité très demandée**, mais les places sont limitées.

> Après avoir suivi un cursus en dermatologie pendant plusieurs années et passé des examens supplémentaires, les médecins terminent leur formation et deviennent enfin dermatologues. En d'autres termes, il faut beaucoup de temps et de sueur pour en arriver là.

Ce qui continue de m'étonner, c'est l'audace avec laquelle certaines personnes qui n'ont pas suivi cette formation se disent « dermatologues ». Il ne me viendrait jamais à l'idée de dire que je suis cardiologue, même si j'ai passé huit mois à travailler comme **interne en cardiologie**. Je trouve cela fourbe et malhonnête.

> *Ces gens vous induisent délibérément en erreur en vous faisant croire que vous consultez un véritable expert. Il s'agit d'un sujet controversé et gênant, en particulier dans l'industrie corrompue de l'esthétisme.*

J'ai personnellement été **accusée d'élitisme** quand j'ai soulevé le problème par le passé. J'implore que l'on fasse la distinction entre les différents praticiens. Il s'agit d'une **question d'honnêteté et de transparence**. Les gens ont le droit de savoir qui les soigne et le niveau d'expertise de la personne en question.

En quoi cela est-il important ? Permettez-moi d'utiliser un exemple pour m'expliquer. Il y a quelques mois, j'ai reçu une patiente âgée d'une vingtaine d'années. Elle s'était rendue dans un cabinet esthétique pour se faire enlever un grain de beauté qui ne lui plaisait pas.

> *Le praticien, qui ne disposait pas des ressources et de la formation nécessaires pour reconnaître les signes de complication, s'est exécuté et a essayé de brûler le grain de beauté dans son intégralité au moyen d'un laser.*

Malheureusement, la lésion a continué à **saigner** et la patiente est venue me voir quelques mois plus tard pour que je l'ausculte. Il s'agissait d'un **mélanome**, la forme la plus dangereuse de cancer de la peau. **Selon moi, ce genre de situation ne devrait jamais se produire.**

Les traitements inappropriés de l'acné illustrent également bien mes propos.

Il existe différents moyens de traiter celle-ci efficacement : crèmes, comprimés, isotrétinoïne, luminothérapie et lasers.

Tous les dermatologues savent qu'une fois que des cicatrices sont apparues, certains traitements sont plus efficaces que d'autres.

> *Pourtant, je ne compte plus le nombre de patients qui viennent me voir après avoir dépensé des milliers d'euros dans des produits skincare, des gommages chimiques et des dispositifs de luminothérapie qui ne leur ont tout simplement pas permis de maîtriser leur acné à long terme.*

Ils ont peur de prendre des médicaments par voie orale à cause des **prétendus effets secondaires** dont on leur a parlé. Évidemment, les personnes qui répandent ces **rumeurs alarmistes** sont souvent les mêmes que celles qui ont peu d'expérience (voire pas d'expérience du tout) dans la prescription de ces médicaments – des médicaments qui ne présentent aucun risque quand ils sont administrés sous la supervision d'un spécialiste.

> Le fait de suivre une semaine de formation ne fait pas de vous un spécialiste. Il faut être en mesure de distinguer une peau saine d'une peau malade. Il faut comprendre comment la peau interagit avec les autres organes et l'envisager par rapport au reste du corps.

Mon rôle n'est pas de vendre des traitements. Un vrai dermatologue compétent dispose de **connaissances approfondies** sur la peau et est en mesure de proposer toutes les **options de traitement disponibles**, pas uniquement le dernier laser à la mode dont les tabloïds font la promotion.

Comment vous assurer que votre médecin est un dermatologue compétent ? **En France, seuls les médecins inscrits au Conseil national de l'Ordre des médecins peuvent exercer.** Pour vous assurer que votre médecin est bien autorisé à pratiquer la dermatologie, il vous suffit de vous rendre sur l'annuaire de l'Ordre des médecins et de saisir son nom ainsi que la localité où il exerce. En cas de doute, demandez-lui qu'il vous présente son **diplôme** ; ne le croyez pas sur parole.

Les choses sont plus compliquées si vous décidez de consulter un praticien pour des raisons esthétiques.

> *N'hésitez pas à faire des recherches. Ne partez pas du principe qu'un praticien est qualifié parce que son nom est mentionné dans votre magazine ou journal préféré.*

Vous devez savoir à qui vous avez affaire. Ne vous fiez pas à ce que vous pouvez lire sur les sites fantaisistes ni aux stratégies marketing habiles.

CONSEILS POUR CHOISIR UN DERMATOLOGUE

CONSEIL NATIONAL DE L'ORDRE DES MÉDECINS

Si vous vivez en France, consultez la page
https://www.conseil-national.medecin.fr/annuaire

Tous les médecins titulaires d'un diplôme reconnu autorisés à exercer en France sont inscrits au tableau de l'Ordre des médecins. Pour vérifier qu'un médecin figure bien dans cet annuaire, il suffit de **saisir son nom et la localité où il exerce**. Les dermatologues qualifiés sont répertoriés sous la catégorie **« Dermatologie et vénéréologie »**, et les médecins généralistes sous la catégorie **« Médecine générale »**. Si le spécialiste qui vous traite ne figure pas dans ce registre, demandez-lui pourquoi car il est possible qu'il n'ait pas suivi la **formation** requise. Si vous ne lui posez pas la question, vous ne saurez jamais pourquoi il n'est pas inscrit au tableau de l'Ordre des médecins. Il s'agit de la seule chose importante que vous ayez à faire.

LE BOUCHE-À-OREILLE

L'étape suivante consiste à discuter avec vos amis, vos voisins, votre famille et votre médecin traitant. Ceux-ci sont une **mine d'informations** et pourront éventuellement vous guider s'ils ont personnellement eu affaire à un dermatologue. Il ne faut **jamais sous-estimer** le pouvoir du bouche-à-oreille.

LIRE LES AVIS

À l'heure actuelle, on trouve presque tous les médecins quelque part sur Google. Plusieurs sites indépendants proposent les avis de patients et de pairs. Ceux-ci fonctionnent un peu comme **TripAdvisor**, mais en version médicale. Si un médecin a fait l'objet de nombreux avis et que la grande majorité de ceux-ci sont positifs, c'est qu'il mérite de retenir votre attention.

CONSULTER LE SITE WEB DU MÉDECIN ET LES RÉSEAUX SOCIAUX

Vous voulez être certain d'être sur la même longueur d'onde que le dermatologue que vous allez consulter. De nos jours, les médecins ont souvent leur **propre site Web** et sont présents sur les **réseaux sociaux**. Si le profil du médecin que vous avez choisi est public, jetez-y un coup d'œil pour vérifier qu'il vous convient bien.

La dermatologie a beaucoup évolué depuis mon enfance. J'ai fait beaucoup de kilomètres pour voir différents dermatologues lorsque j'étais enfant, et plus tard en tant qu'adolescente et jeune adulte pour traiter mon **acné** et mon **eczéma**.

> *Je me souviens avoir eu affaire à des figures patriarcales qui étaient parfaitement en mesure de me soigner sur le plan médical, mais s'intéressaient peu à mon mode de vie, mes rituels skincare et mon manque de confiance en moi.*

Il ne fait aucun doute que **je ne suis pas la seule** à avoir fait ce genre d'expérience. Bon nombre de mes patients ont vécu la même chose que moi.

Fort heureusement, les choses ont évolué et l'on trouve aujourd'hui des dermatologues professionnels extrêmement compétents qui n'hésitent pas à parler de vos **besoins en termes d'esthétique**, de **skincare** et de **mode de vie**. Faites des recherches et assurez-vous de trouver le professionnel que votre peau mérite parce que, comme le dit le slogan d'une célèbre marque française de produits cosmétiques, « vous le valez bien ».

POUR CONCLURE

Mon travail me permet d'occuper la position privilégiée de dermatologue qualifiée qui manifeste sans parti pris un **véritable intérêt pour la beauté, les produits cosmétiques et l'esthétique**. Ma capacité à analyser les données scientifiques de l'industrie du skincare me permet d'évaluer les produits d'un œil critique. Après tout, n'oubliez pas que les fabricants sont là pour **vendre** et non pour **agir dans votre intérêt**.

Les consommateurs ont besoin de conseils éclairés qui répondent à leurs besoins en matière de skincare.

> *Un même produit ne convient pas à tout le monde. Des conseils avisés sont donc indispensables pour trouver les soins qui vous conviennent au milieu de toute la publicité faite par les célébrités et les publireportages déguisés des magazines et journaux.*

Pour ma part, cela me rend folle de voir la quantité d'informations erronées que l'on y trouve, et encore plus quand elles proviennent de prétendus experts.

S'il y a une chose que vous devez retenir de ce livre, j'espère que ce sera la suivante : **vérifiez les diplômes de votre praticien** et **familiarisez-vous avec les principaux ingrédients des soins cosmétiques**. Comme le montrent les pages qui précèdent, les soins pour la peau n'ont pas besoin d'être complexes ni coûteux. J'espère que vous disposez à présent de toutes les informations nécessaires pour trouver les soins dont votre peau a réellement besoin pour être resplendissante.

REMERCIEMENTS

Je tiens tout particulièrement à remercier mon roc, mon époux Nik Kyriakides, pour son amour immuable et son soutien indéfectible quels que soient mes projets. Ce livre n'aurait jamais vu le jour sans lui.

J'aimerais également remercier ma sœur, Arti, qui voit toujours mes entreprises d'un œil positif, ainsi que mon ami et mentor, Nisith Sheth, pour ses encouragements et ses conseils tout au long de ces années.

Enfin, je remercie mes éditeurs et l'équipe de Penguin, qui m'ont aidée à façonner ce livre et lui donner vie.

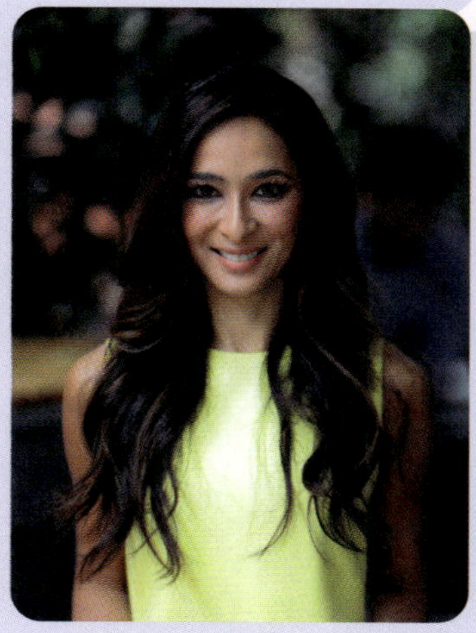

À PROPOS DE L'AUTEURE

Anjali Mahto, dermatologue, est une spécialiste du skincare au Royaume-Uni. Elle écrit régulièrement pour le *Huffington Post*, *The Guardian*, *Sky News*, et est l'une des porte-paroles de la *British Skin Fundation*. Elle a déjà travaillé pour Vichy (groupe L'Oréal) en tant que consultante, et pour différentes cliniques privées et publiques.

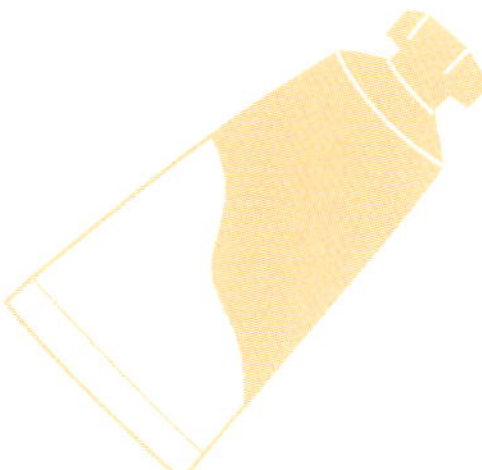

CRÉDITS

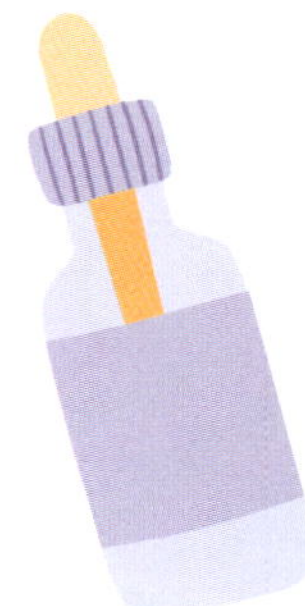

ILLUSTRATIONS

Seule la première occurrence est mentionnée.

Photographie de Dr Anjali Mahto (p. 349) :

Justine Stoddart

www.justinestoddart.co.uk

Éléments récurrents :

SHUTTERSTOCK

p. 2 : alyona-sergiy (fond)

p. 3, 8, 11, 12, 54, 72 : Walnut Bird (produits de beauté)

p. 6 : alyona-sergiy (fond)

p. 9 : Mystery Kit (soleil, lune, étoile)

p. 13, 39, 61 : Olga Yemets (dégradé)

p. 14 : Mystery Kit (forme arrondie)

p. 15 : nattha99 (marbre)

p. 18, 25, 27, 36, 38, 42, 44, 54, 59, 67, 71 : margotikaj (produits de beauté)

p. 27 : pixssa (étincelles)

Éléments ponctuels :

ISTOCK

p. 1, 3 et 5 : aleksandarvelasevic (arabesques)

p. 16 : Vectorism (schéma)

p. 117 : Vecton (schéma)

SHUTTERSTOCK

p. 5 : Sunny Sally (mandala)

INTIME* ET *50 QUESTIONS POUR TOUT SAVOIR SUR TON INTIMITÉ

p. 178 : Illustrations par Marion Blanc

MAGAZINE GOOD VIBES

p. 179 : iStock/ma_rish, iStock/Fourleaflover (feuilles) ; iStock/yugoro (bulle BD)

AVEZ-VOUS AIMÉ *LA BIBLE DU SKINCARE* ?

Si vous avez aimé ce livre, nous aimerions vous demander une petite faveur en retour. L'écriture d'un ouvrage représente des mois d'écriture et souvent de longues années de travail en amont pour acquérir les connaissances nécessaires. C'est pourquoi, si vous le voulez bien, nous vous serions reconnaissants de prendre quelques minutes pour parler de ce livre autour de vous, à vos amis, à vos libraires, sur les forums, blogs, sites web, pages, réseaux sociaux, etc., mais aussi pour laisser un avis sur les sites de vente en ligne.

Vos commentaires participent beaucoup à la visibilité du travail de nos auteurs, mais les aident (et nous aident) aussi à mieux cerner vos attentes, à apporter des améliorations à leur travail et à écrire des ouvrages sur d'autres sujets qui pourraient vous intéresser.

Un livre ne vit et n'existe que lorsqu'il se partage et devient accessible à d'autres. Or, cela ne peut se faire que s'ils en entendent parler. Voilà pourquoi votre participation est aussi importante, et pourquoi nous nous en remettons à vous.

DIS ADIEU À TON ACNÉ GRÂCE AU SKINCARE !

MYRIAM BEN SOUILEM

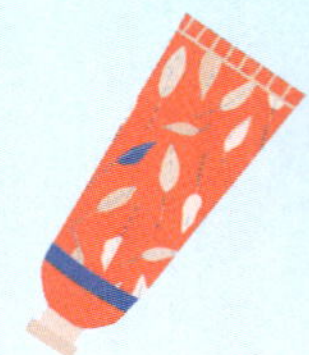

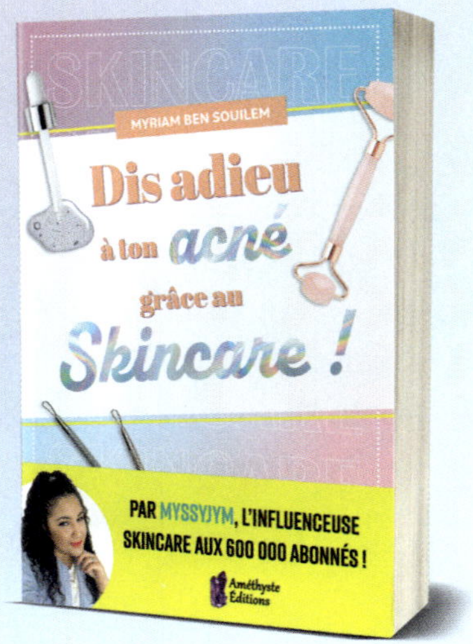

Tu en as marre des boutons et tu ne sais plus quoi tenter ? Pas de panique !

Qu'elle soit tenace, ou juste l'affaire d'un bouton solitaire qui s'invite au beau milieu du front le jour d'un oral ou d'un rencard, l'acné fait partie de ces problèmes du quotidien dont je me serais bien passée !

Mon expérience depuis l'adolescence, mon emploi dans l'industrie pharmaceutique et ma curiosité m'ont permis de comprendre exactement pourquoi l'acné apparaît et surtout, comment la gérer. Des recettes de grands-mères aux traitements dermatologiques, ma peau et moi avons tout essayé !

Dans cet ouvrage, je partage avec toi ce que j'ai appris : le rôle de ta peau, les solutions étudiées scientifiquement pour fonctionner sur l'acné, les astuces pour gérer les cicatrices, les taches, mais aussi comment créer une routine personnalisée...

Après la lecture de ce livre, le Skincare n'aura plus aucun secret pour toi !

15 x 21 cm • couleur • 179 pages • 15,95 €

ET SI VOTRE CORPS N'AVAIT ENFIN PLUS DE SECRETS POUR VOUS ?

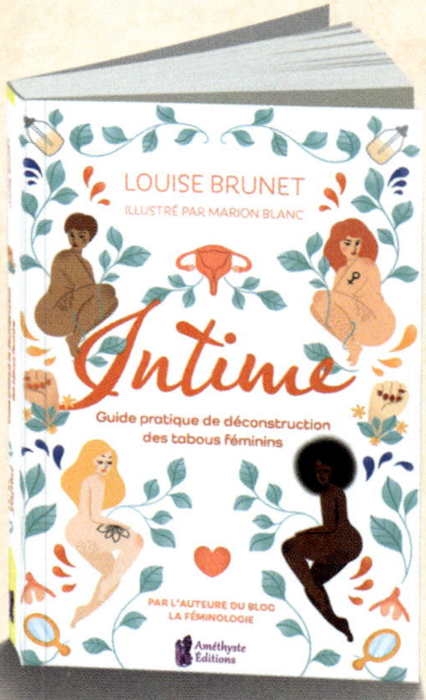

15 x 21 cm • couleur
152 pages • 15,95 €

Intime, le guide qui déconstruit les tabous féminins !

Menstruations, violences gynécologiques, contraception, sexualités, *body positive*... Dans ce guide, Louise Brunet, auteure du blog La Féminologie et naturopathe spécialisée en intimité féminine, libère la parole autour de nombreux sujets scindés en trois parties principales : le corps, la sexualité et les émotions. Le tout saupoudré d'astuces naturelles, exercices de thérapie positive, DIY et quiz pour tout comprendre sur l'intime féminin. Un indispensable à posséder dans sa bibliothèque, joliment illustré par Marion Blanc, alias Paulina Choleva.

50 questions pour tout savoir sur ton intimité : toutes les réponses aux questions que tu n'as jamais osé poser !

As-tu déjà eu du mal à avoir les réponses à tes questions autour de l'intimité et la sexualité ? Louise Brunet répond dans ce livre aux 50 questions les plus courantes qu'on lui pose chaque jour, sans tabous ou théories complexes. Inclusif, pertinent et complet, découvrez le petit guide de l'intimité à mettre entre les mains de toutes les personnes qui s'interrogent sur leur corps !

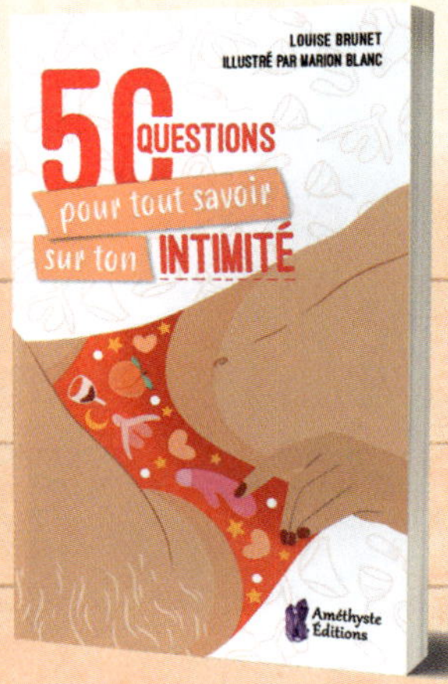

11 x 18 cm • couleur
136 pages • 8,95 €